全国中医药行业高等教育"十四五"规划教材
全国高等中医药院校规划教材（第十一版）

实验针灸学

（新世纪第五版）

（供针灸推拿学、康复治疗学等专业用）

主编 郭义

中国中医药出版社

·北 京·

图书在版编目（CIP）数据

实验针灸学 / 郭义主编 . —5 版 . —北京：
中国中医药出版社，2021.6（2022.5 重印）
全国中医药行业高等教育"十四五"规划教材
ISBN 978-7-5132-6818-9

Ⅰ．①实… Ⅱ．①郭… Ⅲ．①针灸学—中医
学院—教材 Ⅳ．① R245

中国版本图书馆 CIP 数据核字（2021）第 052703 号

融合出版数字化资源服务说明

全国中医药行业高等教育"十四五"规划教材为融合教材，各教材相关数字化资源（电子教材、PPT 课件、视频、复习思考题等）在全国中医药行业教育云平台"医开讲"发布。

资源访问说明

扫描右方二维码下载"医开讲 APP"或到"医开讲网站"（网址：www.e-lesson.cn）注册登录，输入封底"序列号"进行账号绑定后即可访问相关数字化资源（注意：序列号只可绑定一个账号，为避免不必要的损失，请您刮开序列号立即进行账号绑定激活）。

资源下载说明

本书有配套 PPT 课件，供教师下载使用，请到"医开讲网站"（网址：www.e-lesson.cn）认证教师身份后，搜索书名进入具体图书页面实现下载。

中国中医药出版社出版

北京经济技术开发区科创十三街 31 号院二区 8 号楼

邮政编码　100176

传真　010-64405721

河北省武强县画业有限责任公司印刷

各地新华书店经销

开本 889×1194　1/16　印张 10.25　彩插 1.25　字数 298 千字

2021 年 6 月第 5 版　2022 年 5 月第 3 次印刷

书号　ISBN 978-7-5132-6818-9

定价　48.00 元

网址　www.cptcm.com

服务热线　010-64405510　　微信服务号　zgzyycbs

购书热线　010-89535836　　微商城网址　https://kdt.im/LIdUGr

维权打假　010-64405753　　天猫旗舰店网址　https://zgzyycbs.tmall.com

如有印装质量问题请与本社出版部联系（010-64405510）

全国中医药行业高等教育"十四五"规划教材
全国高等中医药院校规划教材（第十一版）

《实验针灸学》
编 委 会

主　编

郭　义（天津中医药大学）

副主编（以姓氏笔画为序）

卢　岩（山东中医药大学）　　　　　佘延芬（河北中医学院）

严兴科（甘肃中医药大学）　　　　　杨孝芳（贵州中医药大学）

吴巧凤（成都中医药大学）　　　　　梁　宜（浙江中医药大学）

嵇　波（北京中医药大学）

编　委（以姓氏笔画为序）

王洪彬（华北理工大学）　　　　　　王培育（河南中医药大学）

王　蕊（宁夏医科大学）　　　　　　毛慧娟（上海中医药大学）

纪　峰（福建中医药大学）　　　　　张　波（江西中医药大学）

张　森（黑龙江中医药大学）　　　　张志星（辽宁中医药大学）

张海霞（河北北方学院）　　　　　　沈梅红（南京中医药大学）

杨志新（承德医学院）　　　　　　　杨雪捷（广西中医药大学）

陈　静（南方医科大学）　　　　　　陈永君（广州中医药大学）

金晓飞（山西中医药大学）　　　　　周　丹（长春中医药大学）

周　华（湖北中医药大学）　　　　　赵　雪（天津中医药大学）

赵　嬿（云南中医药大学）　　　　　洒玉萍（青海大学）

郭新荣（陕西中医药大学）　　　　　黄思琴（重庆医科大学）

崔　帅（安徽中医药大学）　　　　　彭　艳（湖南中医药大学）

谭亚芹（内蒙古医科大学）　　　　　霍新慧（新疆医科大学）

学术秘书

刘阳阳（天津中医药大学）

全国中医药行业高等教育"十四五"规划教材
全国高等中医药院校规划教材（第十一版）

专家指导委员会

名誉主任委员

余艳红（国家卫生健康委员会党组成员，国家中医药管理局党组书记、副局长）

主任委员

王志勇（国家中医药管理局党组成员、副局长）

秦怀金（国家中医药管理局党组成员、副局长）

副主任委员

王永炎（中国中医科学院名誉院长、中国工程院院士）

张伯礼（天津中医药大学名誉校长、中国工程院院士）

黄璐琦（中国中医科学院院长、中国工程院院士）

卢国慧（国家中医药管理局人事教育司司长）

委　员（以姓氏笔画为序）

王　伟（广州中医药大学校长）

石　岩（辽宁中医药大学党委书记）

石学敏（天津中医药大学教授、中国工程院院士）

匡海学（教育部高等学校中药学类专业教学指导委员会主任委员、黑龙江中医药大学教授）

吕文亮（湖北中医药大学校长）

朱卫丰（江西中医药大学校长）

刘　力（陕西中医药大学党委书记）

刘　星（山西中医药大学校长）

安冬青（新疆医科大学副校长）

许二平（河南中医药大学校长）

李灿东（福建中医药大学校长）

李金田（甘肃中医药大学校长）

杨　柱（贵州中医药大学党委书记）

余曙光（成都中医药大学校长）

谷晓红（教育部高等学校中医学类专业教学指导委员会主任委员、北京中医药大学党委书记）

冷向阳（长春中医药大学校长）

宋春生（中国中医药出版社有限公司董事长）

陈　忠（浙江中医药大学校长）

陈可冀（中国中医科学院研究员、中国科学院院士、国医大师）

金阿宁（国家中医药管理局中医师资格认证中心主任）

周仲瑛（南京中医药大学教授、国医大师）

胡　刚（南京中医药大学校长）

姚　春（广西中医药大学校长）

徐安龙（教育部高等学校中西医结合类专业教学指导委员会主任委员、北京中医药大学校长）

徐建光（上海中医药大学校长）

高秀梅（天津中医药大学校长）

高树中（山东中医药大学校长）

高维娟（河北中医学院院长）

郭宏伟（黑龙江中医药大学校长）

曹文富（重庆医科大学中医药学院院长）

彭代银（安徽中医药大学校长）

路志正（中国中医科学院研究员、国医大师）

熊　磊（云南中医药大学校长）

戴爱国（湖南中医药大学校长）

秘书长（兼）

卢国慧（国家中医药管理局人事教育司司长）

宋春生（中国中医药出版社有限公司董事长）

办公室主任

张欣霞（国家中医药管理局人事教育司副司长）

李秀明（中国中医药出版社有限公司副经理）

办公室成员

陈令轩（国家中医药管理局人事教育司综合协调处副处长）

李占永（中国中医药出版社有限公司副总编辑）

张峘宇（中国中医药出版社有限公司副经理）

沈承玲（中国中医药出版社有限公司教材中心主任）

前　言

为全面贯彻《中共中央 国务院关于促进中医药传承创新发展的意见》和全国中医药大会精神，落实《国务院办公厅关于加快医学教育创新发展的指导意见》《教育部 国家卫生健康委 国家中医药管理局关于深化医教协同进一步推动中医药教育改革与高质量发展的实施意见》，紧密对接新医科建设对中医药教育改革的新要求和中医药传承创新发展对人才培养的新需求，国家中医药管理局教材办公室（以下简称"教材办"）、中国中医药出版社在国家中医药管理局领导下，在教育部高等学校中医学类、中药学类、中西医结合类专业教学指导委员会及全国中医药行业高等教育规划教材专家指导委员会指导下，对全国中医药行业高等教育"十三五"规划教材进行综合评价，研究制定《全国中医药行业高等教育"十四五"规划教材建设方案》，并全面组织实施。鉴于全国中医药行业主管部门主持编写的全国高等中医药院校规划教材目前已出版十版，为体现其系统性和传承性，本套教材称为第十一版。

本套教材建设，坚持问题导向、目标导向、需求导向，结合"十三五"规划教材综合评价中发现的问题和收集的意见建议，对教材建设知识体系、结构安排等进行系统整体优化，进一步加强顶层设计和组织管理，坚持立德树人根本任务，力求构建适应中医药教育教学改革需求的教材体系，更好地服务院校人才培养和学科专业建设，促进中医药教育创新发展。

本套教材建设过程中，教材办聘请中医学、中药学、针灸推拿学三个专业的权威专家组成编审专家组，参与主编确定，提出指导意见，审查编写质量。特别是对核心示范教材建设加强了组织管理，成立了专门评价专家组，全程指导教材建设，确保教材质量。

本套教材具有以下特点：

1.坚持立德树人，融入课程思政内容

把立德树人贯穿教材建设全过程、各方面，体现课程思政建设新要求，发挥中医药文化育人优势，促进中医药人文教育与专业教育有机融合，指导学生树立正确世界观、人生观、价值观，帮助学生立大志、明大德、成大才、担大任，坚定信念信心，努力成为堪当民族复兴重任的时代新人。

2.优化知识结构，强化中医思维培养

在"十三五"规划教材知识架构基础上，进一步整合优化学科知识结构体系，减少不同学科教材间相同知识内容交叉重复，增强教材知识结构的系统性、完整性。强化中医思维培养，突出中医思维在教材编写中的主导作用，注重中医经典内容编写，在《内经》《伤寒论》等经典课程中更加突出重点，同时更加强化经典与临床的融合，增强中医经典的临床运用，帮助学生筑牢中医经典基础，逐步形成中医思维。

3.突出"三基五性"，注重内容严谨准确

坚持"以本为本"，更加突出教材的"三基五性"，即基本知识、基本理论、基本技能，思想性、科学性、先进性、启发性、适用性。注重名词术语统一，概念准确，表述科学严谨，知识点结合完备，内容精炼完整。教材编写综合考虑学科的分化、交叉，既充分体现不同学科自身特点，又注意各学科之间的有机衔接；注重理论与临床实践结合，与医师规范化培训、医师资格考试接轨。

4.强化精品意识，建设行业示范教材

遴选行业权威专家，吸纳一线优秀教师，组建经验丰富、专业精湛、治学严谨、作风扎实的高水平编写团队，将精品意识和质量意识贯穿教材建设始终，严格编审把关，确保教材编写质量。特别是对32门核心示范教材建设，更加强调知识体系架构建设，紧密结合国家精品课程、一流学科、一流专业建设，提高编写标准和要求，着力推出一批高质量的核心示范教材。

5.加强数字化建设，丰富拓展教材内容

为适应新型出版业态，充分借助现代信息技术，在纸质教材基础上，强化数字化教材开发建设，对全国中医药行业教育云平台"医开讲"进行了升级改造，融入了更多更实用的数字化教学素材，如精品视频、复习思考题、AR/VR等，对纸质教材内容进行拓展和延伸，更好地服务教师线上教学和学生线下自主学习，满足中医药教育教学需要。

本套教材的建设，凝聚了全国中医药行业高等教育工作者的集体智慧，体现了中医药行业齐心协力、求真务实、精益求精的工作作风，谨此向有关单位和个人致以衷心的感谢！

尽管所有组织者与编写者竭尽心智，精益求精，本套教材仍有进一步提升空间，敬请广大师生提出宝贵意见和建议，以便不断修订完善。

国家中医药管理局教材办公室

中国中医药出版社有限公司

2021 年 5 月 25 日

编写说明

全国中医药行业高等教育"十四五"规划教材《实验针灸学》是根据《中共中央 国务院关于促进中医药传承创新发展的意见》《关于加快中医药特色发展的若干政策措施》（国办发〔2021〕3号）《国务院办公厅关于深化医教协同进一步推进医学教育改革与发展的意见》（国办发〔2017〕63号）的精神，在国家中医药管理局的指导下，由国家中医药管理局教材办公室、中国中医药出版社组织实施，以全面提高中医药人才的培养质量，更好地适应新时代高等中医药教育教学改革和发展的需要，培养创新型高等中医药人才为目标，在"十三五"规划教材的基础上修订而成。

实验针灸学是在中医理论指导下，应用现代科学技术与实验方法，研究针灸基本理论、作用规律和效应原理，指导临床实践的一门学科，是传统针灸学与现代科学相结合而形成的交叉学科。当今，针灸以其显著的疗效越来越受到世界各国医学界的关注。但针灸为什么能治病，针灸能治疗什么病，凡此等诸多问题，尚未完全解决，这些也是实验针灸学要回答的基本问题。实验针灸学立足于揭开传统针灸治病的奥秘，其创立适应了针灸学发展的客观要求和必然规律，使几千年来从临床实践中发展起来的针灸医学走上一条传统临床实践与现代实验方法相结合的道路，推动了针灸学的发展。

本教材是在"十三五"规划教材基础上进行的修订完善，主要有以下特点：

第一，以针灸学学术体系为纲梳理材料，进一步明确实验针灸学的学科体系。王雪苔教授曾指出，实验针灸学要"紧紧把握住中医理论体系，围绕这个理论体系梳理各类科研资料"。本教材以针灸学中经络腧穴、刺法灸法、针灸治疗为纲，以实验针灸学的研究内容为主线，对传统针灸学赋予现代科学内涵，进一步明确了以针灸作用理论、针灸作用原理和效应规律为核心的实验针灸学基本学科体系。

第二，以切实公认的材料为素材，突出一个"新"字。首先，教材内容新。本教材的编写是以针灸科学研究的成果为基础，既保持了传统针灸学特色，又能与时俱进，系统总结针灸学发展的最新动态和前沿，力求选择大家相对公认的、切实可靠的资料为素材，提炼规律性、结论性的内容进行撰写。其次，编写形式新。本教材以数字教材等恰当的方式和简明的形式将针灸基础知识与学科的发展前沿衔接，特别是增加了针灸疾病谱、针灸抗炎效应与机理等内容，使学生了解针灸学科现代研究的最新发展趋势、研究热点以及争论的问题，激发学生的学习热情与求知欲，培养学生的创新思维。此外，本教材参照国际上有关教材的编写形式，力求图文并茂，体现人性化特点。

第三，熔知识性、趣味性为一炉，注重启发性，培养学生的创新与开拓精神。考虑到本教材的普适性，在介绍知识的同时，也注重趣味性和可读性。如将一些重要实验的主要思路与方法进行介绍，以激发学生思维，拓宽学生思路，提高科研素养。在重要内容的编排与取舍上，注重授"鱼"和"渔"的关系，对一些重要的具有启发性的实验或发现，以适当的形式培养发现问题、分析问题、解决问题的能力。此外，每章后附有小结和复习思考题，对本章内容进行提纲挈领的总结和回顾。

本教材内容深入浅出，新颖实用，富有时代感，注重对学生科学素质和创新能力、实践能力的培养，同时力求反映针灸学科最新的科研成果和学术发展的动态，在内容的选取和编排上都力求有所创新，从而为学生知识、能力、素质协调发展创造条件。本教材为融合教材，编创了配套的数字化资源，应用清晰的图片、生动的微视频或动画等素材，将本教材中的延展内容和相关其他学科知识进行了充分补充，以提高教材的内容含量，丰富知识。此外，本教材增加了思政元素，使教材更符合教育部关于"立德树人"指导思想的要求。本教材适用性强，既可作为高等中医药院校针灸推拿学专业本科生、研究生教材，又可供各类从事针灸推拿、中医、中西医结合医学专业的教师、研究人员和医务人员参考。

在整个教材的编排上，绪论主要讲述实验针灸学的定义、研究的主要内容和任务、研究方法、发展简史等；第一章为针灸作用理论的科学基础；第二章为针灸作用技术的科学基础；第三章为针灸作用效应的基本规律；第四章为针灸作用效应及机制。

全国33所高等中医药院校长期从事实验针灸学教学的教授、副教授参加了本教材的编写工作。本书采取主编负责制，各副主编主持编写审校相关章节。具体编写分工如下：绪论，郭义。第一章第一节，纪峰、张淼；第二节，杨雪捷；第三节，赵嫱；第四节，金晓飞、王培育；第五节，张淼；由嵇波、佘延芬统稿。第二章第一节，彭艳、洒玉萍；第二节，周丹、第三节，周华、严兴科；由严兴科统稿。第三章第一节，赵雪；第二节，张波；第三节，郭新荣、毛慧娟、王蕊；由梁宜、卢岩统稿。第四章第一节，张海霞；第二节，梁宜、杨志新；第三节，吴巧凤、陈永君、张志星；由吴巧凤、梁宜统稿。第四节、第五节，杨孝芳、沈梅红、王洪彬、崔帅、谭亚芹、陈静、霍新慧、黄思琴；第六节，沈梅红、王洪彬、杨孝芳；由杨孝芳统稿。徐枝芳、杜俊英、夏宇岑、房军帆也参与了教材编写。全书最后由郭义统稿，刘阳阳、李颖、李艳伟、杨静雯等协助主编做了大量的统稿、校对及协调工作，在此表示感谢。融合出版数字化资源编创工作，由编写人员共同完成。

本教材在编写过程中得到中国工程院院士、天津中医药大学名誉校长张伯礼教授的悉心关怀和指导。在教材的编写、审稿、定稿过程中，天津中医药大学、甘肃中医药大学等33所院校各级领导和同仁高度重视和支持并积极参与，从而保证了本书的按时、保质完成。鉴于编写时间紧迫，编委会未能广泛地征求本教材引用文献原作者的意见，在此深表歉意，同时也表示感谢！

实验针灸学是一门新兴学科，仍处于不断完善的过程中，鉴于教材的篇幅和特点，编撰时间的限制，本教材不可能对国内外实验针灸学的最新学术动态和研究成果概括得面面俱到，加之作者的经验和学术水平有限，书中存在的不足之处，恳请同道及学习者提出宝贵意见，以便再版时修订。

《实验针灸学》编委会

2021 年 6 月

目　录

绪 论
Introduction

扫一扫，查阅本章数字资源，含 PPT、音视频、图片等

虽然针灸学源远流长，但是把现代科学技术和实验方法引入针灸学，研究针灸基本理论、作用规律和效应原理，迄今还不足百年。作为一门崭新的学科，实验针灸学的发展经历了萌芽、准备、奠基和形成几个阶段。通过本章学习，明确实验针灸学内涵、学科框架体系、任务等，总体把握实验针灸学的概貌，并为后面章节的学习进行铺垫。

关键词：实验针灸学；实验方法；实验针灸学基本内容；实验针灸学发展简史

本章目录

实验针灸学（Experimental Acupuncture and Moxibustion）是在中医理论指导下，应用现代科学技术与实验方法，研究针灸基本理论、作用规律和效应原理，指导临床实践的一门学科。它是传统针灸学与现代科学相结合而形成的新兴交叉学科，是针灸学的重要组成部分。

实验针灸学的创立，是针灸学发展的客观要求和必然规律。它丰富了针灸学内涵，促使几千年来从临床实践发展起来的针灸学走上一条传统临床实践与现代实验方法相结合的道路，推动了针灸学的发展。

一、实验针灸学的基本内容和任务

实验针灸学的基本内容是：针灸基本理论的科学基础、针灸作用技术的科学基础和针灸作用效应的基本规律及机理。

针灸是以不同的刺激方式刺激穴位，激发经气，通过经络的功能发挥效应。其中经络、穴位属于针灸基本理论的内容，不同刺激方式属于针灸作用技术的内容，加上针灸作用效应规律及原理，构成了实验针灸学的基本内容。

针灸基本理论主要包括经络腧穴等内容，这是针灸学的核心内容，也是实验针灸学研究的基本内容。如经络腧穴的科学基础是什么？能否客观检测？为何会有"腧穴所在，主治所在"和"经脉所过，主治所及"的主治规律？针灸作用技术以刺法、灸法等为主要内容，如针刺"得气"是如何形成的？艾灸治病的科学基础是什么？巨刺、缪刺的科学原理是什么？拔罐为什么能治病？这些都需要用现代科学进行诠释。

针灸作用规律是指针灸作用效应的特点及其影响因素等。针灸刺激是一种非特异性刺激，往

往通过激发或诱导机体固有的调节系统和潜在的自愈能力，提高自身抗病能力和自我康复能力，使失调、紊乱的功能恢复正常，这就决定了针灸作用的特点；针灸的效应会随着时间的变化而变化，有一定的时效规律；针灸的效应也受各种因素的影响，如个体因素、穴位因素、刺激因素、时间因素等。分析这些影响因素及其相互作用规律，有助于更好地指导针灸临床实践。

针灸效应原理非常复杂，应包括针灸信息的始动转换、传导整合及靶器官效应机制等；研究较多的如针刺镇痛、针灸抗炎、针灸对各系统疾病的作用效应及机制、针灸作用途径等。

实验针灸学的任务是：促进针灸学发展，培养现代针灸人才，丰富世界医学事业和推进生命科学发展。

促进针灸学发展是实验针灸学的主要任务。实验针灸学在验证和继承传统针灸学理论的基础上，通过应用现代科学技术及实验方法，研究针灸作用理论及效应原理等，不断充实、发展针灸学。在继承和保持针灸学固有特色的基础上，实现传统针灸学与现代科学的融接，促进针灸学的创新和发展。

指导临床实践、为临床实践服务是实验针灸学的终极目标。通过对针灸作用规律和作用原理的研究，把握影响针灸作用效应的因素，通过优化刺激参数，调控作用节点，充分利用有利因素，实现针灸效应的最大化，提高临床疗效，拓展针灸应用范围，更好地为人类健康事业服务。

培养现代针灸人才也是实验针灸学的任务之一。通过对实验针灸学的学习，可以使学生懂得针灸作用理论、作用技术及作用效应的现代科学原理，增强文化自信；在教学中，介绍实验针灸学一些经典研究方法和研究成果及其规律的总结提炼过程，可以培育学生的科学素养，激发学生的创新思维，使学生初步具备发现问题、分析问题和解决问题的能力；同时，介绍一些科学家在针灸研究中艰苦奋斗、敬业爱国的精神，立德树人，融思政教育于课程教学中。并加强实验针灸学成果与临床实践的联系，重视实验针灸学成果对临床实践的指导作用，可以培养具有一定创新思维和较强实践能力的复合型针灸人才。

丰富世界医学事业和推进生命科学发展也是实验针灸学的任务之一。如针刺"小刺激，大反应"，揭示针刺穴位调动机体自我调节保护潜能的规律，对医学研究及生命科学的研究具有重要启示和价值。

二、实验针灸学的基本研究方法

实验针灸学的基本研究方法是实验的方法。

长期以来，人们在对自然界中客观事物的现象及其变化过程进行探索时，往往借助于观察，传统针灸学也是如此。但是无论采用何种先进的观察仪器，观察者都不能改变观察对象的自然状态，也无法认识观察对象的全部属性。于是，人们通过改变、控制或模拟观察对象，来显示其更多的属性，获得关于观察对象更多的认识。这种情况下，观察就超越了自己的界限，转化成了另一种形式的实践活动——实验。观察对象也转化为实验对象。这种转化表明实验与观察既有联系又有区别。观察和实验都是为了获得认识客观事物现象和过程的事实材料。在现代科学研究活动中两者相互依存，观察是实验的前提，实验是观察的发展。与观察相比，实验能更大地发挥研究人员的主观能动性。

观察的局限性在于不能对自然现象及其变化过程有任何干预，只能注视、等待这些自然现象及其变化过程的发生；而实验可以突破自然条件的限制，人为地控制和变革自然对象，干预自然过程，以求揭开自然现象的真面目。巴甫洛夫说："观察是搜集自然现象所提供的东西，而实验则是从自然现象中提取它所愿望的东西。"实验还能够证明客观必然性。恩格斯说："单凭观察所得的经验，是决不能充分证明必然性的。"他认为："必然性的证明是在人类活动中，在实验中，在劳动中……"实验不仅能够发现纯粹的观察所不能看到的新事实，而且能够用实验中观察到的事实去检验假说，发现客观事物的规律。

在实验针灸学的发展过程中，不断引进新的实验方法和技术。例如，在经穴检测实验技术方面，引入电、光、热、声等生物物理学检测技术，结合经络腧穴的特异性，形成了一些具有自己特色的实验方法。

实验针灸学研究中的受试对象可选动物，也可选人体。但由于针灸对机体的作用一般来说是无害的，所以在不影响健康、不违背医学伦理的前提下，应尽可能在人体上进行实验研究，其结果更有说服力。但有些实验可能给机体带来损伤，甚至危害生命，就只能应用动物实验。动物实验和人体实验相互结合，相互补充。

三、实验针灸学与传统针灸学的关系

实验针灸学是对传统针灸学的丰富和发展。传统针灸学主要解决针灸"如何"治病的问题，而实验针灸学主要解决针灸"为何"治病的问题，其目的是为了更好地治病。

实验针灸学的创立，反映了人类从微观和宏观两方面对物质世界多样性和统一性认识的不断深化。新学科的创立并不意味着要否定原有学科，传统针灸学历经几千年临床实践，经过归纳、演绎、推理、总结而形成的医学理论和经验，它不可避免地受历史哲学思想的影响，再加上社会历史条件限制，许多理论和概念比较抽象，诊断治疗、技术操作、疗效判定比较笼统，缺乏规范，这已经在一定程度上影响了针灸学的进步和发展。在多学科相互影响、相互渗透已成为科学发展总趋势的前提下，将现代科学技术和实验方法引入传统针灸学中，通过局部与整体、微观与宏观、结构与功能、静态与动态、分析与综合相结合，与时俱进，阐明针灸作用的现代科学原理，可更好地使用针灸，推动传统针灸学的发展。

四、实验针灸学的发展简史

早在2000多年前，我国就有人采用尸体或活体解剖的方法研究过人体的解剖结构，但是由于历史和社会等多种因素的影响，特别是受到科学技术发展水平的限制，针灸学的发展主要还是依靠文献理论研究和临床实践探索。20世纪30年代，国内学者开始探索针灸与电刺激的结合，并从生理、病理角度对针灸作用原理进行初步探讨，使人们对针灸学的认识进入了一个跨时代的新阶段，这是实验针灸学的萌芽阶段。

中华人民共和国成立后，针灸疗法开始进入公立医院，应用广泛。全国相继成立了中医药高等学校，并设有针灸课程。1951年8月，卫生部（现为中华人民共和国国家卫生和健康委员会）建立了针灸疗法实验所。1955年年底，中国中医研究院（现为中国中医科学院）成立，原针灸疗法实验所改名为中医研究院针灸研究所。上海、安徽、陕西等地也先后成立了一些专业针灸研究机构，并创建了相关学术刊物，出版了一系列书籍。这一时期针灸治疗病种扩大，针刺麻醉开始应用于外科手术，这些工作推动了对经络实质和针灸机理的探索，为实验针灸学的准备阶段。

1959～1965年为实验针灸学的奠基阶段。这一时期，国内广大医疗科研工作者应用现代科学技术和实验方法研究针灸治病原理、针刺镇痛、针刺麻醉（简称针麻），探索经络实质，研究质量和水平得到了极大提高。1959年，在上海召开了全国中医针灸经络学术研讨会，推动了针灸现代研究的发展。此后，针刺麻醉研究更加深入，在经络、腧穴的电特性和形态研究、经穴—脏腑相关规律性和联系途径等研究方面，开展了大量工作。对经络敏感人和经络现象的研究也开

始起步并取得了初步成果。在应用技术方面，也出现了电针、耳针等新式针灸方法，这些研究成果奠定了实验针灸学的发展基础。

1966～1979年是实验针灸学渐趋形成阶段，其间最大的进展是国内对经络现象的研究。通过对循经感传等经络现象的大规模调查，初步肯定了经络现象的客观存在和普遍性，由此而形成了多学科、多层次、多方位应用最新技术和测试手段探索经络现象的局面，提出了许多有待完善和证实的假说。1979年在北京召开的第一届中国针灸针麻学术讨论会，展示了中华人民共和国成立30年来针灸经络研究的最新成就和重大进展。会后，出版了《针灸针麻研究》《针灸研究进展》《现代经络研究文献综述》《中国百科全书——针灸学分卷》等著作，科学系统地总结了当时针灸临床与实验研究方面的大量成果，表明实验针灸学作为一门运用现代科学技术和实验方法研究、阐释和发展针灸学术理论、推动针灸技术现代化的新学科渐趋形成。

从1980年至今，是实验针灸学的形成和发展阶段。这一时期人们认真总结过去针灸研究中存在的薄弱环节，腧穴特异性、手法、子午流注等方面的课题增多。1982年，天津中医学院（现天津中医药大学）正式创立实验针灸学学科，在本科生中开设实验针灸学课程，编写了《实验针灸学》教材。其后，上海、辽宁、陕西等中医药院校相继开展了实验针灸学课程。1984年，在北京召开的第二届全国针灸针麻学术讨论会，已把实验针灸学列为针灸学的分支学科，得到针灸学术界的正式确认。1986年，中国针灸学会实验针灸学分会成立，进一步推动了实验针灸学的学科建设。1989年，天津中医学院"实验针灸学新学科建设"荣获全国普通高等学校国家级优秀教学成果特等奖。其间，国家"七五"攻关计划、"八五"攀登计划、"九五"攀登计划预选项目都列入了对针灸经络的研究，进一步充实了实验针灸学的内容。在实验针灸学教学方面，在本科阶段开设实验针灸学的基础上，对针灸专业的研究生也开设了实验针灸学，在教学中加大了设计性和综合性实验的比例。2005年，天津中医学院"汇通融合，创新实践，实验针灸学可持续发展的探索和实践"的教学研究成果获国家级教学成果奖二等奖，为实验针灸学的可持续发展做出了有益的探索。近年来，国家科学技术部在国家重点基础研究计划（973）中设立中医针灸专项，国家自然科学基金委员会在重大科学研究计划中也设立了针灸专项，围绕经脉体表特异性联系规律和机理、经穴效应特异性规律及生物学基础、穴位配伍效应及机理、灸法作用原理等方面开展了深入的研究，促进了实验针灸学的发展。近年来，从脑功能成像角度研究针刺作用原理、从自主神经及下丘脑—垂体—肾上腺轴、免疫等角度研究针刺抗炎机制，也取得了新的进展。另外，在针刺治疗过敏性鼻炎、功能性便秘、压力性尿失禁等的疗效评价上，发表了具有国际影响力的论文，得到了国际社会的广泛认可，其研究结果为针灸疗法进入相关指南提供了依据，也为实验针灸学的研究提供了坚实的基础。

从20世纪中叶至今，针灸疗法已逐渐在180多个国家和地区得到开展和应用。这些国家的医学工作者在中国传统针灸疗法的基础上，结合现代科学技术的发展，创造了有一定临床疗效的针灸新疗法，如西德的福尔电针、法国的耳针疗法及苏联的神经反射疗法、美国的干针疗法等。在实验研究方面，日本在循经感传等经络现象、针刺镇痛的研究等方面开展了大量的工作；法国则在穴位解剖、皮肤电量的研究和耳穴的作用原理研究方面重点深入，并且进展显著。1997年，美国国立卫生研究院（NIH）举行了关于针灸的听证会，推动了针灸在美国的应用。2010年，美国Nanna Goldman教授等在 *Nature Neuroscience*（《自然—神经科学》）上发表的论文认为，针刺穴位局部产生的adenosine（腺苷），作用于神经末梢上的adenosine A1受体是针刺镇痛的一个中心环节，通过调控局部腺苷含量，可以显著影响针刺镇痛效应；2014年，*Nature Medicine* 报道电针抗脓毒血症与外周多巴胺系统密切相关；2020年，哈佛大学医学院研究团队也发现，针刺体表穴位可以诱导多种躯体感觉—自主神经—靶器官反射通路，发挥对炎症的调节作用，这一调节效应与穴位部位、刺激强度和机体状态有关。

五、实验针灸学的发展展望

总的来说，实验针灸学对针灸基本理论、针灸作用规律和效应原理的现代研究取得了一系列成果，以多种指标检测和显示了经穴，初步证明了经穴的特异性，揭示了经穴—脏腑相关的部分机制，初步明确了"得气"及针感产生的科学基础，阐明了针刺镇痛、针刺治疗各系统疾病的部分机制，针灸治疗疾病的范围也进一步扩大，针灸学与现代科学的结合越来越紧密。

但我们也应该认识到，与整个针灸的历史相比，实验针灸学依然是一门年轻的学科，有些成果还有待进一步验证。迄今为止，针灸作用的现代科学原理尚未被完全揭示，针灸作用规律尚未完全明确，对针灸确切的适应证尚未科学界定，针灸的效应尚未达到最大化，针灸治疗效果尚待进一步揭示。

总之，针灸的"本质"及"为何治病"尚未完全阐明，还有很多艰巨的工作有待完成。例如，在针灸基本理论方面，在前期成果的基础上，应进一步应用现代科学技术和手段阐明经络腧穴的科学内涵，推动针灸理论的创新发展。在针灸作用规律方面，要基于高质量的研究证据，进一步明确针灸的适应证和疗效，拓展针灸治疗的新领域，进一步探索针灸作用的基本规律和影响因素，促进针灸的合理应用。在针灸作用原理方面，要基于针灸调节作用的基本特点，进一步从系统、网络、整体角度，多水平全面把握和认识针灸作用原理，从针刺效应信息的启动转换、传导整合、靶器官效应等全方位揭示针灸作用原理。同时，应注意对其他针灸疗法原理的研究，如刺络、穴位注射、拔罐等；多学科交叉渗透，优势互补，彻底阐明针灸作用的现代科学基础，提高临床疗效，更好、更多地使用针灸，造福人类。

此外，传统针灸学、实验针灸学及计算机学科的发展，为针灸学领域积累了大量的数据，但是这些数据背后蕴含着哪些尚未发现的特征与规律，尚缺乏系统深入的挖掘研究。因此，采集、整理、应用针灸学研究所产生的大数据，以针灸问题为导向，以数据为驱动，以计算为工具，建立"计算针灸学"，是实验针灸学发展的方向之一。

小 结

1. 实验针灸学是在中医理论指导下，应用现代科学技术与实验方法，研究针灸基本理论、作用规律和效应原理，指导临床实践的一门学科，是传统针灸学与现代科学相结合的交叉学科。其基本研究内容是针灸基本理论的科学基础、针灸作用技术的科学基础、针灸作用效应的基本规律及机理，其任务是促进针灸学发展和培育现代针灸人才，对丰富世界医学事业，推动生命科学发展也具有主要意义。

2. 实验针灸学的基本研究方法是实验。观察和实验都是为了获得认识客观事物现象和过程的事实材料，两者相互依存，观察是实验的前提，实验是观察的发展。

3. 实验针灸学是针灸学的分支，与传统针灸学关系密切。传统针灸学主要解决针灸"如何"治病的问题，而实验针灸学主要解决针灸"为何"能治病的问题，目标是为了更好地治病。

4. 实验针灸学的发展大致可分为 5 个阶段：中华人民共和国成立前的近半个世纪是萌芽阶段；从中华人民共和国成立到 20 世纪 50 年代末是准备阶段；1959～1965 年，是实验针灸学的奠基阶段；1966～1979 年，是实验针灸学逐渐形成阶段；1980 年至今，实验针灸学进入了形成和发展阶段。

5. 在现有成果的基础上，进一步在中医理论指导下，更好地应用现代科学技术与实验方法，揭示针灸作用基本理论，阐明针灸作用技术原理，彻底阐明针灸作用原理，解决针灸"为何"治病的问题，提高临床疗效，更好地使用针灸，是实验针灸学发展的终极目标。

复习思考题

1. 什么是实验针灸学？学习实验针灸学的目的是什么？
2. 实验和观察的区别与联系是什么？
3. 实验针灸学与传统针灸学的关系是怎样的？
4. 你认为实验针灸学还应该开展哪些研究？

第一章

针灸作用理论的科学基础

Scientific Basis of Acupuncture–Moxibustion Theory

　　针灸理论博大精深，但最基本的理论是经络腧穴理论。本着"肯定现象，掌握规律，提高疗效，阐明本质"的研究思路，经脉穴位的现代研究取得了一系列成果。目前，经脉穴位现象的客观存在已被大量事实证明，通过一些生物物理方法可将经脉穴位客观检测出来，经脉穴位处尚未发现特殊的组织结构，但已知结构在经脉穴位处分布有一定的特异性。体表经脉穴位与体内脏腑密切相关，也与体表的其他部位相关。本章要求掌握常见的经脉穴位现象及其特征，了解经脉穴位的检测方法及其临床应用，熟悉常见的组织结构与经脉穴位的关系，掌握经脉穴位功能的机制，更好地指导临床实践。

　　关键词：经脉穴位现象；循经感传；循经皮肤病；经脉穴位探测；经穴－脏腑相关；良导络；同位素示踪；神经节段

本章目录

目前，对经脉穴位的现代科学研究主要进行了三方面的工作：第一，肯定了循经感传、循经皮肤病、循经或穴位感觉异常等经脉穴位现象的客观存在，特别是对循经感传进行了大规模调查研究，证明它是普遍存在于人群之中的一种正常生命现象；第二，以多种指标检测和显示了经脉的循行路线和穴位；第三，对穴位的特异性、经穴－脏腑相关进行了比较系统的研究。这些工作集中说明了两个问题：第一，以多方面的事实证明穴位和古人所描述的十四经脉循行路线是客观存在的；第二，以大量的研究资料证明在人体的机能调节过程中确实存在着穴位特异性和某种循经特征，以及经络学说所描述的特殊联系和规律。这些工作为进一步阐明经穴的机制奠定了科学基础。

第一节　经脉穴位现象

经脉穴位现象是指机体由于某种原因引起的，沿经脉循行路线及穴位出现的各种生理、病理现象，包括循经感传、循经皮肤病、循经皮肤血管神经反应、循经或穴位感觉异常、穴位组织色泽和形态异常等现象。研究证明，经脉穴位现象在人群中普遍存在，并有其特点和规律。

1977年的合肥会议提出经络研究应遵循"肯定现象，掌握规律，提高疗效，阐明本质"的思路。这是因为现象是本质的显现，现象总是与一定本质相联系的，从经脉穴位现象入手，探索规律，阐明本质，提高临床疗效，最后揭示其本质。

一、循经感传

循经感传（propagated sensation along channels，PSC）系指用针刺、艾灸、低频脉冲电或其他方法刺激穴位时，人体会出现一种酸、胀、麻、痛等"得气"感觉，从受刺激的穴位开始，基本沿古典医籍记载的经脉循行路线传导，并能通过大脑感知的现象（图1-1）。循经感传（简称

"感传"），由受试者指明传导途径称为显性感传，不能直接感知传导途径称为隐性感传。

图 1-1　针刺温溜（手阳明大肠经 LI7）感传路线示意图

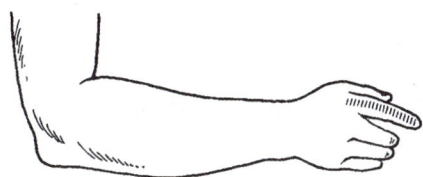

针游于巷（《灵枢》得气、气行、行气循经感传现象）

（一）循经感传调查

20 世纪 70 年代，国家卫生部颁布了检测循经感传（PSC）的统一方法及分型标准，全国 28 个单位对约 30 万人进行了循经感传的调查，其中约 6 万余人符合普查标准。结果表明，循经感传在不同地区、民族、性别的人群中普遍存在，出现率为 20.3%，显著型者的出现率为 0.35%。

1. 检测方法　普查时受试者静坐或静卧 10～20 分钟，将针状刺激电极（或内置含有生理盐水的直径为 3～5mm 银片电极）固定在十二经脉的井穴上，无关电极固定于同侧的小腿部（测上肢感传时）或前臂（测下肢感传时），然后用低频脉冲电刺激，刺激强度以受试者产生明确的麻胀感为度，也有采用针刺、按压穴位、艾灸或电锟针刺激的方法。

2. 分型标准　按循经感传距离分型：根据感传超过关节的不同距离，将循经感传的程度分为四型，见图 1-2。

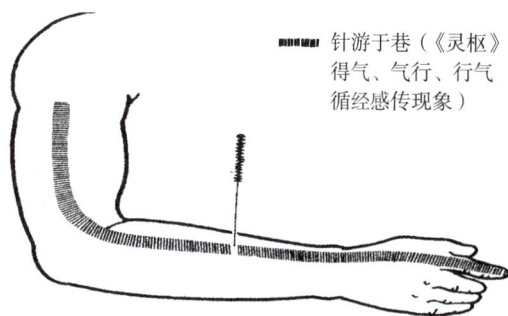

A. "-" 型，表示感传不超过腕、踝关节者

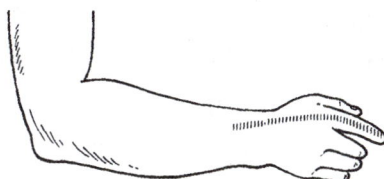

B. "+" 型，表示感传超过腕、踝关节（刺激井穴）或超过肘、膝关节（刺激原穴），但不超过肩、髋关节者

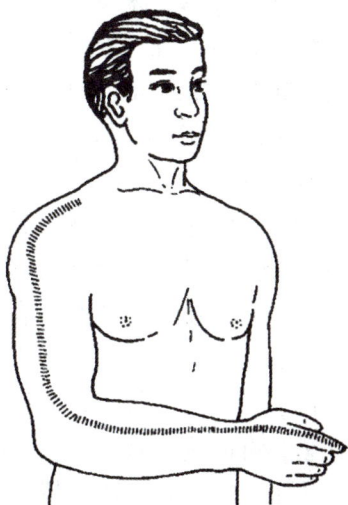

C. "++" 型，表示感传超过肩、髋关节，但不能到达经脉终点者

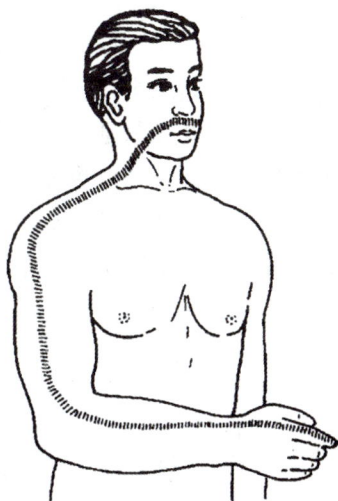

D. "+++" 型，表示感传能贯通经脉全程者

图 1-2　循经感传显著程度的分型（以手阳明大肠经为例）

按循经感传显著程度分型：根据刺激穴位时出现循经感传传导的距离和经脉条数，将循经感传显著程度分为四型，见表 1-1。

表 1-1 循经感传程度分型标准

分型	感传显著程度
Ⅰ型显著型（原称敏感型）	受试者有六条以上，经脉感传距离达到"+++"，其余经脉均达到"++"的标准
Ⅱ型较显著型（原称较敏感型）	受试者有两条以上，经脉感传距离达到"+++"，或三条经脉均达到"++"的标准
Ⅲ型稍显著型（原称稍敏感型）	受试者有一条经脉，感传距离达到"++"，或两条经脉均达到"+"的标准
Ⅳ型不显著型（原称不敏感型）	受试者只有一条经脉，感传距离达到"+"，其余经脉均为"—"的标准

3. 分布特点 循经感传在不同地区、民族、性别和健康情况的人群中普遍存在，四种感传类型在人群中比例，按不显型＞稍显型＞较显型＞显著型的顺序依次递减，各型的出现率见图 1-3（见书末彩图），但不包括后来发现的隐性感传。循经感传的出现率，与地区、民族和性别似无关，但与遗传、体质、种族和年龄等有一定关系。

（二）循经感传特征

1. 感传路线 与经脉主干循行路线基本一致，但也有一定差异，表现为不及、超过、串行等，在不同个体、不同经脉、不同线段常发生偏离。总的来说，四肢部基本一致，躯干部常有偏离，头面部则差异较大。此外，循经感传有时还可以出现按十二经脉顺序衔接、流注和经脉间交会、交叉现象；感传路线还受到体位的影响。

2. 趋向病所 在病理情况下，虽然感传路线仍有循经性，但有较大变异，即趋向病所。趋向病所是指针刺不经过病所（患区）的经脉穴位时，感传路线沿穴位所属经脉路线循行，至病所附近，却偏离该经脉转向病所。例如，有研究发现针刺风湿性心脏病患者右侧肺经尺泽穴，感传不止于右侧中府穴，而是越过中线传至左侧心前区。

3. 感传感觉 循经感传的感觉性质多种多样，大多数以酸、胀、麻、痛为主；少数受试者也可出现流水感、蚁行感、冷热感等。感觉的多样性常与刺激方法、部位、深度和受试者的个体差异有关。例如：艾灸时多出现温热感；电刺激时多出现麻感、触电感；毫针刺激感觉多样，多以酸、胀和麻感为主；指压刺激多以麻胀感为主。针尖到达皮内时常引起痛感，且定位明确，多无感传现象；针尖深入皮下及肌层时，常以胀感为主；针尖进入更深的部位时，则出现酸、麻、重、胀或这几种感觉的混合感，并有明显的感觉传导。

4. 感传速度 感传速度缓慢是循经感传的一大特征，一般 1 ～ 10cm/s，但个体差异较大，见图 1-4。不同经脉或同一经脉的不同部位，其感传速度也各不相同，如上肢、下肢比躯干、头面部快；经过肘、肩、膝、髋等大关节或主要穴位时，可出现速度减慢或停顿的现象。另外，循经感传的出现有一定潜伏期，潜伏期一般为几秒至十几秒，有的受试者经过一定时间刺激后，方有感传出现，传导的速度越快其潜伏期越短。

循经感传速度常受各种因素影响，其中与刺激穴位方法、强度及温度关系最为密切。如手法运针时的感传速度较电针者快，压迫穴位所引起的感传较电针者慢，艾灸引起的感传速

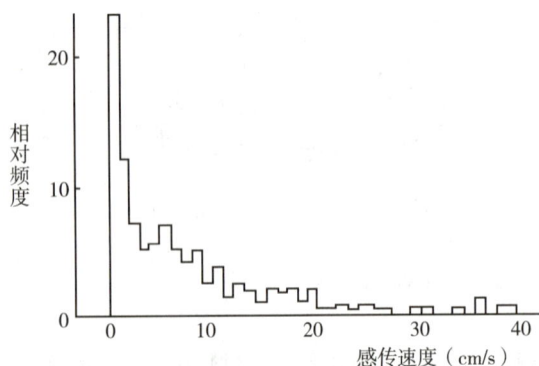

图 1-4 循经感传速度的频度分布

度也较慢；在受试者可能耐受的范围内，加大刺激强度或增加艾灸壮数可加快感传速度；在针刺穴位或感传经过的部位加热可使感传速度加快。

5. 感传宽度 感传路线通常呈带状，其宽度因部位而异，一般 0.5～5.0cm 或更宽。四肢部位较窄，躯干部位较宽。有的人感传线还有中心线与边缘线之分，中心线内感觉较强而清晰，边缘部分较宽，感觉则较模糊。感传线宽度因部位而异，一般四肢部较窄，躯干部较宽，有的地方（如头面部）可出现大面积扩散现象。感传线的宽度常与刺激方法有关，针刺浅者常呈带状；穴位注射时，如针头细、药液少、注射慢者感传常呈细线状，而针头粗、药液多、注射快者则呈带状。

6. 感传深度 感传深度因部位而异，肌肉丰厚处，感传线较深，似在肌肉中；肌肉浅薄处感传线较浅，似在皮下。有人曾观察到 1 例循经感传显著型受试者，肺经感传线似在皮下，脾经感传线似在肌肉中，肾经感传则似贴骨而行。这一情况似乎表明感传线深度可能与经脉有关，且与中医的"肺主皮毛""脾主肌肉""肾主骨"相关。

7. 感传方向 刺激井穴，感传向躯干、头面部传导；刺激头面部或躯干部的穴位，感传向四肢传导；刺激经脉中途的腧穴，则感传一般呈离心性和向心性的双向传导。若针刺时间较长，尽管刺激并未停止，感传也自动向针刺穴位处回流，最终消失，而且在此后的一定时间内再刺激经穴，即使施以更强的刺激亦不会再引起感传，这种现象有人称为"乏感传期"。乏感传状态波及感传经过的各个部位，但不影响其他经穴，一般持续 1 小时至数小时。值得注意的是，由针刺引起的乏感传，加热可促进其恢复。

8. 感传阻滞 可阻滞性是循经感传的一个突出特征。感传阻滞是指在感传线上施加一个阻滞性刺激，可使感传不再向前传导；去除刺激，感传可恢复。研究发现，以下因素可以造成感传阻滞，且各具特点。

（1）机械压迫 针刺穴位引起感传时，在感传路线上的任何一点施加压迫，感传即在该处被阻断，见图 1-5。其特点为即效性，即施加压迫，感传立即被阻断；解除压迫，感传又恢复。绝大多数受试者的循经感传均可被机械压迫所阻断。引起感传阻滞的有效压力因人而异，一般 $500～1000g/mm^2$，但压力必须施加在感传线上。压迫感传线两侧旁开的对照点和对侧身体的对称部位等，对循经感传无明显影响。压迫针刺穴的远侧端部位感传消失，而压迫近侧端部位则感传增强，感传线加宽，受试者自觉憋胀；解除压迫则针感又迅速向被阻滞的部位循行，近侧段的感传减弱，感传线变细，憋胀感消失。

（2）局部降温 在循经感传线上冷冻降温可阻滞循经感传，见图 1-6。其特点为局部冰冻降温时感传阻滞的发展和解除阻滞后感传的恢复都是渐进性的。引起感传阻滞的临界温度是 $21.16℃±0.4℃$，远较哺乳动物外周神经传导阻滞的温度高。因此，冷冻阻滞不像是由于外周神经传导功能障碍所致，可能与降温影响感传过程中某种酶化学反应相关。

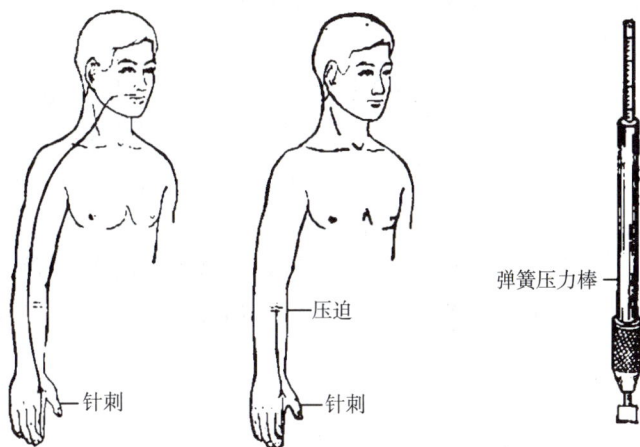

图 1-5 机械压迫阻滞感传示意图

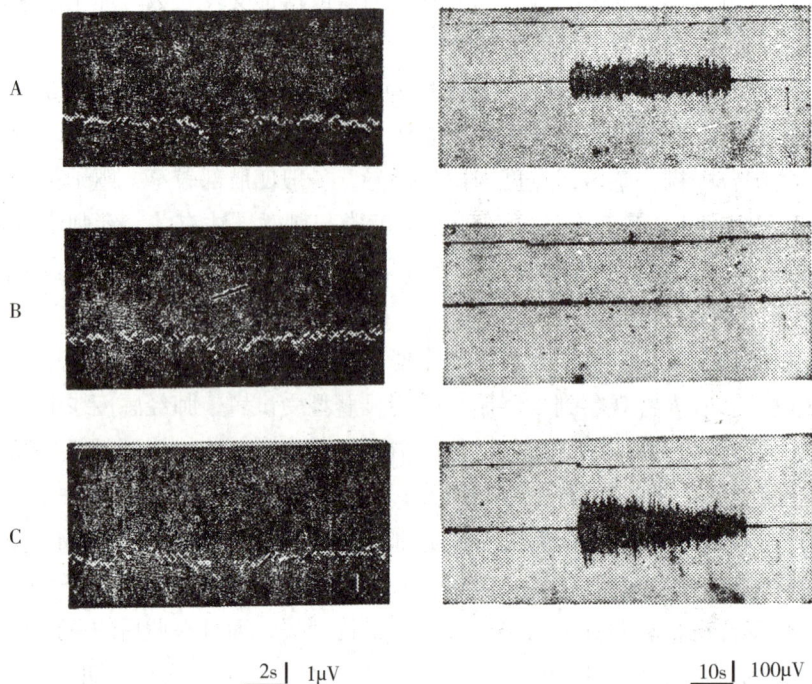

2s| 1μV   10s| 100μV

图1-6   局部冷冻阻滞感传时上臂桡神经的动作电位和耳前肌电记录

注：A.感传阻滞前桡神经动作电位；B.感传阻滞时桡神经动作电位；

C.解除阻滞感传恢复后桡神经动作电位；

左列图：桡神经动作电位（平均加算次数80）；右列图：肌电

针刺穴位：合谷；冷冻部位：手三里

> 思考、探索、启迪：循经加温可促进感传的速度，而局部降温又可阻滞感传，这对揭示循经感传的机理有何启示？

（3）局部注射液体   在感传线上注射少量生理盐水或普鲁卡因即可阻断感传。其特点为感传的阻滞是即时性的，但感传的恢复则是渐进性的。局部注射生理盐水或普鲁卡因时，感传均被"挤"向后退，达不到注射的部位；在恢复过程中，感传又逐渐向注射部位推进，最后通过注射区。在未被阻滞的部位（即近针刺穴一侧），感传的增强特别明显，可持续几小时至十几小时。

（4）触觉刺激   用毛刷在感传线上将要阻滞的部位轻刷10～15分钟，对循经感传的出现有一定影响。其特点为感传的减弱、消失和恢复都是渐进性的，而且感传的减弱和消失同时波及刺激点的两侧，无明显的界限。但触觉刺激只对少数受试者的感传有阻滞或部分阻滞效果，与机械压迫的作用比较，有非常显著的差异。

值得注意的是，机械压迫和局部冷冻等因素不仅可以阻滞感传，而且随着感传的阻滞，针刺的效应亦随之显著减弱，甚至完全消失；解除阻滞，针效又恢复。

> 思考、探索、启迪：压迫冷冻阻滞感传时影响针效，这对针灸临床有何启示？

9.感传效应   当感传沿经脉到达所属络的脏腑器官时，相应脏腑器官的功能发生明显变化。这些变化多和针刺疗效一致，有人称此为循经感传的效应性反应。循经感传的效应性不仅是受试者的主观体验，有的还可以客观显示。当感传沿肺经到达胸部时，有的受试者出现胸闷、气喘、咳嗽、呼吸困难、心悸等感觉。感传沿心经或心包经到达胸部时，有的受试者出现每搏心输出量显著增加，冠心病患者的胸闷消失或出现心慌、心悸，或心率加快、减慢，感传过去后，心率又可恢复。针刺心经的神门穴，感传至心前区时，心电图 12 个导联均有变化。感传沿胃经到达上腹部时，可出现腹胀、呃逆、恶心，胃部有烧灼感或饥饿感，或者出现节律性膈肌痉挛、肠鸣音和胃蠕动明显增强。如针刺胃痛患者的足三里穴，当感传到达上腹部时，受试者感到胃部灼热或抽动，剧烈的胃痛立即消失，见图 1-7 ～图 1-10。

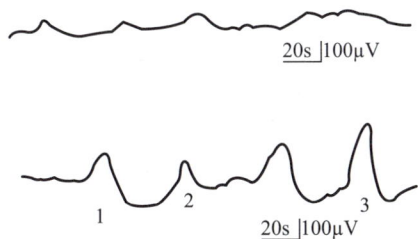

图 1-7　针刺足三里穴引起循经感传过程中
胃电图的变化

注：上线为针刺前的胃电记录，下线为针刺后的胃电记录

1. 感传到达大腿；2. 感传到达腹部；3. 感传到达胃脘部

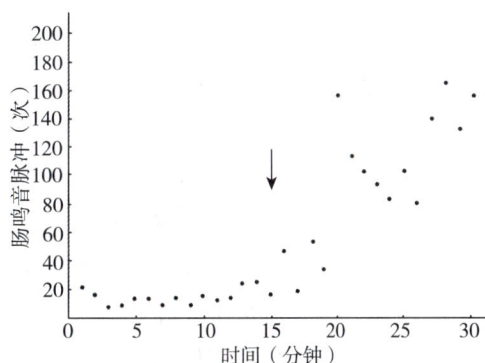

图 1-8　针刺足三里穴感传上达腹部肠鸣音的变化

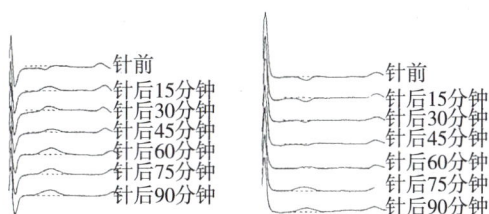

图 1-9　针刺过程心电图分段叠加图

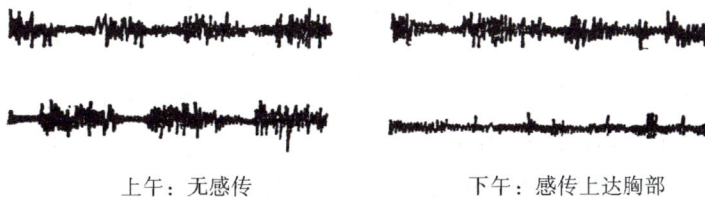

上午：无感传　　　　　　　下午：感传上达胸部

图 1-10　同一个体诱发感传前后压穴刺激时哮鸣音的变化

10. 相对稳定　有人对感传显著型的受试者所做的近期、远期追踪观察表明，循经感传具有相对的稳定性。39 名观察对象中，在 1 个月、1 年和 3 年后，分别有 5.1%、25.7% 和 35.9% 的观察对象其循经感传部分或基本消退。5 年后复查 15 人的结果为：6 人稳定，9 人部分消退或基本消退，其消退多为离心性。感传消退 1 ～ 5 年的 10 人中，用针灸或电脉冲刺激未能再引出感传。

（三）循经感传的影响因素

1. 刺激方法与强度　一般认为针刺或电针刺激的感传出现率高于按压法，也有研究者认为穴位药物注射法比电刺激法更容易诱导出感传。循经感传与电刺激的强度和频率有关，强度过大或过小都难以激发感传。在一定范围内，刺激强度越大，感传越强，行程越长，但刺激过强则引起疼痛，甚至阻滞感传；而在强度固定时，低频刺激感传形成较快，高频刺激感传形成相对较慢。

2. 温度　气温较高时，感传出现率也较高，气温较低时则相反。提高室温，可使感传速度加快，距离延长；降低室温则相反。一般来说，在室温 15℃时不能激发感传；16～20℃较难激发感传；21～25℃较易激发感传；26℃最易激发感传。刺激穴位或在感传线上加温，也可使感传增强、速度加快、感传线延长；降温时则相反，甚至出现感传阻滞。如同时针刺两侧肢体的同名穴，一侧加温，另一侧不加温，则加温侧的感传速度明显快于不加温侧。

此外，热水浴后或发热患者、甲状腺功能亢进者感传出现率可显著提高。这些结果提示，感传有可能与能量代谢、某些酶化学反应有关。

3. 时间　夏秋季感传出现率较冬春季为高，这可能与气温有关，但上午、下午差别不明显。望日的感传出现率似乎比朔日高。此外，有研究发现，足阳明胃经与足少阴肾经皆在气血旺盛时辰（胃经为辰时，肾经为酉时）感传的激发时间短，感传速度快；而在气血未盛时辰（胃经为酉时，肾经为辰时）激发时间长，感传速度慢。

4. 经脉穴位　刺激不同经脉、穴位，感传出现率也不同。一般认为上肢经脉的感传出现率比下肢高，手三阴经比手三阳经高。各经相比，肺经、大肠经、心包经、心经和三焦经感传出现率较高，而肾经、膀胱经较低。但也有研究显示，向心性经脉的感传出现率高于离心性经脉。在穴位方面，一般认为刺激井穴或原穴，感传出现率较高。

5. 个体差异

（1）体质　循经感传与过敏体质、过敏性疾病的关系是经脉现象研究的重要内容之一。1975年，安徽医学院（现安徽医科大学）对 460 名过敏性疾病的患者进行循经感传观察，发现循经感传出现率为 85.65%，显著型的出现率达 3.69%，远较一般人群为高，但变态反应的类型与循经感传无明显关系。

（2）遗传　有人调查了 6 例感传显著者的 30 名直系亲属，发现其中感传显著型 6 例（20%），较显著型 15 例（50%），远比一般为高。对循经感传者的家族调查发现，其中一组配偶双方均为感传显著型，其下一代 24 人中感传出现率为 87.5%（21 人），显著型出现率为 45.8%（11人）；另一组配偶双方均为不显著型，其下一代 11 人中感传出现率为 45.4%（5 人），显著型出现率为 9.1%（1 人），两组差异非常显著。

（3）情绪　有 1 例十四经均有感传的受试者，当产生思想负担时不能引出感传，思想负担解除后则可引出感传。但暗示对感传无影响。曾有人用声、光、电信号暗示，用经络模型、挂图向受试者描述感传路线，在受试者身上画出感传路线或用明显的语言暗示，结果发现暗示前后受试者中各型感传的出现率相比无差别。

（4）健康状况　患者感传出现率高于健康人，如截瘫、脊髓灰质炎后遗症、脑血管意外、神经官能症、精神病等患者。因此，有人认为循经感传是一种神经病理反应。但隐性感传的发现和诱发感传的成功又说明循经感传是一种在多数人身上均可出现的生理现象。当然，作为一种生理现象，循经感传也可在特定条件下以某种特殊形式反映出来，或因某些病理因素的影响而以某种病理反应的方式表现出来。

（5）气功入静诱导　用气功诱导入静并按压井穴，可使一些原来无感传者出现感传，用此法可将人群中的感传出现率提高到 85.89%。

6. 体位　有研究者采用两种不同体位针刺伏兔穴，同时记录循经感传的长度、宽度和强度。

结果发现，屈膝情况下伏兔穴针感更强，研究者认为体位可以影响循经感传。

（四）循经感传的激发与控制

循经感传的出现率和显著程度明显受到刺激方法和刺激量的影响，古人对此已有详细的观察和记录。因此，传统的针刺手法大多是为了达到激发经气这一重要目的。在循经感传的现代研究中，把应用不同方法使循经感传从无到有、从短到长、从弱到强或促进气至病所等过程，统称为循经感传的激发与控制。

1. 针刺手法　循经感传激发与控制的方法很多，传统针术手法就是其中之一。有人结合治疗，观察了 28 例患者，采用反复轻微捻针伴以小幅度快速提插的手法激发感传，施针后所得感传多在局部（92.8%），超过两个大关节以上的仅占 7.2%，激发性刺激持续 30 分钟后，感传局限于针刺部位者明显减少（25.0%），超过两个大关节者明显增多（达 67.8%）。在接受第一次治疗的当天，感传超过三个大关节者不多（28.5%），而经 30～40 次激发后感传超过三个大关节者明显增多（85.7%）。可见，随着针刺（或激发）次数的增多，感传的出现率或显著程度均明显提高。应用推、按、循、扪等手法还可明显提高气至病所率。

2. 接力针刺　对于短程感传，在其终止部位继续施加针刺刺激，常可使感传继续前进，这称为循经感传的"接力"或"接力循行"。多次进行上述接力刺激，感传循一条经脉全程传导所需的接力次数越来越少，最后仅刺激井穴，感传即可贯通全程。

3. 循经加热　有研究者曾观察大肠、肺、小肠、肾、胃、脾和膀胱等 7 条经脉上的一些主要穴位在循经加热刺激前后感传线长度的变化，共测 485 穴次，结果发现循经加热前只有 72 穴于刺激后出现感传，且多为短程感传；循经加热后则有 214 穴出现感传，提高近 3 倍，且部分（149 穴）感传超过了一个大关节。温针灸和灸法亦可以激发循经感传，也有人采用循经加热和电锟针相结合的方法激发循经感传。

4. 药物导入　研究发现，上肢疼痛患者沿大肠经导入乙酰胆碱后，感传出现率由激发前的15% 提高到 70%，三磷酸腺苷导入后则由 6.7% 提高到 37.5%，肾上腺素导入前后感传出现率无显著差异。这说明，将某些药物循经导入可激发感传。还有报道指出，应用辅酶 A 和行气活血、通经活络的药物也可使感传出现率显著提高。

此外，前面提到的热水浴、提高室温、气功入静等方法也可激发感传。在治疗青少年近视眼患者的过程中，发现手法运针的激发效果优于气功入静诱发。

（五）循经感传机理分析

对循经感传形成机理的分析主要有以下三种观点：中枢兴奋扩散观点、外周动因激发观点、外周—中枢统一观点。

1. 中枢兴奋扩散观点（简称中枢论）　这种观点认为，感传是兴奋在中枢神经系统（特别是大脑皮层）内的定向扩散，是"感在中枢，传在中枢"。针刺穴位时所发生的特殊感觉沿一定的路径循行，就表示大脑皮层中有相应的神经细胞兴奋，这些神经细胞间兴奋扩散路径的连线，表现为躯体上的经脉路线，见图 1-11。

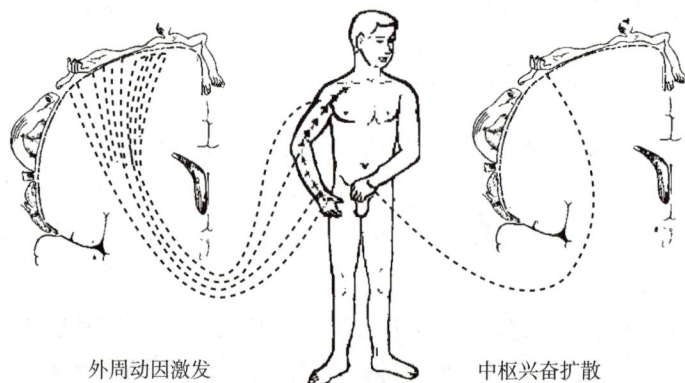

图 1-11   中枢论与外周论示意图

其主要依据有以下几点：

（1）循经感传以皮质感觉功能为基础。生理学中有中枢兴奋扩散的概念，刺激大脑皮层体感区可以引起扩步性的感觉扩散，如直接电刺激皮质的第一体感区，可在机体对侧引起蚁行感。

（2）幻肢感传。针刺一些截肢患者，其断肢残端上穴位仍然引起感传，并可通达已不存在的肢体末端，见图 1-12。这是中枢兴奋扩散观点的一个重要证据。另外，硬膜外麻醉患者的循经感传可通过或进入麻醉区也支持中枢论观点，见图 1-13。

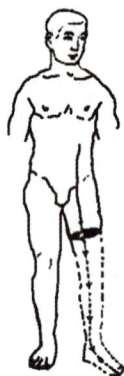

图 1-12   幻肢感传示意图   图 1-13   循经感传在麻醉区的传导

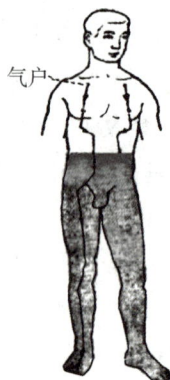

（3）自发感传。不对穴位进行任何刺激时，可以自发出现循经感传现象。颅内疾患可引起自发性感传和循经感觉异常。

（4）气功诱导入静后可使感传出现率提高，而且练功者易出现自发感传现象。

中枢兴奋扩散观点对感传阻滞、循经皮肤病或循经性皮肤血管神经反应、在关节或穴位处感传速度减慢等现象无法解释。

2. 外周动因激发观点（简称外周论）   这种观点认为，针刺穴位时，体表的神经感受装置可能被沿经传导的某种"动因"依次兴奋，神经冲动相继传入中枢神经系统，从而使人在主观上感觉到针感在外周循经传导，也就是说"传在体表，感在中枢"，这一过程决定了感传的路线和特征。近年我国学者研究发现，神经冲动可以在哺乳动物皮肤的传入神经末梢之间传递，这些实验结果为"外周动因激发"过程的存在提供了间接证据，见图 1-14、图 1-15。

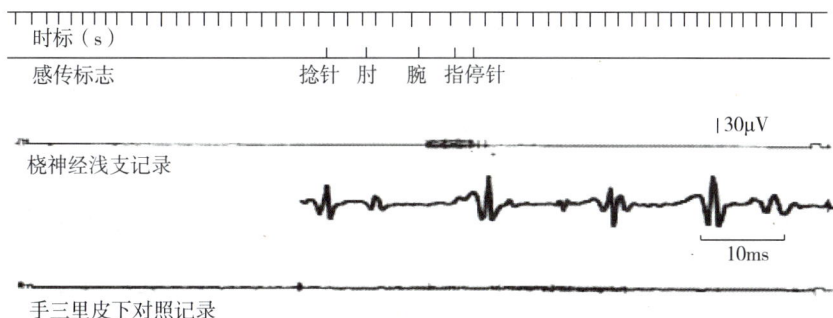

图 1-14　对循经感传到达时相应的传入神经放电的观察

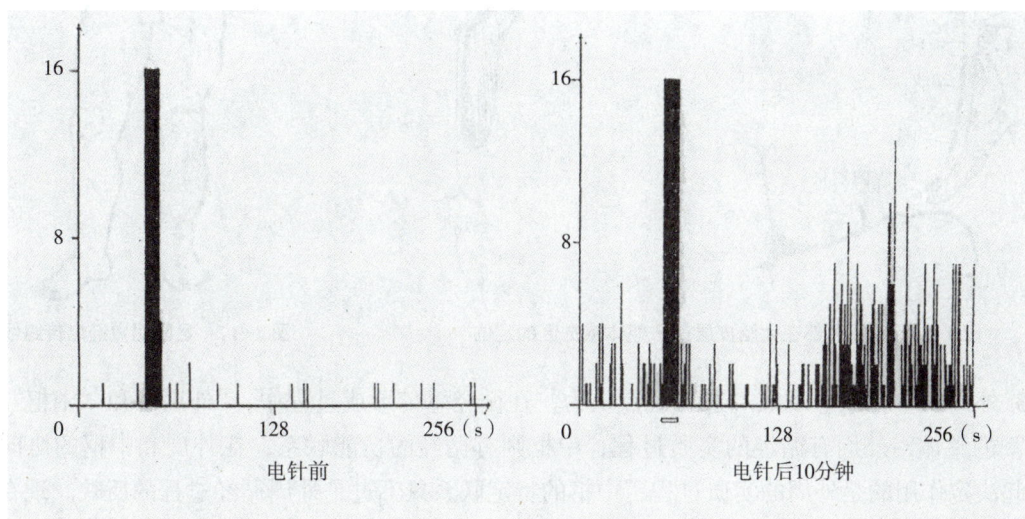

图 1-15　对电针前后大鼠胃俞（T_{12}）到三焦俞（T_{13}）的感觉神经末梢间神经冲动传递（由上向下）的比较

其主要依据有以下几点：

（1）感传阻滞现象。循经感传可被机械压迫、局部冷冻降温、注射液体及皮肤触觉刺激等因素所阻滞。感传阻滞对针刺效应有显著影响，感传被阻滞，针效随之显著减弱（甚至完全消失）；解除阻滞，感传到达相应的脏腑，针效又立即恢复。

（2）感传线上出现的各种反应。循经感传线上有时会出现白线、红线、皮丘带、皮下瘀斑、带状出汗、立毛和肌电等反应，这些现象有力地说明循经感传并不只是一种单纯的主观感觉现象，在外周还可以引起各种可见的形态变化。

（3）感传的路线与体觉系统分域定位的关系不符。针刺足三阳经膝以下穴位时，感传循行的路线是沿着下肢上行，经过躯干直上头面，而不经过上肢。这一事实很难用现代神经解剖学和生理学有关体觉系统分域定位的知识来解释，见图 1-16。如果循经感传是由于"中枢兴奋扩散"所引起，则兴奋扩散过程也应按下肢、躯干、上肢和面部的顺序进行，但这与足三阳经的感传路线明显不符，见图 1-17。

（4）大脑皮质体觉区诱发电位观察的初步结果尚未能证实感传过程中出现中枢兴奋的扩散。

外周动因激发观点对患肢感传、自发感传、气功入静诱导和情绪变化可影响感传等现象无法解释。

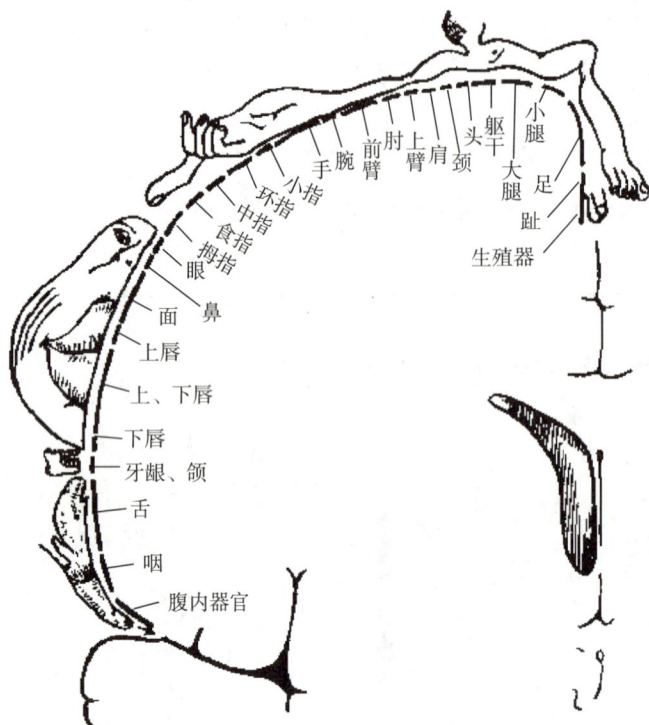

图 1-16　人体各部在大脑皮层第一躯体感觉区的定位　　　　图 1-17　足阳明胃经感传路线

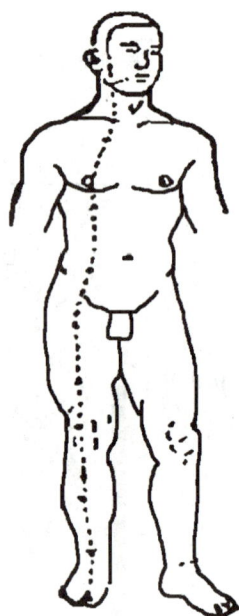

3. 外周－中枢统一观点　这种观点认为，在循经感传形成过程中，"外周"和"中枢"是不可分割的整体，外周有循经的实质过程，中枢则有循经的功能联系；在外周和中枢的协同过程中，起决定作用的是外周的实质过程；中枢的特定联系只不过是外周循经过程的反映。现在已有充分的事实说明，中枢神经系统功能和结构都高度依赖于外周传入信息和靶组织的状态，如果中枢神经系统内确有某种特定的功能联系或"经脉构型"，那么，在体表也必然存在着某种循经的"实质过程"。此观点不仅可以比较合理地解释自发感传及感传可以循行通过麻醉区等实验结果，还可以把中枢论和外周论两种观点统一在一个共同的基础上。

（六）循经感传的临床应用

通过分析和掌握影响循经感传的特征，创造恰当的条件，优化刺激参数，可激发和控制循经感传，提高感传的出现率、显著程度和气至病所率，从而使针灸临床诊断与治疗取得更好的效果。

1. 循经感传与疾病诊断　循经感传现象在患者多见，病经多见，并有趋向病所或可被病灶所阻滞等特点，感传线的长度变化，常与疾病的消长呈平行关系。根据循经感传与疾病的这种规律性联系，可把循经感传用于疾病诊断。例如采用人为的方法激发感传，然后根据感传的性质、宽度、路线、趋病情况等以判断病灶的部位、大小和性质，已有应用此法纠正临床上误诊的报道。

2. 循经感传与针刺疗效　循经感传的显著程度和针刺治疗效果有密切关系。在观察循经感传与针刺治疗效果关系时，发现当感传到达病所后，相应的临床症状大多得到改善。一般来说，感传越显著，疗效越好。有关研究表明，采用中西医结合非手术疗法治疗 41 例溃疡病急性穿孔患者，其中有 22 例针刺足三里穴，感传能向病所循行，治疗效果较好，无须手术治疗；另外 19 例针感局限于刺激部位或向足部放射者，其疗效较差，需手术治疗。又如用针刺配合排石汤治疗 110 例胆囊炎和胆结石患者，其中感传能达上腹部的 6 例患者，有 3 例排石；和同组其他人比较，排石率较高，二者差异显著。类似的临床研究报道很多，都可证明循经感传对临床疗效有明显的影响，其中"气至病所"者效果显著。

二、循经皮肤病

循经皮肤病是指沿经脉循行路线自发出现的呈带状的皮肤病损，因为是"看得见"或"摸得着"的循经现象，也有人称之为"可见的经脉现象"或"显见的经脉"。

循经皮肤病的种类有先天性循经皮肤病，包括各种痣、汗孔角化症、鳞状毛囊角化、单纯性血管瘤等；后天性循经皮肤病包括神经性皮炎、扁平苔藓、湿疹、过敏性紫癜、硬皮病、银屑病、线状色素沉着、带状疱疹、皮下脂肪萎缩等。这些皮肤病不仅循经性强，有的甚至布满经脉全程。这些皮肤病损可出现于十四正经，其中以肾经最为多见，其次为大肠经、肺经、心经、小肠经、心包经和膀胱经，其他经则较少见。此外，脏腑病变时常在体表某些穴位出现组织色泽形态异常现象。

（一）表现特征

1. 基本循经，相对稳定 皮肤病损有规律地按经脉体表循行线分布，可广泛分布于十四经及带脉上。以《灵枢·经脉》作为厘定肾经路线的标准，则有92%以上的皮损是起于或位于肾经的穴位或经线上，说明肾经皮肤病损的分布不仅与古典的肾经路线一致，而且这种特点还表现得相对稳定，见图1-18（见书末彩图）。

2. 单经出现，多经并发 常以单经出现，也可见多经并发，且多经并发者皮肤病损互相融合，相互连通。所谓多经并发是指一名患者同时并发有2条以上的循经皮损，多者可达5～7条。根据有关研究观察的315名患者中，皮肤病损单经出现者254例，多经并发者61例，其中多数为2～3经并发，但也有多达5～7条经并发者。皮损多经并发的现象既可见于先天性皮肤病，也可见于后天性皮肤病。

3. 宽窄不一，断续变异 循经皮肤病损部位的宽窄不一，细者如线，宽者可达2～3cm，但绝大多数的循经皮损的宽度都在1cm以下，呈窄带状，有的甚至扩展成片。有一些皮肤病损呈连续的线状或带状，这种特点在贫血痣、色素痣和硬皮病等病中表现得最典型，经脉路线多较明显；但在多数情况下，皮损间断分布，并不连续；还有一些皮损如丘疹、丘疱疹，虽然孤立存在，但沿经排列成行，经脉路线仍清晰可查。

分布路线也有变异现象，包括宽窄不一的扩散现象、中途弯向邻经的弯曲现象、一经皮损中途斜走邻经的窜经现象、循经皮损一端分支的分支现象、二经皮损融合并进的融合现象和循经皮损在躯干部位带有神经节段的某些特征等现象。

4. 内脏相关，伴发他症 循经性皮肤病与相关内脏的病变可能有联系。通过对部分病例的观察发现，足少阴肾经皮损以伴发肾脏变化为主，足太阴脾经皮损以伴发消化不良症状为主，手阳明大肠经皮损以伴发胃肠及咽部变化为主，手少阴心经皮损以伴发心脏病变为主。

（二）机理分析

循经皮肤病的形成与自主神经关系密切，也可能与局部的微循环和化学变化有关。有人认为，先天性循经皮肤病主要是由于外胚层细胞发育异常造成的，中胚层的血管变化异常也可能是产生机制之一。后天性者可能是由于经络线组织处于致敏的病理状态下，某些原因刺激局部释放生物活性物质诱发了变态反应所致。可以说，循经皮肤病和穴位组织色泽形态异常等既是可见的经脉穴位现象，又是经脉穴位功能活动在病理状态下的反映。

三、循经皮肤血管神经反应

循经皮肤血管神经反应是指针刺穴位后，在一些循经感传显著的受试者身上，针刺时常伴随感传皮肤出现一些反应，如红线、白线、红疹、皮下出血带、局部皮肤温度和血流的变化、肌电反应等。这类反应持续时间短，大多可自行恢复，无明显后遗症。这也为经脉的存在提供了很好的佐证。

（一）表现特征

1.症状 针刺穴位后，有少数人循经出现的红线、白线较多，也可出现红疹、皮丘带和皮下出血带等现象。

2.先兆症状 红线出现之前，感传经过的部位常伴有痒、凉、麻木、酸胀和疼痛等反应。持续时间因人而异，长短不一，潜伏期也不尽相同，有些人留针后马上出现，有些人次日才出现。

3.分布特点 一般只出现在感传线上的某一段，很少通达全程。这类线较细，多为1～2mm。出现后持续时间长短不等，短则十几分钟，长则数小时。

（二）机理分析

经初步研究，循经性皮肤血管神经反应的机理与自主神经和血管功能有关，但还需要进一步研究探索。

四、经脉穴位感觉异常

经脉穴位感觉异常包括循经感觉异常、穴位感觉异常和牵涉痛。循经感觉异常是指在病理状态下沿着经脉循行路线出现的异常感觉，如疼痛、麻木等，也有人称之为"循经性感觉病"；穴位感觉异常是指在病理状态下体表腧穴处出现的异常感觉，主要包括痛觉过敏、知热感度变化等；内脏有病时机体还有牵涉痛现象。

（一）循经感觉异常

1.感觉性质 循经性疼痛是循经感觉异常中最常见的症状，多数以钝性轻痛或压痛为主，也可以是抽痛、灼痛，偶有患者疼痛难忍。此类疼痛区域边界模糊不清，不伴有红、肿、热等现象，不伴有明显创伤史，与炎症性疼痛容易区别。循经感觉异常还常见循经麻、酸、热、冷、水流感、气流感和蚁行感，其中以麻感较多。

2.分布特征 循经感觉异常分布于体表，呈线带状，宽度在0.3～3.0cm，当深入体腔时则范围增宽，并趋于弥散。其分布不同于神经、血管、淋巴管走行的路线，与神经病和内脏疾患所引起的皮肤过敏的海氏带也不相同，而与古典循行路线基本吻合。循经感觉异常可出现于经脉全程，也有仅见于经脉行程一部分的，还有窜经现象。循经感觉异常出现率最高的经脉是膀胱经，其次是大肠经、督脉、胃经和胆经。

3.发作特征 循经感觉障碍一般每日发作一至数次，但也有日发10余次，或数日或数月才发作1次者。发作时从某一恒定的始发点开始，循经扩延一定的距离，扩延速度10～40cm/s，或者更慢，每次发作的持续时间短者数分钟，长者数小时。有少数患者，发作时伴有精神障碍、内脏危象或其他反应，这些症状多在发作停止后3～4小时内消失。发作时在始发点或扩延路线施加针刺、艾灸或压迫，可阻止发作。

4. 机理分析　来自内脏、躯体或中枢神经系统的异常刺激，均可引起循经性感觉异常。有人认为是以大脑皮层功能失调为基础的病理性反射，但确切机理有待进一步深入研究。

（二）穴位感觉异常

1. 穴位痛觉过敏　当脏腑发生病变时，常在一定的穴位或某条经脉的多个穴位出现痛觉过敏现象，表现为穴位处出现自发性疼痛或压痛点，尤其是急性病发作时，压痛明显。研究显示，胆囊炎或胆石症患者沿胆经的阳白、风池、日月、风市、丘墟及经外奇穴胆囊穴等 18 个部位出现了压痛点，与其旁开 1 寸的对照点比较，有显著性差异；心脏病患者可在心经、心包经循行的相应部位出现酸胀、压痛、麻木等异样感觉和体征，以心经神门穴和心包经大陵穴较明显；心肌炎患者在大陵穴上多见压痛点。

2. 知热感度变化　日本学者于 1950 年提出经穴知热感度测定法。所谓知热感度变化是指脏腑病变时相应经脉的井穴或原穴对热的敏感度发生变化。正常人左右同名穴的知热感度基本对称，脏腑病变时则失去平衡。当左右同名经穴的知热感度数值（赤羽指数）相差 1 倍以上时，表明左右失衡，提示机体处于病理状态。临床有学者根据艾灸时穴位对热的敏感程度变化，发明热敏灸治疗疾病。

穴位感觉异常的出现是由于病理状态下体表腧穴部位的感受器对各种刺激（如疼痛、温度等）的敏感度增加所致，有人将其称之为"穴位敏化"。穴位发生痛觉过敏是穴位对疼痛刺激的敏感度增加，导致穴位痛敏化；知热感度变化是穴位对热刺激的敏感度增加，导致穴位热敏化。穴位感觉异常的出现不仅反映了疾病的病理征象，同时也提示了针灸施治的刺激区域。

（三）牵涉痛

内脏病变时，疼痛往往可扩散到受同一或紧邻的脊髓节段所支配的皮肤区，此处皮区的疼痛称为牵涉痛（referred pain，RP），有的牵涉痛部位即腧穴。牵涉痛是许多疾病的一种常见症状，由于疼痛多呈带状分布，所以也叫海氏带。牵涉痛往往伴有继发性痛觉过敏、反射性肌肉痉挛、深触痛及自主神经功能亢进等。

牵涉痛特征：部位取决于得病的器官，多发于病变器官同神经节段的皮节区（出现痛觉过敏）或肌节区（出现肌肉强直）；牵涉痛多为可逆性疼痛，慢性病有伴发的结节组织增生、感觉过敏现象及血管病变（苍白、充血、出血）。

第二节　经脉穴位探测

为了证实经脉和穴位的客观存在及其特性，国内外学者应用生物物理学等检测技术探测到经脉穴位具有与周围非经脉穴位处不同的特性，包括经脉穴位的电学特性、热学特性、光学特性、声传导特性、磁学特性、同位素循经迁移现象等。目前对经脉穴位的生物物理特性中经脉穴位电学和热学特性的研究较多。

一、电学特性探测

经脉穴位电学特性探测研究包括电阻探测和电压探测。开展最早、研究最广的是经脉穴位的电阻探测，循经低电阻特性和穴位低电阻特性是其主要表现。1950 年，日本学者中谷义雄用直流电阻测定仪测量到某肾病患者沿肾经有皮肤导电量较高的点分布，在其他患者身上也发现了类似的现象，日本学者笹川将这种皮肤导电量较高的点命名为"良导点"，由"良导点"连成的线称为"良导络"。他们检测到人体体表共有26条低电阻点的连线，这些连线大都与古典经脉循行线一致。同时期，日本、德国和法国学者先后独立报道人体经穴电阻不同于非经穴。我国学者也自制了多种测量体表电阻抗的仪器，系统地对人体经脉循行线进行了检测，发现经脉循行路线上的皮肤电阻（阻抗）低于经脉线两旁，显示经脉线和穴位上皮肤较非经脉线和非穴位有更好的导电性。此外，不仅在人体上，多种动物的体表也具有低电阻点集合而成的"经脉线"。这不但使得在动物身上研究经络和穴位成为可能，而且证实了经络和穴位在人和动物中普遍存在。

（一）检测方法

根据基本设计原理可分为直流和交流式两大类，探测电极分为两电极和四电极两类。现以直流电阻两电极测定装置为例说明探测仪器的基本原理（图1-19）：用12V外加电压（直流）通过穴位，测量其导电量（以通过电流的微安数表示）来反映穴位皮肤电阻大小，是一种串联式的直流电阻探测仪。若在信号输出上并联一个耳机或监听分路装置，可在记录测试点通电量的同时，根据装置内音响变化找到低电阻点。

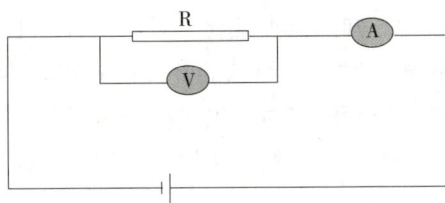

图1-19　探测仪器的基本原理

（二）主要表现特征

1. 低电阻性　经脉穴位探测点的电阻，一般低于周围非经脉穴位上的对照部位。

2. 基本循经　皮肤低电阻点的分布基本是循经的，但排列并不相连，见图1-20、图1-21，其分布呈带状。

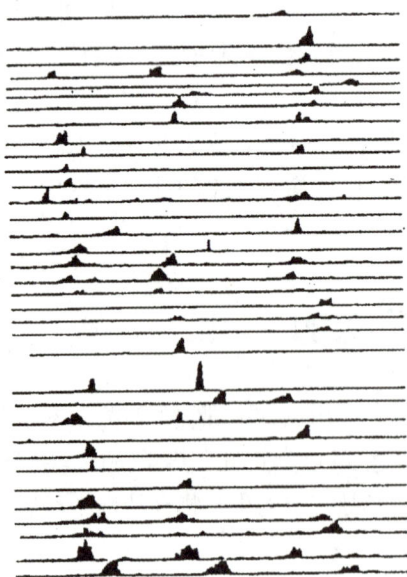

A. 皮肤阻抗记录　　　　　　　　　B. 测试范围　　　C.前臂内侧皮肤低电阻分布

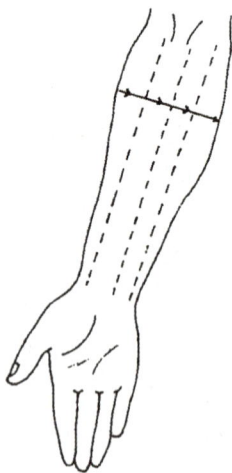

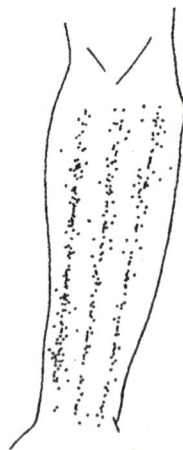

图1-20　前臂内侧皮肤低电阻点的实测记录

3. 左右均衡　正常人同名经脉左右两侧对称穴位的电阻值极为接近，提示经脉左右阴阳平衡。

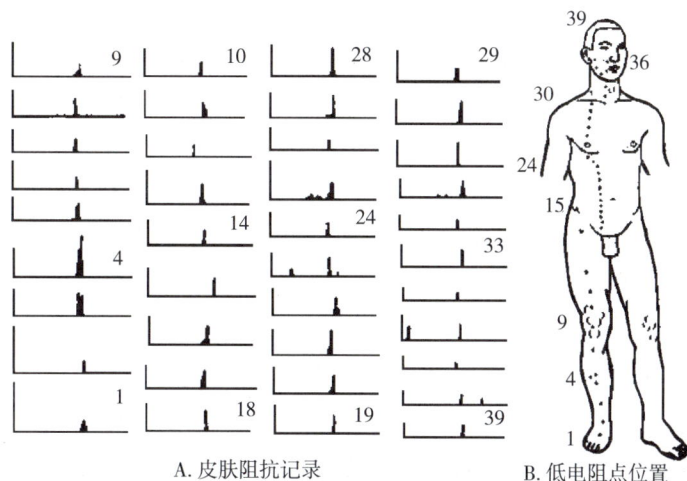

A. 皮肤阻抗记录　　　B. 低电阻点位置

图 1-21　循胃经路线分布的皮肤低电阻点

（三）形成机理

1. 神经－汗腺说　此假说认为皮肤低电阻点与神经系统关系密切，特别是交感神经系统与皮肤电阻有密切关系。实验依据是：①在颈部交感神经麻痹患者或剔除了颈部交感神经的人体，发现同侧的导电性不良或消失；②当注射交感神经兴奋剂时，皮肤电阻降低，导电量增大；③当注射交感神经抑制剂时，皮肤电阻增大，导电量降低；④当注射副交感神经抑制剂时，皮肤电阻降低，导电量增大；⑤当注射副交感神经兴奋剂时，皮肤电阻增大，导电量降低。

2. 神经－血管说　当内脏发生病变时，通过内脏－躯体自主神经反射而引起皮下小动脉的血管运动神经异常兴奋，以致血管收缩，使该部皮肤营养不良，毛细血管渗透性增大、水肿、出血而形成半坏死层，导致通电时电阻降低。

3. 屏障障碍说　人体属于第二类导体，只要皮肤某点存在水和电离子并与人体的体液相连通，就形成导体。但正常皮肤有一角化层，阻断了人体体液和外界的联系，故形成高阻抗。当机体患病时，患病脏腑相应穴位的角化层变薄或消失，其颗粒层甚至棘层细胞暴露在外，失去了高阻抗的屏障，所以导电性增高。

4. 缝隙连接说　近年来的研究发现，经穴皮肤的表皮中缝隙连接的数目明显多于周围对照皮肤，这一结构特征可能与经穴皮肤的低电阻性质有关。有学者用电镜与光镜的形态计量学方法，研究大鼠胃经胸腹段和膀胱经背部段体表循行线表皮的结构特征。结果表明，经脉线表皮细胞缝隙连接的面数密度、数密度、平均外径和平均面积均明显大于邻近对照表皮。经线上每个表皮细胞膜上的缝隙连接面积为其邻近对照表皮细胞的 12 倍以上。影响缝隙连接通道的开放可影响皮肤电阻及经穴电阻，并影响针刺效应。

（四）临床应用

1. 协助诊断　根据经脉穴位低电阻点的显示程度，对机体疾病的病位诊断和病变程度做初步的判断，分为 3 个程度。①弱阳性：提示机体相应部位病变初起或痊愈，亦可反映既往史，在诊断上作为疑诊、随诊观察的依据；②阳性：提示机体相应部位的病变正在发生、发展或恢复之中，可作为诊断分析用穴；③强阳性：提示机体疾病的主要部位，有定位、定性诊断的价值。同一机体有多种疾病存在时，强阳性反应点总是在当前作为主要矛盾，在患病脏器相关的穴区出现。而主要矛盾改变，强阳性反应的位置也跟随变化。这在临床对急性病的定位诊断和鉴别诊断上，具有重要意义。

大量研究表明，当脏腑发生疾病时，常在相关经脉及其有关穴位皮肤出现导电量测值偏高（实证）、偏低（虚证）、左右失衡等异常变化。因此，可以通过经脉穴位皮肤电测值的变化，分析判别与其相关的经脉和脏腑健康状况，作为辅助诊断疾病的一种方法。

有人发现在神经衰弱患者中，肝、肾经原穴导电量（或电阻）检测值发生变化者占 99.8%；心脏病患者心经和心包经原穴导电量检测值失衡；测定胃及十二指肠溃疡患者的十二经原穴导电量时，发现多数低于正常，少数高于正常，变化较明显的经脉是胃经、脾经和小肠经，其中胃经的测量值最低，脾经的测量值最高。研究者在对急性膀胱炎患者的膀胱经进行导电量测定时发现，膀胱经的测量值偏高，而肾经测量值偏低。此外，有人报道手术或切除患者部分脏器，其相应经脉及其相关经脉的原穴或俞、募穴的导电量显示出左右失衡或降低等现象。

另外，有人对头痛患者的耳穴头区进行导电量测定时发现，枕、额穴位导电量增高，与正常对照组比较有显著差异。制备动物外伤、胃溃疡、腹膜炎、心肌炎、心肌梗死等疾患的模型时，可观察到其耳郭出现低电阻点，数目随着病变的发展而增加，随着病变的恢复而减少（图 1-22、图 1-23）。

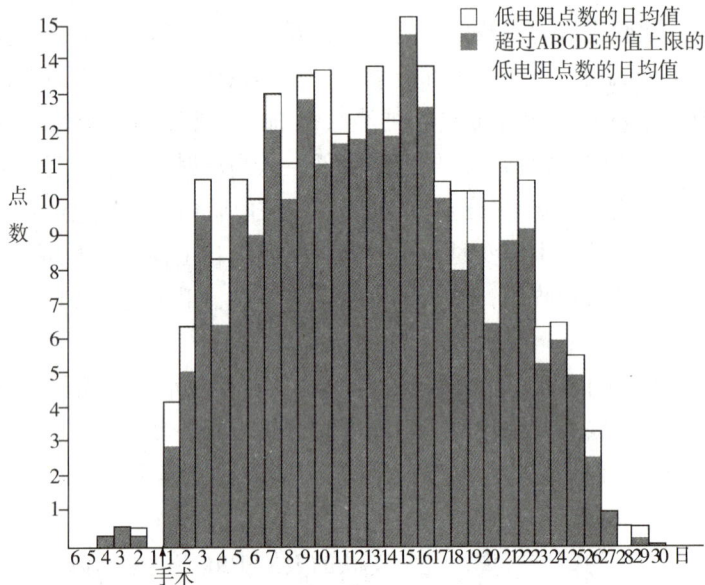

图 1-22　胃溃疡耳郭血管区低电阻点每日出现数目的均值

2. 选穴定位　穴位具有低电阻特性，可通过测定电阻的方法来确定穴位的位置，这已成为穴位定位的重要参考方法之一。有人将导电量较大、传导的声波波幅值较高的点确定为经穴点，客观观察和确定了家兔"十四经"常用经穴，且刺激用以上方法确定的穴位产生的脏腑效应也非常明显，这为动物穴位定位提供了客观探测方法。另外，在低电阻处选穴治疗，常常取得较好疗效，如日本的良导络疗法。

3. 反映针效　经研究表明，针刺对经穴皮肤电有较大影响。针刺正常人或者患者的某些经穴，其

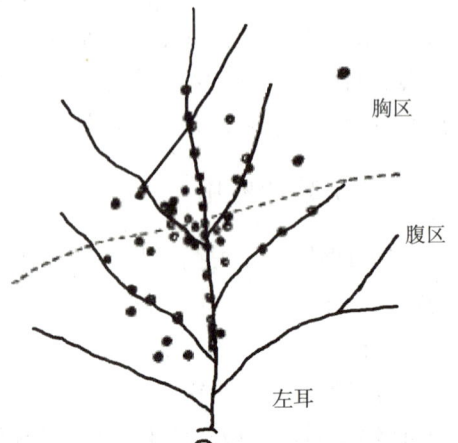

图 1-23　腹膜炎患者耳郭血管区低电阻点的分布

穴位的导电量大部分呈上升趋势，电阻进一步降低。捻针时原穴导电量明显上升，留针时随着针感的减弱其导电量也降低，起针后继续下降或不变。用补泻手法时，发现原穴导电量也有相应变化，用补法时导电量升高，用泻法时相反。

针刺时穴位导电量的变化，与针刺得气、行针手法等密切相关，提示穴位皮肤电阻的变化可作为针刺客观反应指标之一，可作为对临床疗效判定及观察或检测某些效应指标的依据。

（五）影响因素

经脉穴位电学特性的测试结果受人体生理状态、病理状态、测试部位、测试电极压力、测试通电时间、重复测试次数、季节、昼夜节律、室温高低、湿度大小等因素影响。

1. 生理状态 机体在不同的生理状态下，经穴皮肤电会发生一定的改变：测定正常人进餐前后胃经有关穴位的导电量时发现，多数在餐后导电量升高，其中以足三里穴表现得最为明显；测定排尿前后膀胱经原穴及膀胱俞、太溪、至阴、照海、太冲、关元、中极等相关经穴的导电量时显示，多数在排尿后导电量下降；在妊娠初期测定任脉相关经穴、在正常人运动后测定十二原穴等，其经穴导电量都有不同程度的变化。在不同妊娠月数，孕妇耳郭低电阻点也不同，其数目在妊娠第 8 个月时开始迅速增加，至临产时达到早期孕妇平均数的 4 倍，产后迅速减少。

2. 病理状态 详见本部分（四）临床应用中的"协助诊断"。

3. 测定部位 测定的经穴部位不同，其电阻值也不同，如测得的十二经原穴电阻值以大肠经原穴或三焦经原穴为最低，肾经原穴次之，肝经、心经、心包经的原穴最高。

4. 环境变化 季节对经穴皮肤电阻有一定影响，经穴皮肤导电量可随着季节的不同而变化。昼夜节律对经穴皮肤电也有广泛影响。如连续测量十二经五输穴或原穴昼夜间导电量的变化，发现其呈现出近似余弦曲线的变化，白天比夜晚高，子、卯、辰时最低。温度对经穴皮肤电阻也有一定影响。环境温度升高时，经穴导电量升高；温度变低时，经穴导电量亦降低。当环境温度控制在一定范围内时，相对湿度的增加也会影响到电阻值。

二、热学特性探测

经脉穴位具有热学特性。目前多采用温度计、红外热像技术、液晶显像方法探测经脉穴位体表温度，其中经脉穴位热学特性探测运用较多的是红外热像技术。

（一）检测方法

红外热像技术是利用红外辐射原理，即物体的温度在绝对零度（-273℃）以上时均存在分子的热运动，所产生的能量以红外热辐射能的形式散发。该检测仪器通过测取目标物体表面的红外辐射能，将被测物体表面的温度分布转换为形象直观的热图像。

（二）主要表现特征

1. 温度特异性 从 20 世纪 70 年代开始，一些学者使用不同方法陆续进行了对经络、穴位温度特性的观察。法国学者 Borsarello 于 1970 年报道，通过红外热像图技术可以发现面部等温线与人体经络路线相似。采用红外辐射成像技术可在正常人体背部清楚地看到一条循经红外辐射轨迹，与古典的督脉循行路线基本一致，见图 1-24（见书末彩图）；用等温显示方法将温标设置在33℃处，人体下肢内侧可同时显示出与古典足三阴经循行大致相同的红外辐射等温轨迹，见图 1-25A（见书末彩图）；将温标设置在 33.2℃左右，右上肢外侧也可同时清晰看到与古典手三阳经基本一致的红外辐射等温轨迹，见图 1-25B（见书末彩图）。20 世纪 90 年代初有学者开始采用更为先进的红外辐射成像技术对十二正经及任脉、督脉的热学特性进行观察，发现体表存在基本符合十四经循行轨迹的等强度红外辐射分布图像，大多为高温带。

2. 基本循经且呈窄带状 在完全没有外加刺激的自然条件下，循经红外辐射轨迹沿古典十四经脉的路线或长或短，长者可通达经脉的全程，该轨迹一般呈窄带状。

3. 亮带辉度改变与循经的冷热感相关 在循经感传过程中，受试者主观感觉的热感（或冷感）与探测仪所显示的红外线图像亮带辉度的变化基本一致，辉度改变的部位也与经脉的循行路线基本符合，但与神经、血管和淋巴管的走向不同；如果感传的性质为酸、胀、麻而无冷、热的感觉，则热像图上记录不到温度变化的图像。

4. 针灸刺激可诱发循经红外辐射轨迹 针灸既能诱发出所属经脉红外辐射轨迹，也可改变既有的循经红外辐射轨迹的皮温，使之变得更加连续、规整，见图 1-26、图 1-27（见书末彩图）。高温带与针感的强度有明显的关系，针感强者，高温带也比较明显。

（三）形成机理

一般认为经脉穴位的皮肤温度变化与局部微循环和深部组织温度有关，是机体代谢状态的反映，与自主神经密切相关。

（四）临床应用

1. 协助诊断 研究表明，当脏腑发生疾病时，常在有关腧穴如井穴、原穴、背俞穴处出现皮肤温度偏高、同名穴位温度失衡等异常变化。正常人同名穴两侧温度差一般在 0.5℃ 以内，而患者与疾病相关的同名穴两侧温差超过 0.5℃，甚至达到 2℃，即同名穴位温度失衡。部分学者将经穴温度的改变和同名穴位温度失衡作为诊断疾病的参考指标之一。

目前，对背俞穴温度变化反映脏腑病变的研究较多，有学者通过红外热像及液晶显像技术，发现内脏病变能导致某些穴位温度上升，一些内脏疾病患者相应的背俞穴或与疾病密切相关的穴位上会出现高温点或高温区，一般为单侧，也可为双侧，其温度高于周围皮肤 0.5℃ 以上。如肠绞痛患者往往在双侧大肠俞出现高温点，肝胆性消化障碍患者一般在肝俞、胆俞部位出现高温点，肺癌患者在肺俞穴或魄户穴红外线显示异常，重症肝病患者的肝俞穴、太冲穴温度较健康人明显升高。正常女性月经来潮时在太溪穴、三阴交穴会出现特异性反应；而女性痛经发作前在地机穴、血海穴、悬钟穴出现异常反应；女性痛经发作时，则在水泉穴、太冲穴出现特异性反应。现已有人将背俞穴红外热像图用于疾病诊断中。在对疾病与背俞穴温度异常相关性研究中，通过 38 例检查，发现符合率达 95.12%。

人们对井穴方面也有相关研究。有学者使用探穴测温仪测量慢性胃炎和溃疡病患者对称井穴平均温差，发现患者组与正常组相比，均有显著差异。有学者对人体和家兔的头面、躯干、四肢及耳郭等处的体表部位进行了温度测量，并将左右对称部位的差值绘成差值地形图，显示出正常人体及家兔的体表温度基本对称，脾虚致泻型家兔则呈明显的左右温度不对称改变。也有研究者通过观察不同病种的患者，发现穴位温度失衡与中医辨证相关，如肺病患者两侧少商穴温差值大于他经穴位，肾病患者涌泉穴温差值大于他经穴位。

2. 选穴配方 穴位处具有与周围皮肤温度不同的温差点，应用穴位测温技术可作为选择穴位的依据。研究表明，对周围型面瘫患者进行面部红外成像后，发现面瘫患者面部双侧温度差不仅明显大于健康人，而且还与病变程度和恢复程度有直接对应关系。对于双侧温差大的部位，在患侧面部该处附近取穴，可较常规取穴获得更好的疗效。

3. 反映针灸效应 经脉穴位热学特性探测可以客观反映不同补泻手法的效应，也可以客观显示针刺和艾灸经脉与腧穴对疾病的治疗效应。在反映补泻手法效应方面，采用热补（烧山火）、凉泻（透天凉）针刺手法针刺一侧合谷穴，测量两侧商阳穴和同侧少泽穴的皮肤温度，结果显示凉泻手法使穴位皮肤温度下降，热补手法使穴位皮肤温度先下降后升高。在反映针刺治疗效应方面，研究表明周围型面瘫患者针刺前患侧和健侧面部温差较大，尤其表现在眉、眼、外眦部位的温差值，针刺后温差值减少，疾病趋愈。另外，有学者观察面瘫患者初次接受针刺治疗时的温度调节效果，并将之与长期疗效做相关性分析，结果显示，针刺后面部升温、反应强者，其病变恢复较好且快，反之则恢复较差且慢。此结果说明，针刺后面部的升温值可以作为面瘫即时疗效的评定指标之一，针后升温越高，疗效越好，见图1-28、图1-29（见书末彩图）。

在反映艾灸治疗效应方面，有研究者使用红外热像仪观察艾灸阳陵泉对慢性背部肌筋膜疼痛综合征（myofascial pain syndrome，MPS）的治疗效果，艾灸前患者背部上段病变区域表现为片状低温区，艾灸阳陵泉15分钟后，随着患者病情缓解，患者背部上段的片状低温区也随之升温，见图1-30（见书末彩图）。

（五）影响因素

经脉穴位热学特性的测试结果受人体生理状态、病理状态、昼夜变化、室温高低、湿度大小等因素影响。

1. 生理状态 正常人体体温一般维持在37℃左右，皮肤温度因部位不同而有差异，头面部、躯干及四肢左右两侧基本是对称的。一般头部及躯干部皮温较高，四肢皮温较低；胸部左侧较右侧略高（可能因为心脏的影响），背部近中线部位较躯干两侧皮温略高，四肢近端较远端皮温略高；脂肪多的部位（如臀部）和软组织少的部位（如膝部、胫骨前部、鼻尖部）等处皮温较低。

女性体温生理性变动较大。如乳房温度受月经周期影响，在月经终期温度下降；妊娠期、产褥期乳房血管扩张，温度升高。有时由于左右乳房血管分布的差异也会影响温度的对称性。毛发是热的不良导体，有毛发的部位在热图上表现为低温区。

总之，人体的神经反射、情绪波动、局部血流变化、组织传热性不均匀等生理状态都是影响表面温度的内部因素。

2. 病理状态 有研究者利用PHE201体表红外光谱仪比较不同证型乳腺增生病患者任脉膻中穴体表红外辐射的光谱特性，发现膻中穴体表红外辐射强度存在一定差异性，阳证、实证（肝郁痰凝型）者经穴红外辐射强度较阴证、虚证（冲任失调型）高。还有研究人员曾观察不同病种患者274例，发现穴位温度变化与疾病有关，如肺系病患者两侧少商穴温差值大于他经穴位，肾系病患者则涌泉穴温差值大于他经穴位。由此看出，疾病状态会影响经穴温度。

3. 环境变化 影响人体体表温度的外部因素很多，如昼夜变化、温度、湿度、气压、通风条件、辐射线等。另外，被测者年龄、性别和体力活动强度等不同，人体体温也不同。由于影响体表温度的因素众多，所以在临床或实验研究中对体表温度的测定要求精细、周密，外环境因素一致，仪器先进、可靠。

> 思考、探索、启迪：加热诱发红外辐射轨迹的循经性与经脉运行气血的功能有无关系？循经红外辐射轨迹对揭示经络实质有何启示？

三、光学特性探测

经脉穴位光学特性探测研究主要是对经脉穴位超微弱发光的探测和经脉穴位光传输特性的探测。超微弱发光是反映机体代谢状态的一种灵敏性指标。从 20 世纪 70 年代起，一些学者对体表经脉、穴位的超微弱发光进行了研究。苏联的研究人员发现，当向经络的一个穴位中照射一束激光，通过一定的偏光检测系统，在十几厘米外的另一处穴位上可检测到光信号。

（一）检测方法

目前用于研究经脉超微弱发光的检测装置主要有两种。一是采用以光电倍增管为主的单光子计数探测系统，可提供生物超微弱发光总强度的时域信息，但在获得生物发光的空间分布信息时有一定局限性；二是以微通道板像增强器为主的超微弱发光图像探测系统，具有二维光子计数成像功能，可同时获得有机体超微弱发光强度的时间和空间信息。经脉光传输特性探测一般通过向辐照点（经穴或非经穴）照射激光，在探测点（经穴或非经穴）检测光信号强度，比较光波在经脉和非经脉中的衰减程度，并用透光率和反射率来表示。

（二）主要表现特征

1. 具有对称性 正常人同名经脉两侧对称穴位发光强度极为接近。

2. 基本循经性 光波呈现沿经脉传输的趋势。

3. 对光波透过具有选择性 有研究发现经穴组织对于 $10 \sim 20 \mu m$ 的红外光具有较高透过率。

4. 受压力、得气和循经感传影响 沿经光波传输可被一定压力阻滞。针刺得气可增加穴位发光强度，有循经感传者经穴发光强度上升更明显。

（三）临床应用

1. 反映机体气血变化 有研究显示，月经期健康女大学生太冲穴、太白穴、冲阳穴的光波反射率显著高于月经前和月经后。还有研究发现耳穴漫反射光的变化与机体气血盛衰有关，而子宫为反映胞宫气血变化最灵敏的耳穴。这些现象表明穴位反射光谱特性的变化与机体气血由盛而衰的变化规律有关。

2. 反映病症 在病症发生时，同名经穴的发光强度出现失衡现象。如高血压患者左右中冲穴的发光强度不对称，相差 1 倍左右。支气管哮喘和慢性胃炎患者在发作期双侧相关背俞穴超微发弱光的强度出现不对称性。在冠心病患者的心包经、心经及其他经脉上可找到一些发光强度失衡的穴位。

一般认为，超微弱发光的发光强度，在一定程度上反映了机体生命活动能力的强弱，这对经脉的客观显示、疾病的诊断和"得气"指标的客观化和定量化可能具有重要意义。

四、声学特性探测

有研究发现，在人体经穴输入低频声波，用声电传感器在穴位所在经脉其他穴位处可记录到比经外更强的声信号，这一方法被称为"声测经络"。

（一）检测方法

声测经络技术是在机械振动刺激下，使物体内部发生微观动态变化，以应力波形式释放出多余的能量，产生声信息，同时以声传感器将此种声信息转换成电信号经放大后加以显示或记录的技术。声波输入系统（由信号发生器、功率放大器、输声头组成）向穴位输入低频声波，声波检测系统（由声电传感器、双通道放大器、频谱分析仪及微机组成）在穴位所在经脉其他穴位处可以记录声信号。

（二）主要表现特征

1. 循经性 经络具有发声和导声特性。现代经络研究证明，将外部声源作为声信息输入人体内，声波具有循经传导的现象，并能显示出经络的体表循行线，见图 1-31。

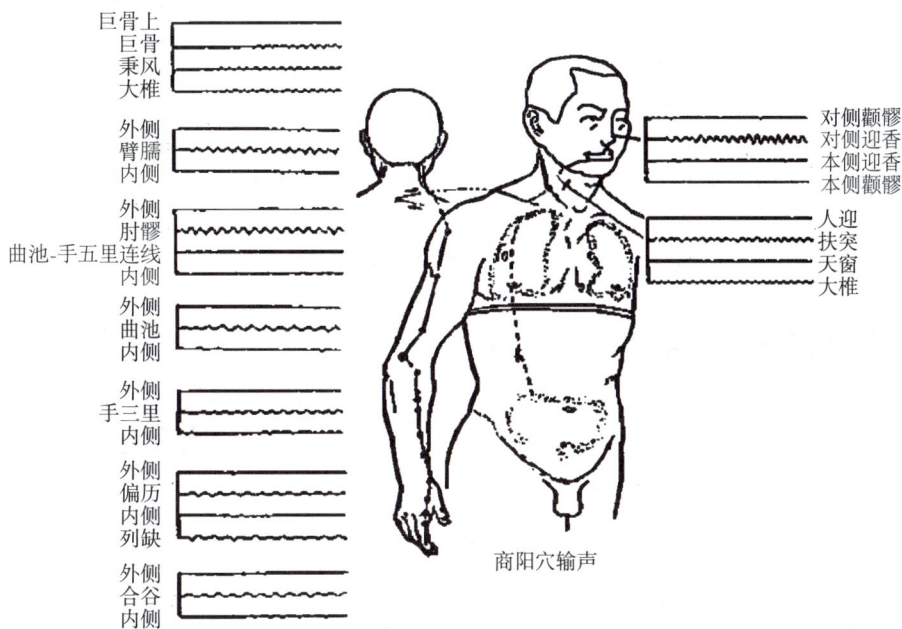

图 1-31 低频振动声波循大肠经导的实验记录

2. 衰减性 声波循经传导的速度为 10m/s 左右，声波在传导中有衰减。

3. 性别差异性 曾有研究者运用音乐声波发射与接收系统，检测健康大学生手六经原穴及手三阴经合穴对宫调音乐（复合乐音）的接收情况，以探讨手六经腧穴对音乐声波接收的体感特异性，发现女性心包经原穴大陵穴和心经合穴少海穴对音乐声波的接收强度高于男性。

4. 经脉差异性 有研究表明声波输入人体后，阴经与阳经经穴声波波幅值均显著提高，但阳经波幅值升高明显，可以看出阳经导声效果更加显著。

（三）形成机理

声波传导与筋膜组织相关。人体实验显示，循经声波在人体体表及内脏似在筋膜类组织上传导。动物实验显示，切断皮肤、皮下浅筋膜对声信号的传导均无明显影响，而切断深筋膜组织后循经声信号消失。筋膜组织质地越致密，导声性能越好。

五、磁学特性探测

（一）检测方法

检测仪器为一台通过间断电流的振荡器，通过线圈发出一系列单相正向方波信号，螺线管由一个使用灵巧的金属柄固定，由拇指和食指操纵，见图 1–32。操纵者手指可以感受到表现出来的振动现象。将仪器置于身体某部上，探测磁振动线。

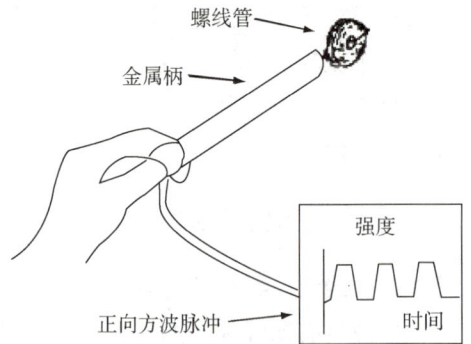

图 1–32　生物磁振荡器

（二）主要表现特征及应用

1. 循经性　循行线从一极到另一极绕行身体表面，以它们自己特有的形式或多或少地与经络循行相一致。共振线的循行全部与身体长轴平行，距体表 10～15cm。其蜿蜒循行线与经络有关。这种振动线并不与身体表面距离保持恒定，有时远些，有时近些，但从总体上看，在躯干和骨盆区比较接近皮肤，而在头和四肢则稍远离皮肤但在身体的两端，也就是头端和脚端，振动线离头顶和脚底表面至少有 30～50cm。根据其行程，它们中的某些循行线非常靠近皮肤，有时以点状分布的带与皮肤相接触，称为皮肤接触点，见图 1–33。

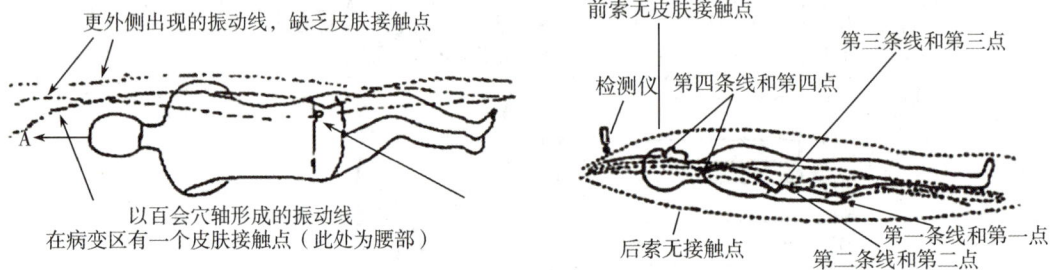

图 1–33　人体磁振动线示意图

2. 受针刺影响　在磁振动线与皮肤接触点刺入针灸针后，该处的振动消失，由针柄末端出现的振动代替。这种振动线同样可以向两极传导，其轨迹也与身体长轴相平行。

3. 反映病症　病理状态下测到的磁振动线与皮肤的接触点，往往是与病理相关的穴位。

六、同位素迁移特性探测

（一）检测方法

一般将过锝酸钠洗脱液（此液为小分子结构，能透过生物膜，半衰期为 6 小时）注入人体穴位，以大视野 γ 闪烁照相机和单光子发射计算机断层扫描仪（single positron emission computer tomography，SPECT）进行系统的核素循经迁移扫描，可记录到放射性同位素迁徙过程的图像，并且只有将无机盐类示踪剂注入穴位内，才能出现线状迁移，而且重复性较好。为了进行空间定位，可用正电子发射断层扫描仪（positron emission tomography，PET）的透射扫描图像和发射扫描图像进行三维图像融合，并以此为基础进行循经迁移线的透视图像重建，从各个方向直观观察完整的循经迁移线及在体内的走行位置。

（二）主要表现特征

1. 循经迁移　放射性同位素注入穴位后可沿经脉线迁移，见图 1–34（见书末彩图）。迁移的距离平均为 57.36cm±16.65cm。手足三阴经的示踪轨迹在四肢可以走完经脉全程，进入胸腹腔器官即逐渐散开，与《灵枢·经脉》篇所记述的循行路线基本一致。手足三阳经的示踪轨迹在肱骨、股骨中段的相应穴位处即向内侧（阴经）偏移。总的来说，放射性同位素示踪轨迹与古典经脉循行路线的总符合率为 78.1%。

2. 迁移方向　呈双向性，但以向心性为主，迁移有一定潜伏期。有研究发现平均潜伏期为 37.28s±15.63s，迁移的速度快慢不等，平均为 17.35cm/min±5.79cm/min。

3. 迁移阻断　在经脉线上施加一定的压力可将同位素的循经迁移阻断。在经脉循行线皮下注射少量普鲁卡因或生理盐水，对同位素的移行有明显的阻滞作用，有效阻滞时间约 10 分钟，注射生理盐水和普鲁卡因的阻滞效果未出现明显差别，提示这种阻滞作用可能与注射部位的蓄积效应、局部压力的改变有关。

4. 迁移循经符合率与注射深度有关　在穴位的不同深度注射同位素，迁移轨迹与经脉线符合率也不尽相同。有研究发现在皮内注射时出现多条细小的分支，且不循经走行；皮下注射时，约经 20 秒的潜伏期后，即出现同位素循经迁移的示踪轨迹，与古典经脉线的吻合率为 78%；在穴位深部肌肉处找到针感以后，再注入放射性同位素，其移行轨迹与古典经脉线的吻合率最高，为 95%。

（三）形成机理

同位素示踪的轨迹与淋巴系统似无直接关系，但与血液循环系统关系密切。北欧学者 Aucland 经研究证实人体内组织间隙存在非均质空间，由胶体和自由液体两种成分组成，在毛细血管和淋巴管之间有快速的组织液运输渠道，小分子的过锝酸钠洗脱液则可能是通过这种通道得以循经运行。

> 思考、探索、启迪：同位素循经迁移与经脉运行气血的功能有无关系？同位素循经迁移对揭示经络实质有何启示？

七、肌电特性探测

（一）检测方法

肌电图（electromyography，EMG）是对周围神经与肌肉的电刺激检查方法，记录的是肌肉在静止状态、主动收缩及周围神经受刺激时的电活动。方法是用同心圆针电极插入肌肉或将片状电极放置于肌肉表面的皮肤上，通过肌电图仪的放大器，将肌肉的电活动显示在阴极射线示波器上，同时用计算机系统将图像进行记录和分析。

（二）主要表现特征

循经感传现象与循经肌电的步进同时出现，循经感传轨迹与循经肌电步进在同一位置中，肌电振幅在 10～150μV，行进速度为 2.3cm/s±0.8cm/s，见图 1-35、图 1-36。臂丛神经阻滞后，在上肢出现的循经感传和循经肌电信号一同消失。

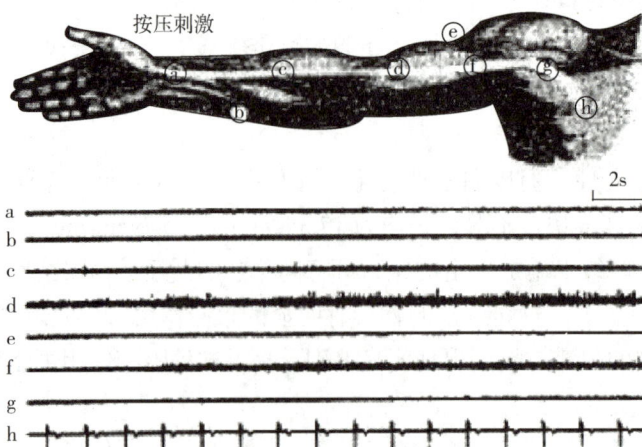

A. 按压刺激鱼际穴引起肺经肌电发放

注：沿肺经安放 8 对记录电极（b、e 为旁开 3 ～ 5cm 对照）。按压刺激引起循肺经感传上达胸部，循经肌电亦达前胸，而对照点未见明显肌电信号。胸前电极可记录到规律的心电信号

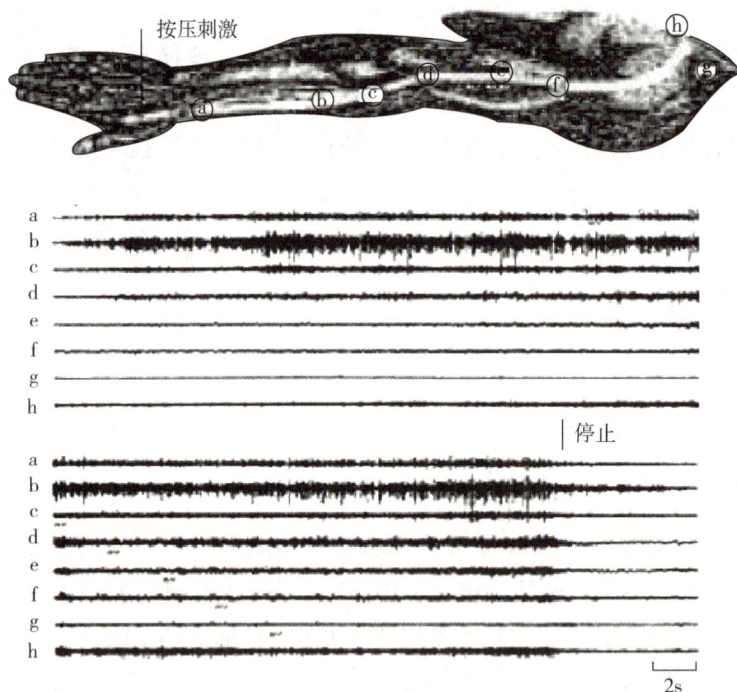

B. 按压刺激合谷穴引起循大肠经肌电发放

注：各电极肌电反应的潜伏期不同。停止刺激后远端的肌电首先消失，而最后消失的是近端（下图为上图的连续记录）

图 1-35　循经感传伴有循经肌电发放

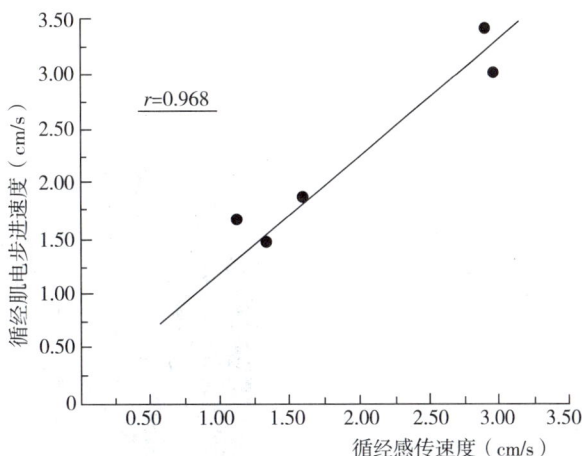

图 1-36 循经感传与循经肌电反应

有研究对针刺曲池穴产生肌电振幅进行研究，证实针刺曲池穴，肌电振幅较经脉非穴和非经非穴大，经脉非穴和非经非穴的肌电振幅大于静息状态，见图 1-37。

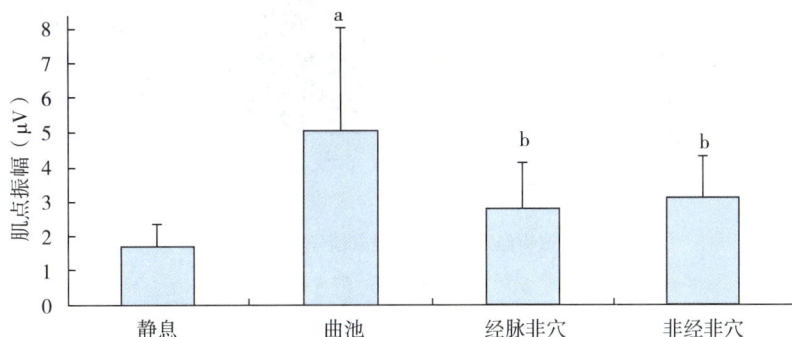

a.与静息状态和其他组的肌电振幅比较具有统计学差异，$P<0.05$；
b.与静息状态的肌电振幅比较具有统计学差异，$P<0.05$

图 1-37 针刺后各组肌电振幅的变化

第三节 经脉穴位结构

关于经脉穴位结构的研究，目前常采用大体结构解剖、巨微结构和显微解剖等技术进行研究。利用大体层次解剖和断层解剖方法对全身大部分经脉穴位进行组织学研究，并采用巨微解剖和显微解剖技术对部分经脉穴位进行组织形态学研究，发现经脉穴位处从表皮、真皮和皮下组织等各层次中以神经、血管、淋巴管、筋膜、肌肉、肌腱和肥大细胞等已知结构为主，经脉穴位只是在已知结构种类、数量和组合形式间存在差别，故认为经脉穴位是一个由多种组织构成的立体构筑。此外，也有研究者采用新技术观察到凤汉管及凤汉小体，但相关结果尚需进一步研究。

一、经脉穴位与神经

1. 经脉穴区神经分布 经脉穴位部位的表皮、真皮、筋膜、肌层及血管壁等组织中都有丰富而多样的神经末梢、神经束、神经支或神经干。与非穴区相比，穴区不同层次内所包含的游离神经末梢、神经束和神经丛等神经组织要丰富得多，见图 1-38（见书末彩图）及图 1-39。穴位上存在较密集的含有交感神经的真皮乳头。采用显微解剖技术，发现穴位区真皮乳头比非穴区多1倍，每个真皮乳头含有明显的毛细血管襻，襻外包有交感神经。

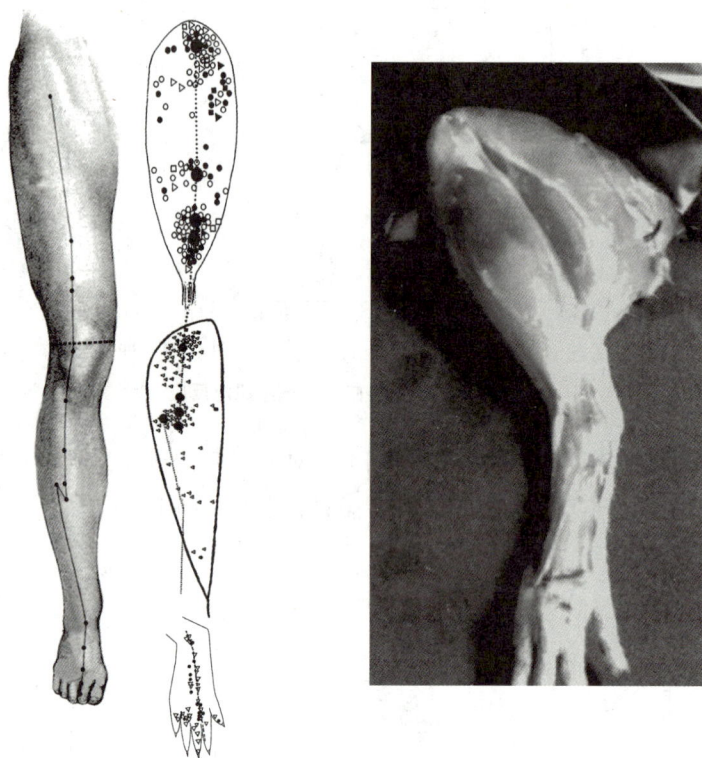

A. 大鼠胃经穴位点与神经末梢分布对应关系

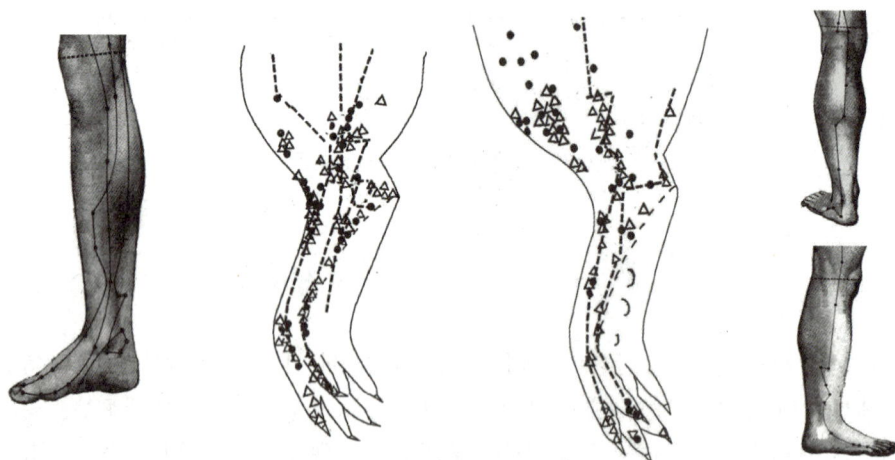

B. 大鼠足三阴经、足三阳经穴位点与神经末梢分布对应关系

图1-39　大鼠经脉线穴位点与神经末梢分布密度的关系

Nakazo等对动物及人体穴位和非穴位皮肤组织中神经纤维数量进行光镜、电镜观察及计算机计数处理，发现两者神经纤维密度之比为7.22 ：5.26（约1.4倍），差别非常明显（表1-2）。在针感点中心1.5mm半径范围内存在粗细不等的有髓与无髓小神经束、游离神经末梢和神经干。

表 1-2　经穴部（足三里）与非经穴部血管神经分布表

部位	组织	分布量　单位：（μm^2）
经穴部	血管	8.82×10^{-3}
	神经	7.22×10^{-5}
非经穴部	血管	2.26×10^{-3}
	神经	5.26×10^{-5}

加拿大学者 C.C.Guan 等根据经脉穴位与神经的关系，将穴位分成三种类型（表 1-3）。

第一类型穴位位于肌肉运动点上。运动点是指用最弱的电流刺激体表一定部位时，能引起被刺激肌肉发生最大收缩的刺激点。运动点相当于神经进入肌肉的部位，而更确切地说是接近体表的神经末梢的特别密集区，即所谓的运动神经终板部位。有学者研究发现，几乎所有的肌肉运动点都是穴位，但穴位不是都位于运动点。

第二类型穴位位于躯体中线、两侧浅表神经的会聚点上。例如，百会便是两侧三叉神经（眶上支、耳颞支等）与 C_2、C_3（枕小支）相交会的部位。

第三类型穴位位于浅表神经的分支部位或神经丛上。例如，下关穴位于滑车下神经所分布的部位，内关穴位于正中神经分布的部位，阳陵泉位于腓总神经分为腓浅神经和腓深神经处。

表 1-3　常见穴位神经解剖学分类

穴位类型	穴位
第一类型	阳白、攒竹、颊车、承泣、地仓、完骨、乳根、天枢、风门、肺俞、心俞、膈俞、肝俞、胆俞、脾俞、胃俞、肾俞、志室、合谷、中渚、后溪、外关、支沟、四渎、曲池、昆仑、太冲、血海、大肠俞、关元俞、小肠俞、膀胱俞、足三里、阳陵泉、三阴交
第二类型	百会、印堂、人中、哑门、天突、大椎、鸠尾、中脘、气海、关元、中极、曲骨
第三类型	下关、睛明、耳门、翳风、天柱、内关、巨骨、肩髎、肩贞、环跳、阳陵泉

2. 经脉穴区感受器分布　穴区感受器包括游离神经末梢、神经束、神经支、肌梭、腱梭、环层小体、克劳泽终球等。穴位感受器的类别与穴位所处的部位有关，穴位处针感感受器主要是深部感受器，刺激穴区内感受器容易引起酸、麻、胀、重等针感。有研究者采用组织染色技术观察在不同穴位的皮肤层次中各类感受器情况，发现在足三里穴和内关穴以游离神经末梢为主，偶见触觉小体和迈斯纳小体；在关元穴和大椎穴区则以毛囊感受器和游离神经末梢为主；在涌泉穴则以环层小体、触觉小体和丰富的末梢神经为多见，偶见鲁菲尼小体；合谷穴针感感受器是以肌梭为主，并由肌腱、骨膜和神经末梢等共同参与。穴区感受器较非穴区相对多，如在合谷、内关等穴区内肌梭密度较非穴区大。另有研究者对 11 个穴位进行连续切片观察，发现穴区感受器如迈斯纳小体、克劳泽终球和环层小体相对集中，一个感受器所支配的皮肤表面面积在穴区仅为 $2.8mm^2$，而在非穴区为 $12.8mm^2$，两者存在非常明显的差别。

二、经脉穴位与血管

1. 经脉穴区血管分布　经脉穴位内有血管，约 45.5% 的穴位正位于大血管周围，其中 18.6% 的穴位正位于大血管上。全身 361 个穴位中，靠近动脉主干者 58 穴（占 16.1%），靠近浅静脉干者 87 穴（占 24.1%）。对十二经 309 个穴的针下结构观察，发现针刺入穴位，针下正当动脉干者

24 穴（占 7.77%），针旁有动、静脉干者 262 穴（占 84.79%），说明穴位与血管有密切关系。

穴区血管密度较非穴区高。有研究发现胆经和胃经穴位处的血管分布与非穴位处差异显著，穴区血管自上而下呈不均匀分布，且毛细血管更为密集，特别是在穴位和经线上的毛细血管排列呈与经线平行状（图 1-40）。还有研究用乳胶或墨汁灌注等方法，经巨微解剖、光镜辅以图像分析测量，又以质子激发 X 线荧光发射技术（PIXE）观察到骨间膜外丘穴位处血管密集，外径为 14 ～ 84μm，其血管密度值为非穴位区的 3.27 倍。有人对家兔"足三里"穴与旁开非经穴部血管分布进行了组织学定量观察，发现两者血管密度之比为 8.82∶2.26（约为 4 倍），差异非常显著（表 1-2）。

2. 经脉穴区的毛细血管排列　经脉穴位区域有丰富的毛细血管存在，与非穴位区域比较，穴位区域的毛细血管排列有一定的规律。研究发现，这些毛细血管的排列并非杂乱无章，而是呈平行于经络的走向一层一层分布，如人体前臂穴区骨间膜毛细血管呈平行排列（图 1-41）。穴位微血管丰富，互相连成网状（图 1-40）。显微血管观察表明穴位周围的血管襻分布及毛细血管球的数量同非穴位处有着显著性差异。经穴区 ABS 血管铸型观察发现，足三里穴区粗细不均的微血管互相交叉，构成多边套状毛细血管网。还有研究发现，穴位与淋巴管关系也很密切，在四肢、躯干及胸腰部的穴位是微淋巴束聚集的部位，还有研究观察到足三里的淋巴管分支高度集中，与对照组相比有明显不同。

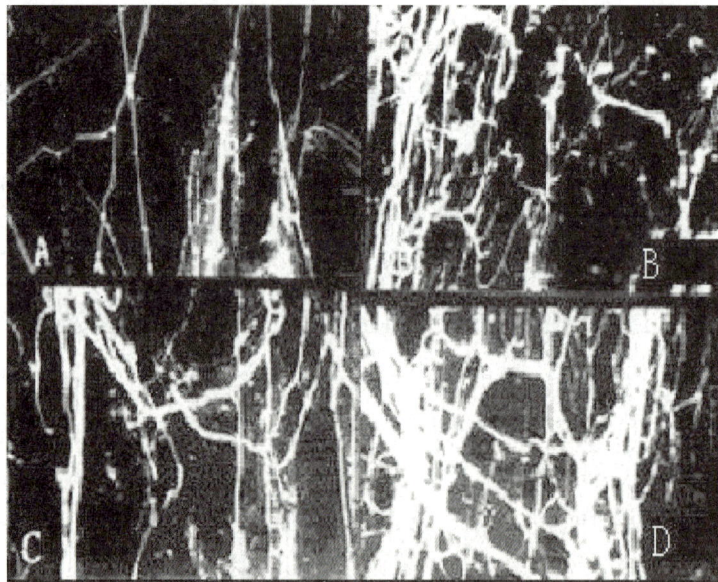

图 1-40　胆经和胃经上穴位与非穴位处的微血管分布
注：A. 胆经非穴位处；B. 胆经穴位处；C. 胃经非穴位处；D. 胃经穴位处

3. 经脉穴区不同层次的血管数目和血管类型　穴区不同层次的血管数目分布有区别，如用小腿标本骨间膜切片并做 HE 染色，在光镜下可以观察到骨间膜前面穴位区的大多数血管位于浅表位置，其中位于骨间膜和骨骼肌之间的血管数目较多，位于骨间膜前面内部浅层的血管又明显多于其深层血管。穴区不同层次分布的血管类型也存在差别，如有研究采用巨显微解剖技术对家兔前肢阳明经"商阳""二间""三间""合谷""曲池"穴区层次结构进行了观察，发现各穴区浅层以头静脉为主，桡神经浅支神经干和其分支为基础，深层以桡动脉及分支、正中神经为基础。

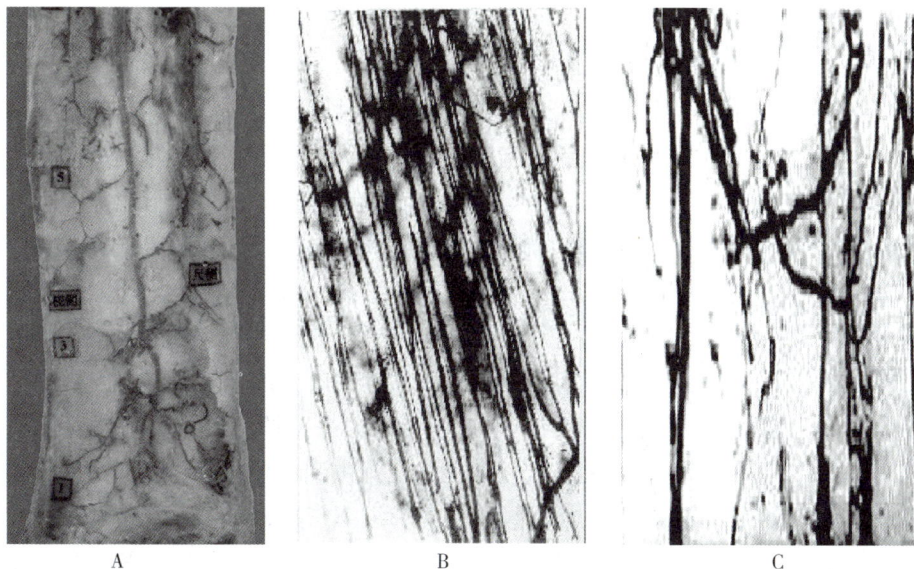

图 1-41　前臂穴区与非穴区骨间膜毛细血管分布

注：A.前臂骨间膜血管分布；B.前臂穴区骨间膜毛细血管呈平行排列；C.前臂非穴区骨间膜毛细血管分布

4. 经脉穴区的微循环状态　微循环是指直接参与细胞和组织的物质、能量、信息传递的血液、淋巴液、组织液的流动。有人发现经穴区与非经穴的微循环状态有显著差异，如用激光多普勒血流仪观测正常人，在督脉表皮 1 ～ 2cm 深度的微循环血流灌注量均高于其两侧旁开非经穴对照点（图 1-42），而且随着测试深度的加深，微循环血流灌注量也有加大的趋势，并显示出一种三维分布的状态；但当深度达到皮下 2.5cm，即相当于机体深部时，该区域经穴与非经穴的深部微循环血流灌注量则没有明显差异，研究者认为这与人体核心部位的温度相对稳定有关。近年来，针灸对微循环影响的研究显示，手针、电针、艾灸一定穴位均可改善相应的体表微循环及脏器微循环，主要表现为血流量增加、血流速度加快、微血管管径扩张、血管周围状态及血流形态等改善，并且针灸停止后，改善作用可持续一段时间。生理状态下，针灸可维持和调整机体达到最佳的微循环生理状态；病理状态下，针灸可改善微循环障碍，使机体趋于平衡状态。针灸不同穴位对微循环的调节存在的差异性，也从微循环的角度阐释了经穴效应特异性的存在。

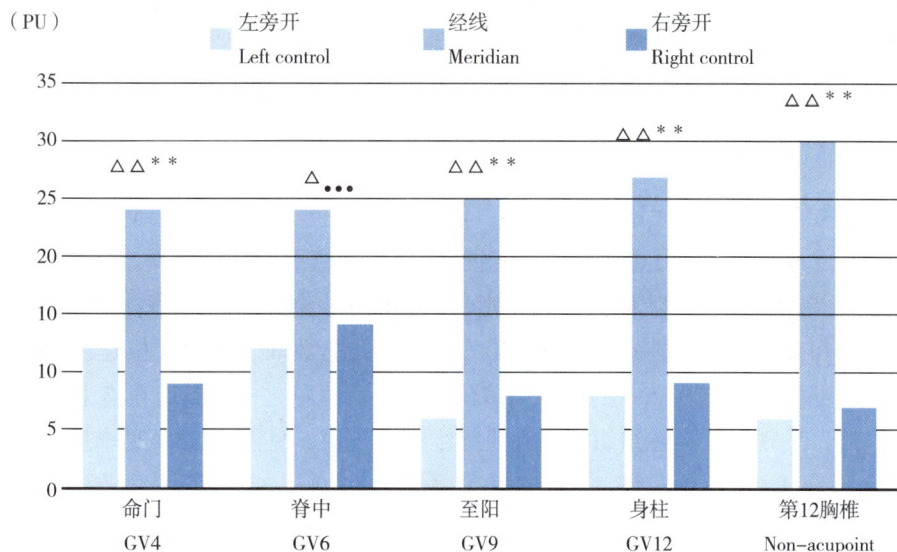

图 1-42　经穴与非经穴微循环血流灌注量

三、经脉穴位与结缔组织

结缔组织是遍布周身的四大组织之一，由细胞和大量外基质构成。结缔组织分布广泛、形态多样，包括疏松结缔组织、致密结缔组织、脂肪组织、网状组织、血液、淋巴和软骨组织。

通过活体针刺留针、CT 扫描摄影，以及尸体针刺留针后解剖，发现胆经、胃经、肺经颈以下各个穴位中，与骨膜相关的占 54.8%，与各种筋膜相关的占 28.8%。采用层次解剖技术观察穴位高密度区的形态结构，发现连续厚实的致密结缔组织结构，包括腱膜、增厚的深筋膜和两者的混合体。有学者对人尸体标本中胆经、胃经、肺经上 73 个穴位的位置进行了解剖学定位研究，先将针刺入穴位中相当于"地"的深度，然后解剖观察针尖所在的位置，结果发现胆经、胃经和肺经上的各个穴位"地"深度的位置均与结缔组织结构关系密切，最相关的是筋膜，其次是骨膜，最后是关节囊，提示结缔组织可能在穴位功能的发挥中起重要作用。通过人活体 CT 和 MRI 定位及尸解，发现与人体穴位相对应的深部组织中结缔组织密集，众多血管、淋巴管和神经丛交织成网，内含丰富的毛细血管床、肥大细胞（mast cell，MC）等，认为穴位和经脉更多处于结缔组织平面之间。有学者利用 CT、MRI 等医学放射影像学手段，结合数字人体技术，配合计算机软件处理，能够在每个人体上重建出结缔组织连线，其中四肢部分的连线与古典医籍记载经络的走行非常相似，见图 1-43（见书末彩图）。针刺结缔组织聚集的"穴位"，通过捻转、提插的机械刺激产生生物学信息，经广泛传播参与调节人体的多种功能。

针刺穴位时，针体与周围结缔组织的相互作用使弹性纤维和胶原纤维将之缠绕，针体的运动引起结缔组织的扭曲，带动相应的细胞和神经末梢反应；同时，针刺使针体周围结缔组织细胞外基质持续变化，该变化可对组织细胞产生各种影响。有人研究用单项捻针法针刺豚鼠"足三里"时手下的针感，并分别于光镜和电镜下观察，发现在针孔周围组织有程度不同的形态学改变，皮下层针孔周围结缔组织纤维明显呈涡旋状，肌层针孔周围有肌内衣结缔组织纤维环绕，并见肌纤维明显受牵拉而扭曲、移位，临近针穴的小血管、小神经受力移位变形。因此，有学者提出穴位是以结缔组织为基础，连带其中的血管、神经丛和淋巴管等交织而成的复杂体。

此外，穴位处有大量胶原纤维穿行于细胞间质中，与"经脉"线路排列方向一致。胶原纤维具有高效传输红外线的特征，穴位深处由体循环引起的热（红外）信号，很容易通过胶原纤维传向体表，使体表产生类似经脉线的红外辐射轨迹。可见，胶原纤维在针刺"得气"中起着重要作用，针刺可能是通过胶原纤维细胞外基质变形，向纤维原细胞等传递力学信号，进而发挥其远隔效应。

四、经脉穴位与肌肉

穴位的断面层次解剖发现，穴位处肌肉、筋膜较肥厚且集中，人体 55% 的穴位正位于肌肉群上，肌肉外包裹着深浅筋膜，针刺必须穿过筋膜到肌肉组织中，因此提出穴位即肌肉反应点。肌肉反应点，是指用最弱的电流刺激体表一定部位，能引起被刺激肌肉发生最大收缩的刺激点。有人统计穴位分布和肌肉、肌腱的关系，结果发现占经穴总数 62.5% 的穴位是在肌肉分界处、有神经干支进入的部位；还有 37.5% 的穴位则多位于肌肉、肌腱之中或其起止点上。通过一定针刺手法"得气"时，发现穴位存在组织损伤和肌纤维缠绕现象，见图 1-44（见书后彩图）。

五、经脉穴位与肥大细胞

肥大细胞是人体疏松结缔组织内的常见细胞，20 世纪 70 年代国内就有人提出过肥大细胞与经络现象有关。肥大细胞多沿经脉线走行方向的小血管和神经囊分布。环境刺激（包括针刺）可使刺激局部的肥大细胞数量增加，细胞被激活并脱颗粒，释放所含活性物质（包括 5- 羟色胺、组胺、P 物质等），从而影响局部神经和血管的功能状态，出现一系列局部或全身性生物效应。

1. 经穴处肥大细胞的分布特征　人体一些主要穴位处肥大细胞数量明显高于非穴区，且它们多沿经脉线走行方向上的小血管、小神经束和神经末梢分布。截肢标本各穴区的真皮内有大量的肥大细胞存在，弥散或成群分布，且在小血管、小神经束和神经末梢处较多，肌肉组织内肥大细胞数量少。沿经脉线分布的肥大细胞数量较非经脉线明显多。

穴位处结缔组织内肥大细胞的形态分布特征随个体成长有相应的平行变化。有研究发现成年大白鼠下肢筋膜内肥大细胞分布呈不均匀性，且穴位处（"足三里""阳陵泉""外膝眼""阴陵泉""三阴交"及"环跳"）肥大细胞分布较多；新生大白鼠下肢筋膜内肥大细胞分布呈均匀性，穴位和非穴位无差别；1 个月左右的大白鼠下肢筋膜内肥大细胞的形态、分布均近似于新生鼠，仅在穴位处可见肥大细胞分布较多。

2. 针刺对经穴处肥大细胞的影响

（1）针刺可以增加经穴处肥大细胞数量　手针大鼠"足三里"5 分钟后，在皮下组织小血管周围及肌纤维间结缔组织内有肥大细胞颗粒释放，散在于组织间。针刺后各穴区肥大细胞数目也明显增加，经穴旁肥大细胞数目无明显差异，且针刺侧穴区部分肥大细胞形态发生变化，推测这可能与肥大细胞脱颗粒及趋化游走时发生形态变化有关，见图 1-45、图 1-46（见书末彩图）。

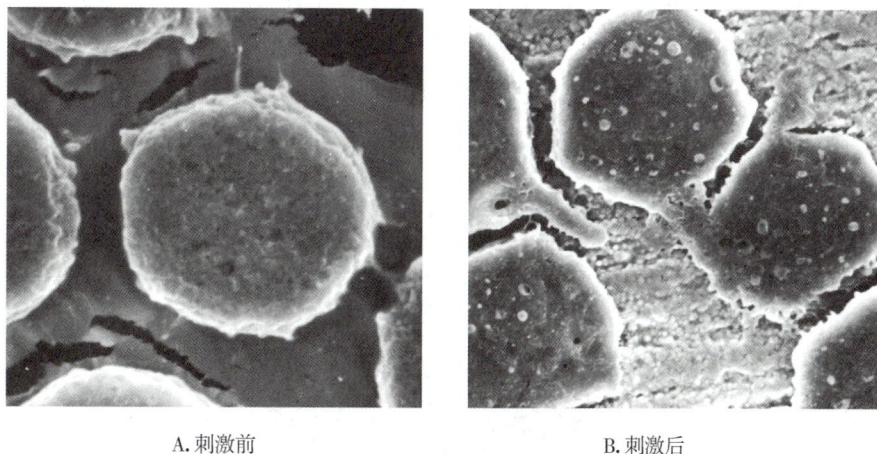

A. 刺激前　　　　　　　　　　　　B. 刺激后

图 1-45　离体培养的鼠肥大细胞在受组胺刺激后脱颗粒现象

（2）针刺促进经穴处肥大细胞脱颗粒　5- 羟色胺（5-HT）、组胺作为一个复合体储存在肥大细胞颗粒中，并且在其释放颗粒的反应中首先被释放。用荧光组织化学法（如乙醛酸诱发组胺产生荧光）观察到电针后肥大细胞荧光减弱或消失，提示肥大细胞释放的物质主要是组胺类物质。上述物质作用于血管及结缔组织中的自主神经末梢及间质细胞，有扩张毛细血管的作用，可使血管内皮基底膜通透性增加，组织液渗出，引起多种效应。肥大细胞还可与 P 物质样轴突末梢形成突触样连接。

（3）针刺方式对肥大细胞的脱颗粒率有影响　电针大鼠"足三里"穴后，穴区皮肤结缔组织肥大细胞的脱颗粒率增加，而胃幽门部黏膜肥大细胞数减少；施行捻转泻法不但使穴区肥大细胞脱颗粒率增高，而且肥大细胞总数也增加。捻转泻法可使肥大细胞前驱细胞分裂过程加速，使局部因脱颗粒而减少的肥大细胞数量得以及时补充，为下次脱颗粒做好物质准备，且捻转泻法效果优于电针。当在穴位处进行提插和捻转手法时，针体同时刺激到肌间膜和真皮致密层的结缔组织平面，引起穴区胶原纤维形变，诱发穴区局部肥大细胞脱颗粒。在胶原纤维形态完整的情况下，针刺肥大细胞脱颗粒率高于胶原纤维被破坏后针刺肥大细胞脱颗粒率，见图 1-47（见书末彩图）。

3. 穴位处肥大细胞与针刺效应关系　有学者建立了针刺镇痛动物模型，在穴位区注射抑制肥大细胞脱颗粒的药物色甘酸钠以后，可明显减弱针刺镇痛效应，提示穴位区肥大细胞脱颗粒在针刺镇痛效应的产生过程中起重要作用。另有学者建立了针刺"足三里"穴促进胃损伤小鼠胃排空模型，在肯定针刺"足三里"穴效应的基础上，发现用阻断剂阻断穴位处肥大细胞脱颗粒的功能活动后，针刺效应显著下降，而在穴位处注射肥大细胞激活剂则有似针刺样作用，提示穴位处的肥大细胞是针刺疗效产生的关键因素之一。

4. 内脏疾病时相关经脉穴位上肥大细胞的变化　有研究发现急性胃黏膜损伤后伊文思蓝（EB）体表相关穴区渗出点的皮肤和皮下组织中肥大细胞聚集，其数量和脱颗粒数明显多于正常组和"脾俞""胃俞"旁开对照组，在 EB 渗出点和旁开部位均可见 P 物质蛋白的表达水平显著高于正常组，其阳性纤维对称分布于皮下。

六、经脉穴位与化学离子

有学者对人体和动物的穴位处离子分布进行了研究，发现穴位处离子分布有一定的特异性。

1. 经脉穴位处的钙离子、钾离子浓度高于非经穴处　应用针型钙离子、钾离子传感器在体测量表明，经穴处的钙离子、钾离子浓度均高于非经穴处。应用质子激发 X 射线荧光发射（proton induced x-ray emission，PIXE）技术测定结缔组织中的钙含量，在测定下巨虚穴位时发现该穴位结缔组织结构中的钙含量比离穴位中心点 20mm 处的非经穴区高数十倍，提示穴位处存在钙元素富集现象，见图 1-48。

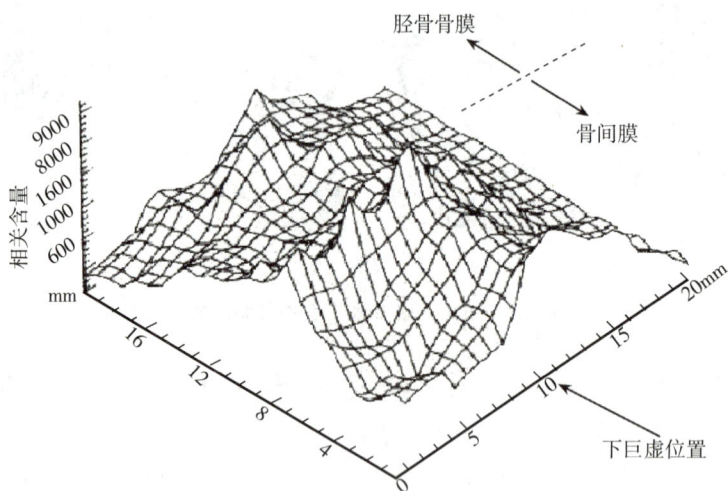

图 1-48　PIXE（束斑 1mm）扫描显示下巨虚"地"深度结缔组织结构中
钙元素的二维分布

2. 脏腑病变时其相关穴位处细胞外的钙离子、钾离子浓度的变化　脏腑病变时，其相关穴位处细胞外的钙离子、钾离子浓度明显下降，下降的幅度与脏腑的病变程度呈明显正相关关系；当病变痊愈后，钙离子、钾离子浓度也恢复正常。

3. 针刺经穴可使本经其他穴位处的钙离子、钾离子浓度升高　应用离子微电极技术在人体和动物活体上检测发现，针刺穴位处，可使本经其他穴位处钙离子、钾离子浓度升高。人体的钙主要存在于骨骼中，但是骨骼里的钙不可能在针刺的瞬间释放出来。因此认为，针刺可使经脉线内外的离子重新分布。

4. 针刺效应与钙离子　当络合针刺穴位处或相应经脉线上某些部位的钙离子后，针刺效应降低，提示穴位处的钙离子是产生针刺效应的关键因素之一。

七、经脉穴位与缝隙连接

缝隙连接（gap junction，GJ）是多种细胞之间普遍存在的连接性通道，广泛存在于除成熟的骨骼肌细胞和血液细胞以外的所有细胞中。由 GJ 介导的细胞间缝隙连接通讯是目前所确认的唯一能进行细胞间直接物质和信息交流的细胞连接方式。

1. 缝隙连接蛋白（connexin，Cx）及缝隙连接与经脉相关　有研究采用硝酸镧示踪法在超微结构水平，对大鼠幼鼠背部经上、经外表皮细胞层缝隙连接做了比较性研究，发现经脉线上和经脉线外对照区表皮细胞层缝隙连接的二维、三维 8 个参数均差异明显，认为大鼠幼鼠背部膀胱经上缝隙连接相对集中是经脉线下形态学特征。经脉线低电阻点表皮缝隙连接数目、面积均明显高于临近非经脉线。另有研究发现肾经足底段、膀胱经背部段缝隙连接蛋白 43（Cx43）的表达明显高于邻近对照线。

2. 缝隙连接蛋白与穴位相关　大鼠皮肤中存在 Cx26、Cx31、Cx37、Cx43 等缝隙连接蛋白，以 Cx26 和 Cx43 表达最多。有研究发现，非针刺组中穴位处 Cx43 的表达显著高于非经非穴处；另有研究发现穴位处表皮中缝隙连接数量明显多于对照皮肤，认为表皮细胞间丰富的缝隙连接将导致该处皮肤导电性增加。

3. 缝隙连接蛋白参与针刺效应　有研究发现针刺组中穴位针刺后 Cx43 表达显著增加，与非针刺组中穴位比较有极显著性差异。这提示 Cx43 参与了针刺效应产生的过程。

八、经脉穴位与其他结构

近年来，有学者用吖啶橙染色等技术，在荧光显微镜下观察并重新向世人展示了近 60 年前朝鲜生物学家金凤汉（Kim Bonghan）博士发现的凤汉管（Bonghan Ducts，BD）。凤汉管是一种细长半透明结构，广泛存在于血管和淋巴管内，也覆盖在内脏器官（包括脑、脊髓、外周神经）外层中，管内注满了丰富的透明质酸（hyaluronic acid）液及一些包含脱氧核糖核酸（DNA）的颗粒，这些颗粒漂浮在凤汉管中，称凤汉小体（Bonghan Granule/Corpuscle）。凤汉管及凤汉小体在机体内形成一个紧密的网络，连接机体内外，其分布与古典经脉循行路线存在一定相似性。另有研究发现，凤汉管及凤汉小体能表现出类似神经的电信号传导；凤汉管内有一定数量的单核细胞、嗜酸性粒细胞、肥大细胞和巨噬细胞。

目前的研究结果无法提供足够的证据来说明凤汉管参与了针刺足三里、中脘穴调节胃运动效应的过程，且凤汉管的出现在正常状态下比例极低，而炎症状态下全部出现；结合细胞学和免疫组织化学的结果证明，认为凤汉管是个炎性病理产物。进一步对其功能的研究表明，腹腔内脏表面的凤汉管不参与对胃肠运动的调节，也不参与针刺足三里穴和中脘穴对胃肠运动的调节。凤汉管与经脉的关系尚没有直接证据。

因此，若要回答凤汉管系统与经络系统以及穴位的关系，尚需要深入探索其生理功能及病理效应，乃至观察其对外界刺激的响应模式及其调控机制。

第四节　经脉穴位功能

一、经脉穴位功能表现

经脉穴位的功能主要表现在两个方面，即反映病症、协助诊断和感受刺激、防治疾病。

（一）反映病症，协助诊断

脏腑器官疾病通过经脉传递信息，在体表相应经脉穴位处出现各种异常变化的现象，称为经脉穴位病理反应。《灵枢·九针十二原》云："五脏有疾也，应出十二原，而原各有所出。明知其原，睹其应，而知五脏之害矣。"说明古人早已认识到经脉穴位具有反映病症的作用。另外，《灵枢·本脏》曰："视其外应，以知其内脏，则知所病矣。"由此可知，中国古代医家很早就知道利用经脉穴位病理反应作为诊断疾病的参考依据。在西医学中，也有当某些脏器患病时在体表相应部位会出现压痛点或痛觉过敏带，并将此作为重要的诊断依据，如用麦克伯尼点压痛诊断阑尾炎、用墨菲征诊断胆囊炎、用海氏带诊断内脏疾病等。

1. 经脉穴位病理反应的基本形式

（1）感觉异常　经脉穴位感觉异常包括痛觉过敏、酸、麻、胀及知热感度异常等，在第一节"经脉穴位现象"中已有介绍，此处仅介绍痛觉过敏，即压痛点。经脉穴位压痛点在临床疾病诊断中发挥着重要作用。经脉穴位出现压痛反应的体表部位往往与一定的脏腑器官病变存在着规律性的对应关系，表现为压痛反应的程度与病程、病情轻重和病变性质有关。通常病程短者，压痛反应较明显，病程长者，压痛敏感程度明显降低；病情重则穴位压痛重，病情轻则压痛轻；急性病压痛反应的敏感程度常与病变程度成正比；脏腑功能低下时按压穴位多呈现酸、麻、胀等感觉。因此，压痛反应有定位、定性和判断病变程度的价值。

（2）形色改变　当脏腑器官发生病变时，经脉穴位处会出现组织形态和色泽的变化。慢性病时相关的穴位多以形态改变为主，而皮肤色泽的改变则既可见于急性病也可见于慢性病。一般来说，点片状充血红晕、红色丘疹、点片状白色边缘红晕并有脂溢和光泽者，多见于急性炎症或慢性炎症急性发作；点片状皮肤变白、白色丘疹无脂溢和光泽者，多见于慢性器质性疾病；点片状凹陷、线状凹陷等，可见于慢性炎症、溃疡病等；点片状隆起、骨质增生等，常见于慢性器质性疾病；结节状隆起或点片状暗灰色等，多见于肿瘤疾病。

（3）生物物理特性变化　当脏腑器官发生病变时，经脉穴位处会出现一系列的生物物理特性变化。主要有经脉穴位皮肤温度改变、皮肤导电量（电阻）和电位改变，及光学特性改变等。在本章第二节"经脉穴位探测"中已介绍，在此不再赘述。

（4）生物化学特性变化　当脏腑器官发生病变时，经脉穴位处会出现特异的生物化学变化。当家兔出现实验性心律失常时，心包经上的穴位出现 pH 值降低，即 H^+ 浓度升高，提示脏腑发生病变时，在其相应的经穴处可能出现能量代谢障碍，乳酸等化学物质堆积，这可能是经脉穴位处产生压痛点的原因之一。还有研究以 CO_2 释放量失衡度作为检测指标，发现哮喘患者的太渊穴 CO_2 释放量失衡度显著高于健康人。脏腑病变会引起相关经脉穴位的胞外 Ca^{2+}、K^+ 和 Na^+ 浓度变化，如心律失常家兔心包经上的 Ca^{2+}、K^+ 浓度明显下降。脏腑病变会引起相关穴位的氧分压变化，实寒证与实热证表现不同。

2. 经脉穴位病理反应的基本规律

（1）与特定经脉穴位相关　经脉穴位病理反应多集中出现在背俞穴、募穴、原穴、郄穴、合穴和下合穴等特定穴，也可出现在阿是穴和相应耳穴区域。

（2）与脏腑特异相关　经脉穴位病理反应在体表的分布区域和部位与患病脏腑之间有一定对应关系，如胃病患者在胃俞穴的反应远较肝病患者多而明显，反之肝病患者在阳陵泉穴的反应又比胃病患者多；胆病患者主要在足临泣穴、外丘穴及阳陵泉穴下一横指出现反应；肺及支气管疾病患者则以肺俞穴、中府穴及其各特定穴为主要反应点；心脏病患者以心经或心俞穴为主要反应部位。同时，这些病理反应现象很少在与其患病脏腑不相关的穴位出现。

（3）与病程和病情相关　首先，经脉穴位病理反应的性质、强弱常随病程和病情发生相应变化。如胃溃疡出血患者，第1天只有4个穴位出现病理反应，以压痛为主，两个穴位有结节；次日病情加剧，病理反应穴位增加到8个，结节数目增加；手术后2周再查，只剩下3个穴位有反应，结节很少，压痛消失。其次，病变轻时阳性反应的穴位数量少，结节性病理反应质地较软。病变加重时出现阳性反应的穴位增多，反应结节质地较硬。胃癌或肝癌患者，阳性反应穴位的反应物总数可达25～50个，此时可分别在胃俞穴或肝俞穴见到病理反应物。胃功能紊乱或轻症肝吸虫患者则无结节性反应物出现，仅在胃俞穴或肝俞穴出现松弛感或凹陷反应。

形态改变多见于慢性病时相关的穴位，皮肤色泽的改变则既可见于急性病也可见于慢性病。如患急性炎症或慢性炎症急性发作时，穴位区出现点片状充血红晕等；患慢性器质性疾病时则多出现点片状皮肤变白等；点片状、线状凹陷可见于慢性炎症、溃疡病等。

此外，穴位生物物理特性的改变同样与脏腑疾病进程有关。胃炎活动期患者穴位电特性发生明显的改变，而当病情趋于稳定时则发生改变的穴位减少，程度降低。另外，病情轻、好转快，则穴位病理反应物消失快；病情重、好转慢，则穴位病理反应物消退亦慢。因此，出现病理反应的经脉穴位数目、反应轻重、反应形式及反应形式的变化可提示病情轻重缓急及进退消长，为临床上疾病的诊断和治疗提供一定的帮助。

（4）对疾病具有预警作用　所谓经脉穴位诊断的预警作用，是指当人体脏腑或组织器官发生或即将发生病变时，虽然人体主观意识还未能觉察，但在经脉穴位处已经出现一些感觉异常、形色改变和生物物理等特性变化，这些异常变化可以对疾病起到早期预警作用。经脉穴位诊断的预警作用对于治未病具有重要意义。

（二）感受刺激，防治疾病

感受刺激，防治疾病是经脉穴位的最主要功能之一，在感受刺激上有其特点，在治疗疾病上有其规律。

1. 经脉穴位感受刺激的特点　经脉穴位从表皮、真皮到皮下组织的不同层次中存在多种感受器，在感受刺激方面有以下特点：

（1）穴位对刺激具有放大作用　穴位不仅能感受、转化多种形式的刺激，而且可以放大刺激。感受毫针等最小的局部刺激后，可以转化放大为对全身整体的调节作用。因此，穴位具有感受刺激，调动机体潜能，发挥防病、治病的作用，从这个意义上说，穴位是放大器。

（2）穴位感受的刺激形式多样　经脉穴位区域存在多种类型的感受器，包括痛、温、触、压觉感受器等，这些感受器可分别接受不同形式的刺激，将各种刺激通过换能转变为感受器电位或直接引起传入神经冲动，并产生酸、麻、胀、重等多种针刺感觉。不同部位的穴位组织结构差异可能是穴位功能特异性成因之一。

（3）穴位对不同形式的刺激感受阈值不同　通常将引起感觉的最小刺激强度，称为感受阈或强度阈值。作用于穴位的适宜刺激必须达到一定强度和一定的持续时间，才能引起穴位感受器的兴奋，产生相应感觉。穴位局部感受器对不同形式的刺激具有不同的强度阈值，相比之下，艾灸所兴奋的感受器强度阈值较高，手法运针次之，电针兴奋的穴位感受器的强度阈值较低。

（4）穴位对刺激有适应性　当某一个恒定强度的刺激作用于感受器时，虽然刺激仍在继续作用，但感受器对刺激的敏感性会逐渐降低，发放冲动的频率逐渐减弱，感觉也随之减弱，这种现象称为感受器的适应。穴位处有多种多样的感受器，所感受的刺激形式也各自不同，因此适应的发生有快有慢。例如，穴位对电针刺激发生适应相对较快，而对毫针的机械刺激发生适应相对较慢。穴位感受器对刺激产生适应后，将使刺激的效应降低，在临床中应加以关注。

2. 经脉穴位防治疾病的规律

（1）穴位所在，主治所在　经脉穴位能治疗该穴所在部位及临近部位组织、器官的病症。如肺部疾患可取肺俞、风门、天突、膻中等穴治疗；心脾胸胁疾患取心俞、巨阙、脾俞、章门等穴治疗；胃肠疾患取中脘、天枢、胃俞等穴治疗；泌尿、生殖系统疾患取肾俞、关元、中极、维道等穴治疗。这是所有腧穴主治作用所具有的共同规律。

经脉穴位治疗局部体表或临近内脏疾患时，体现出横向的、节段性的分布主治规律，可以不受经脉循行线路的约束。如以足少阴肾经腧穴为主，涌泉穴可以治疗足心热，大钟穴可以治疗足跟痛，筑宾穴可治疗小腿内侧痛，横骨、大赫穴可治疗生殖、泌尿系统疾病，幽门、腹通谷穴可治疗胃肠病，俞府、神藏穴可治肺脏病。

临床上选用"阿是穴"治疗疾病，完全是依据"以痛为输"的原则选取穴位，有人认为这种取穴法可能是穴位的起源。在临床实践中人们常应用这一原则发现新的穴位，如阑尾穴、胆囊穴等。内脏有病时，往往会在耳郭的一定部位出现压痛点并伴有导电量增加的低电阻点，观察这些阳性病理反应点有助于对疾病的诊断，并且这些反应点会随着病情进展、脏腑功能状态的变化而变化；同时，在临床上选取那些反应最为明显的点作为施治部位，常可以取得满意的疗效。因此，临床上常用仪器探测的低电阻点诊断和治疗疾病。

（2）经脉所过，主治所及　这是经脉穴位主治作用的基本规律。"经脉所过，主治所及"主要体现为体表与内脏相关、体表与体表相关。

①体表与内脏相关：在十四经脉的腧穴中，尤其是十二经脉在四肢肘膝关节以下的腧穴，不仅能治疗局部病症，还能治疗本经循行所涉及的远隔部位的脏腑病症。在《素问·咳论》中指出"五脏六腑皆令人咳……治脏者治其俞，治腑者治其合，浮肿者治其经"，对咳嗽的治疗大多采用四肢肘膝关节以下的远道腧穴。经脉穴位的远治作用与经脉的循行分布密切相关。临床上常取肺经肘关节以下的穴位治疗肺脏疾病，取内关穴治疗心血管疾病，取足三里、上巨虚等穴治疗胃肠疾病。这些特定穴的用法都是根据经脉循行选取远道穴位。

②体表与体表相关：经脉穴位的远治作用不仅体现在调节相关的脏腑病症，而且还表现在对经脉循行远隔部位的体表病症的调节。《针灸聚英》记载："肚腹三里留，腰背委中求，头项寻列缺，面口合谷收。"其中"面口合谷收""头项寻列缺""腰背委中求"就体现了经脉穴位对经脉循行远隔部位的体表病症的调节作用。临床上常取后溪、中渚穴治疗颈项扭伤，委中、昆仑穴治疗腰背扭伤等，均体现了体表与体表相关的作用。

二、经脉穴位功能机制

（一）反映病症和协助诊断的机制

经脉穴位反映病症和协助诊断的机制研究，是指在病理状态下，经脉穴位处产生疼痛的机制，目前主要是围绕阿是穴、牵涉痛和自主神经等方面开展的机制研究。

1. 阿是穴机制（神经源性炎性反应机制） 研究表明阿是穴的产生与体表神经源性炎性反应相关。当内脏发生病变时，通过某种复杂途径将信息传至体表神经末梢，在局部释放以神经肽为主的神经化学物质，激活局部组织中的肥大细胞，引起肥大细胞脱颗粒，释放组胺等化学递质，造成局部微血管扩张、血管通透性增加、血浆蛋白外渗等神经源性炎性反应；在 P 物质、组胺等神经递质的介导下，不同程度地影响传入神经的敏感性而诱发外周敏化，将外周疼痛信息传入中枢，从而在体表一定部位出现痛觉过敏或压痛点（阿是穴）。皮肤角朊细胞作为神经肽的主要靶点，可在神经肽的作用下发生增殖 / 迁移，引起局部组织形态改变，并释放细胞因子促进炎性反应进程，因此出现了阿是穴。

2. 牵涉痛机制 关于牵涉痛产生的机制有如下一些假说。

①会聚－易化学说：此学说认为内脏传入纤维的侧支在脊髓与接受体表痛觉传入的同一后角神经元构成突触联系，从患痛内脏来的冲动可提高该神经元的兴奋性，从而对体表传入冲动产生易化作用，使微弱的体表刺激成为致痛刺激产生牵涉痛（图 1-49）。

②会聚－投射学说：此学说认为牵涉痛的产生是由于内脏痛觉传入与被牵涉皮肤区域的传入在感觉通路上会聚于脊髓或以上的神经元，大脑根据过去的经验，把内脏传来的痛觉冲动错误理解为来自皮肤，而发生牵涉痛（图 1-50）。

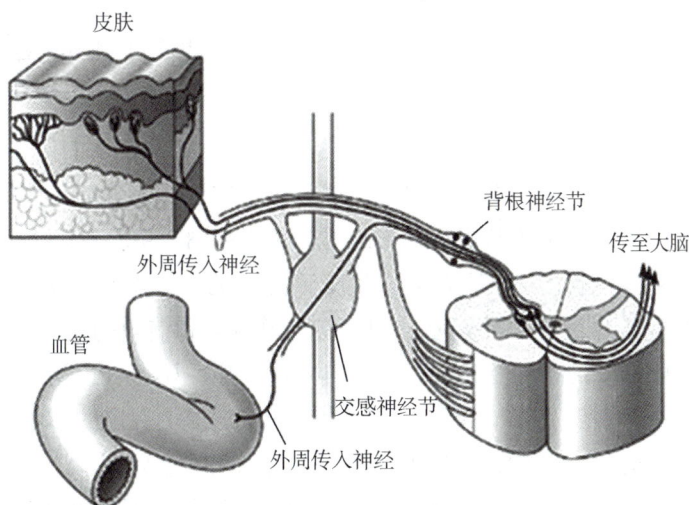

图 1-49　会聚－易化学说示意图

③躯体－交感神经反射学说：此学说认为病变内脏的刺激冲动经过交感神经传入纤维到达所属脊髓节段的后根节，产生兴奋灶，通过交感传出纤维，引起同一节段皮肤过敏牵涉性疼痛，或引起反射性血管运动变化，血管释放出化学物质刺激躯体神经末梢感受器而发生牵涉痛（图 1-51）。

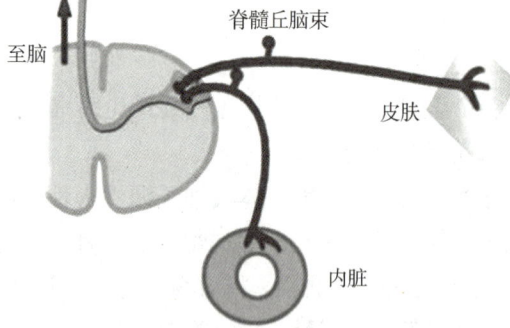

图1-50　会聚－投射学说示意图

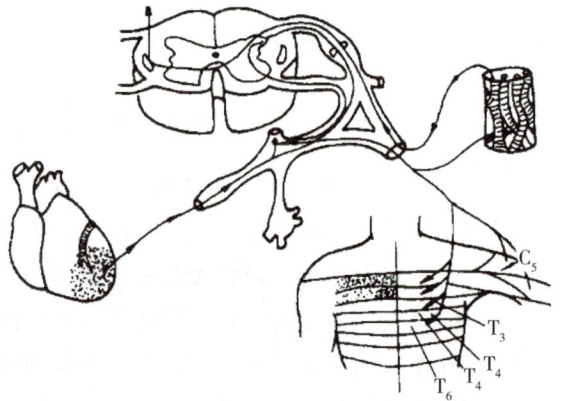

图1-51　躯体－交感神经反射学说示意图

④轴突分支学说：此学说认为传入神经元有一分支分布于内脏，其他支分布于体表的皮肤和肌肉，将来源于不同部位的信息传递到相同的脊髓节段，内脏处的疼痛刺激会牵涉到体表的皮肤和肌肉，从而形成牵涉痛（图1-52）。

3. 自主神经调节机制　人体以脊髓神经节段为中心，通过躯体神经联系体表部位，通过自主神经与内脏建立联系。因此，自主神经是体表穴位和内脏有机联系的重要环节。

（1）构成内脏—体表穴位反射弧　当内脏器官受到生理或病理性刺激时，通过支配内脏感觉神经的传导，引起相关体表部位的皮肤、皮下结缔组织以及肌肉发生异常变化。由于支

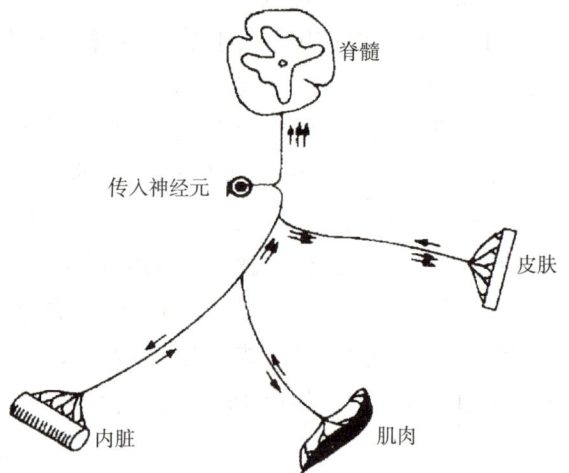

图1-52　轴突分支学说示意图

注：一支传入神经供给3个远端结构，一处受疼痛刺激可以牵涉其他两个区域

配内脏的感觉神经所占优势的种类不同，构成内脏—体表穴位反射弧的具体成分就有所差异，所引起的内脏—体表穴位反射的表现形式、分布部位就各不相同。主要有以下几种形式：

1）构成交感性内脏—体表穴位反射弧　当交感性感觉神经支配占优势的脏器发生病变时，交感性感觉传入的信息，通过中间神经元分别兴奋脊髓侧角和前角的交感神经元和运动神经元，引起内脏病变相应节段体壁的各种变化，表现为自发性疼痛、压痛、感觉过敏、局部浮肿、充血及运动障碍等。这些病理表现及分布特点既可以为诊断疾病提供一定的参考，又可以作为"以痛为输"的取穴参考点，具有一定的临床意义。

①内脏病变对躯干部位的交感性反射：胸腰部位的神经节段呈原始的横向排列，且有明显的节段特性，故传递内脏性冲动的交感性感觉纤维进入交感干后，通过白交通支与相关节段的脊神经发生联系并随脊神经通过后根进入脊髓相关节段。因此，胸、腹腔脏器病变，有明显的节段性。

②内脏病变对四肢的交感性反射：在脊髓中交感神经细胞仅存在于 $T_1 \sim L_3$。而上肢的感觉是由 $C_5 \sim T_1$ 节段神经支配，下肢的感觉则是由 $L_2 \sim S_2$ 节段的脊神经支配。因而由躯体神经支配的四肢，直接由内脏疾患而产生牵涉痛的机会较少。

2）构成副交感性内脏—体表穴位反射弧 主要由迷走神经的内脏感觉纤维和骶髓副交感纤维构成。根据这两组神经的传入部位不同，所发生的病理反应部位亦不同。

3）构成膈神经性内脏—体表反射弧 膈肌中心部、心包、胆道系统的感觉也由膈神经的感觉纤维传入，其所属的神经节段为$C_{4\sim5}$。因此，膈肌中心部位的疼痛，可以放射到$C_{3\sim5}$，甚至更广的支配区域，在颈肩部产生放射痛。

4）构成内脏—四肢反射弧 内脏的疾患，可通过支配四肢血管壁平滑肌、竖毛肌、汗腺的交感神经传入、传出，分别引起上肢、下肢自主性功能的改变，引起四肢部位自主神经功能紊乱，表现为患者常主诉有手脚容易出汗、发凉（血管收缩）、灼热感（血管扩张）、刺痒感（竖毛肌收缩）及肌肉酸痛（肌肉血管障碍）等症状。Davis Pollock 认为，急性内脏痛对四肢的放射痛多发生在四肢的近侧端；而慢性内脏疾患向四肢交感神经性的放射，则发生在人体的全身，以四肢末端占优势（图 1-53）。

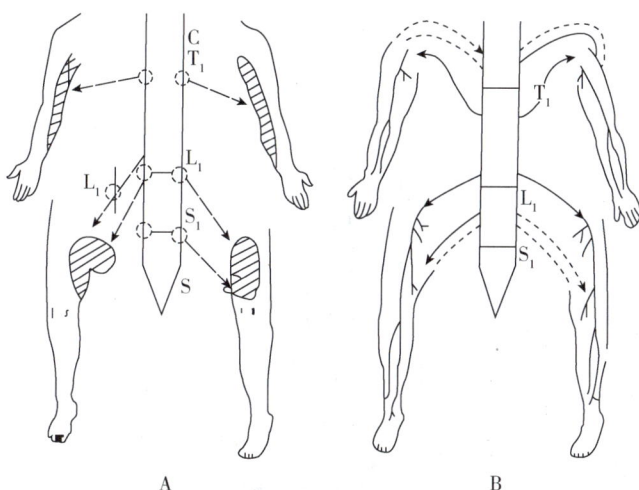

图 1-53 由内脏投向四肢的牵涉痛机制图

注：A.内脏感觉与内脏运动反射；B.由内脏作用到四肢自主神经的反射

以上四种内脏—体表反射弧的构成、病变部位、临床表现、临床意义详见表 1-4。

表 1-4 内脏－体表反射弧的基本情况

分型	构成	病变部位	临床表现	临床意义
交感性内脏—体表反射弧	交感性感觉神经占优势	与相应的内脏属于相同或相邻节段	自发性疼痛、压痛、感觉过敏、局部性浮肿、充血、贫血以及运动障碍	诊断和治疗
副交感性内脏—体表反射弧	副交感性感觉神经占优势	肩部、上肢拇指侧和输尿管下部、膀胱三角部、尿道、前列腺、直肠及肛门	上肢酸痛感和类似坐骨神经痛的表现	诊断和治疗
膈神经性内脏—体表反射弧	膈神经为主	膈肌中心部、心包、胆道系统	颈肩部产生放射痛	诊断和治疗
内脏—四肢反射弧	交感性感觉神经占优势	四肢末梢部位	手脚易出汗、发凉、灼热、竖毛、刺痒、肌肉酸痛	诊断和治疗

（2）构成内脏—耳穴反射弧 临床观察表明，内脏疾患往往在耳郭一定部位出现压痛点、低电阻点等反应。动物实验证明，内脏疾患所致低电阻点的数目和皮肤电阻日均值的消长与内脏病

变的发展和康复呈平行关系。常见的耳郭病理反应有：压痛、水肿、凹陷、隆起、脱屑、皮肤电阻及电位的变化。在此介绍自主神经在胃溃疡与耳郭病理反应相关中的作用，探讨耳郭病理反应与内脏疾患间的关系。

①交感神经肾上腺素能纤维与耳郭低电阻点形成：在观察实验性胃溃疡引发耳郭皮肤电阻变化过程中，只切断右耳诸感觉神经和迷走神经耳支，对耳郭皮肤低电阻点形成关系不大；当切断右耳肾上腺素能神经纤维一切来源，包括切除右耳全部感觉神经，并摘除右颈上交感神经节和颈总动脉的一段，实验家兔右耳低电阻点数目比左耳减少了将近 1/2 ～ 1/4，两耳间低电阻点数目及电阻值均有极显著差异（图 1-54）。这说明交感神经活动参与了耳郭低电阻点的形成过程，可能在内脏—耳穴联系途径中起着重要作用。

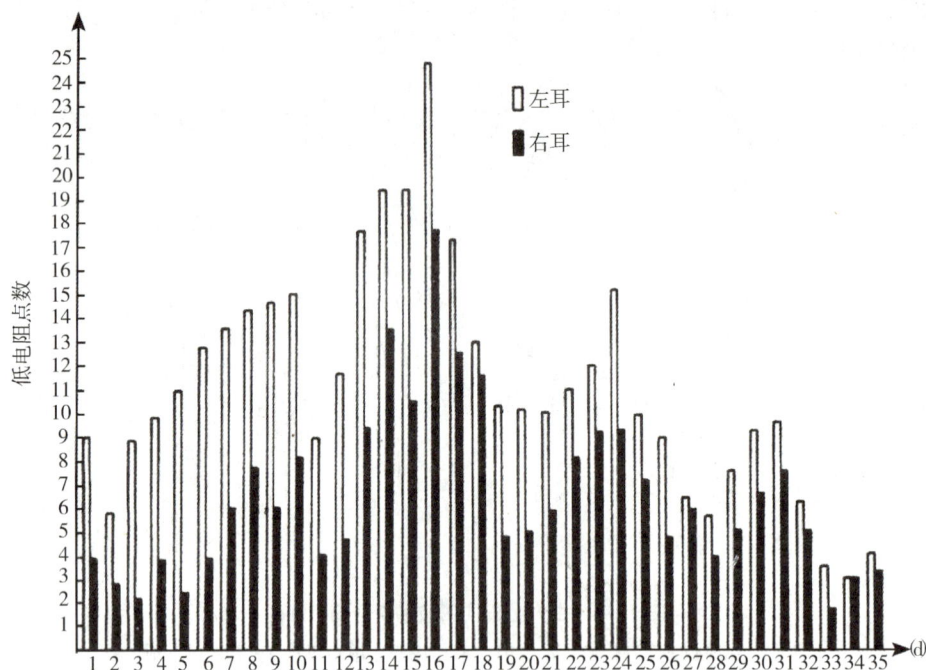

图 1-54　实验家兔右耳神经全切后在胃溃疡期间左、右耳低电阻点日均值对比

②迷走神经在耳郭低电阻点形成中的作用：用慢性埋藏电极方法持续地刺激迷走神经腹支进行观察，随着刺激时间增长，家兔耳郭低电阻点也随之增多，呈线性关系。当停止刺激 72 ～ 96 小时后，耳郭低电阻点也随之减少，并逐渐恢复到原有水平，而对照动物耳郭低电阻点的数量基本无变化。当中断迷走神经刺激时，耳郭低电阻点不再增长，经历一段时间后低电阻点可恢复到原来的水平，重复刺激迷走神经时可以使已经消退的耳郭低电阻点再度增多，停止刺激后，低电阻点数量再次下降。然而，当刺激胃动脉周围丛交感神经时不能使耳郭低电阻点产生数量上的明显变化。这一事实说明，迷走神经的持续刺激所造成的传入冲动对于耳郭低电阻点的形成和功能也是必需的。

③下丘脑在耳郭低电阻点形成中的作用：采用实验性胃溃疡家兔观察延髓孤束核、下丘脑外侧区、中脑中央灰质、大脑皮质等核团或脑区对家兔耳郭皮肤低电阻形成的影响。实验发现，化学性溃疡形成后，家兔耳郭皮肤低电阻点增多，3 日达高峰，持续 7 日后开始下降，说明内脏病变能引起体表（耳郭）低电阻点生成。当损毁上述核团或脑区后，在形成溃疡时，家兔耳郭低电阻点升高延迟，持续时间缩短，最高峰值降低。此外，以埋藏电极慢性刺激核团或脑区，也能形成家兔耳郭低电阻点。说明上述核团或脑区可能是内脏与体表联系途径"交接点"之一。根据形

态学及生理学研究证实，这几个核团或脑区有神经纤维直接或间接与下丘脑有突触联系，下丘脑前区主要与副交感神经活动有关，下丘脑后外侧区则与交感神经活动有关。因此，下丘脑外侧区对耳郭低电阻点形成有重要作用，传入纤维（迷走）与传出纤维（交感）可能在此"交接转换"。

由此看出，内脏的病理冲动沿着迷走神经的感觉支传入脊髓的相应节段，经过调制和整合之后，再发出纤维到颈交感神经节，由该神经节发出的肾上腺素能纤维将信息传导到兔耳，形成各种病理改变，这可能是耳穴病理反应形成的基础。

（二）感受刺激和防治疾病的机制

经脉穴位可感受刺激，防治局部和远隔部位的疾病，其中，对局部病症的治疗机制好理解；对远隔部位，即刺激经脉穴位治疗脏腑疾病和远隔的体表组织疾病（前者称为经脉穴位－脏腑相关，后者称为体表－体表相关）的机制研究也有了很多成果，现介绍如下。

1. 经穴－脏腑相关机制

（1）神经节段机制　体表（穴位）和内脏器官以神经节段支配为中心，通过躯体神经和内脏神经联系成为一个表里相关、内外统一的整体，使体表经脉穴位和脏腑发生联系。

1）经脉穴位分布与神经节段　经脉穴位的分布与神经节段支配关系密切。躯干上的经穴有明显的神经节段性分布特征。分布于躯干腹、背侧的经脉有任脉、足少阴肾经、足阳明胃经、足太阴脾经、足厥阴肝经、足少阳胆经、足太阳膀胱经和督脉等8条经脉。躯干部腹侧和背侧的神经分布形式呈原始节段状态分布，彼此距离相等，排列匀称；而躯干部穴位的分布也是距离均等，排列匀称，与神经分布极其吻合。

任脉穴位位于腹正中线上，恰是两侧胸神经前皮支末端的交界处，穴位的排列与胸神经前皮支分布相吻合。

足少阴肾经、足阳明胃经、足太阴脾经在腹部的穴位平行排列于腹正中线两旁的皮神经前皮支附近。腹部皮神经前皮支的外侧支较短，而在腹部此三经的穴位排列也距正中线较近，待到达胸部时，随胸廓扩大，胸神经的外侧支变长，而此三经的穴位排列也随之向外侧转移，与腹部比较，远离正中线（图1-55）。

背侧督脉和膀胱经的穴位，位于背部后正中线及两旁，穴位排列与腹侧相似，与胸神经后支分布完全吻合。

2）经脉穴位主治与神经节段　经脉穴位的主治同神经节段联系密切。位于相同脊髓节段的不同经脉穴位，可以调节属于同一神经节段范围内的相关脏器的生理或病理变化，四肢远侧的腧穴也基本符合这一规律。

将颈、上胸部、下胸部和腰骶部的任脉、督脉、胃经、膀胱经、肾经和脾经的躯干段各经脉穴位的功能主治与神经节段关系进行比较，发现其主治病症有非常明显的神经节段特性。四肢部及头面部的经脉穴位功能主治也与神经节段相关。

①躯干部经脉穴位的功能主治有明显的神经节段性：人体躯干部位经脉穴位所属神经节段与其主治内脏器官所

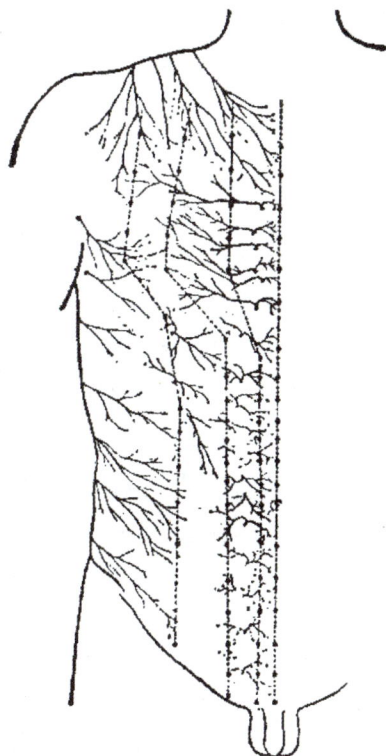

图1-55　躯干部穴位与神经分布的相关性

属神经节段具有明显的一致性。有人采用辣根过氧化物酶（HPR）标记方法，发现来自躯干部经脉穴位的传入神经在脊髓部分布的节段与其主治内脏传出神经在脊髓部分布节段重叠或交会。

②在躯干部穴位功能主治的神经节段特性表现为"分段"性特点：即同一条经脉的穴位，由于所处神经节段不同，可有不同的主治，表现为"同经异治"；虽属不同经脉，但其穴位如在同一神经节段上，则其主治病症大体相同，表现为"异经同治"。如在 T_6 以上神经节段支配区的穴位中，主治病症有"咳嗽"者占79%，有"气喘"者占72%，有"胸满"者占51%；在 $T_{7\sim12}$ 神经节段支配区的穴位中，主治病症有"腹痛""腹胀"者均占69%，有"泄泻"者占65%；而在腰以下神经节段支配范围的穴位主治病症以"小便不利""带下""疝气"者最多，这就明显表现出"异经同治"现象。

③俞、募穴功能主治有明显的神经节段性：在 11 个脏腑 22 个俞、募穴中，21 个俞、募穴（三焦经俞、募穴未计算在内）是位于所属脏腑神经节段分布范围之内，或邻近节段上下不超过 2 个脊神经节段（表 1-5）。这些事实说明了俞、募穴与各脏腑之间存在着密切联系，也为俞募配穴提供了神经解剖学依据。

表 1-5　脏腑及其俞穴、募穴的神经节段

器官	器官的神经节段	俞穴神经节段	募穴神经节段
肺	$T_{1\sim5}$	肺俞 T_3	中府 T_1
心	$T_{1\sim5}$	心俞 T_5	巨阙 T_5
肝	$T_{6\sim9}$	肝俞 T_9	期门 $T_{5\sim8}$
脾	$T_{6\sim10}$	脾俞 T_{11}	章门 T_{10}
肾	$T_{11\sim12}$	肾俞 L_1	京门 T_{11}
胆	$T_{6\sim10}$	胆俞 T_{10}	日月 $T_{7\sim8}$
胃	$T_{6\sim10}$	胃俞 T_{12}	中脘 T_7
大肠	$T_{11\sim12}$	大肠俞 L_3	天枢 T_{10}
小肠	$T_{9\sim11}$	小肠俞 S_1	关元 T_{12}
三焦		三焦俞 $T_{10}\sim L_1$	石门 T_{11}
膀胱	$T_{11\sim12}$，$S_{2\sim4}$	膀胱俞 $S_{1\sim2}$	中极 $T_{10\sim11}$

④四肢部的经脉穴位主治与神经节段相关：首先，四肢部每条经的穴位主治基本相同。四肢的神经节段是原始的体节沿肢体长轴纵向延长，每一条经线位于 1～2 个神经节段上，如上肢桡侧是肺经（$C_{5\sim6}$），尺侧是心经（T_1），中间为心包经（$C_{7\sim8}$）。因此，与躯干部穴位主治的神经节段性特征比较，四肢经穴主治病症有不同的特征。以手少阴心经为例，本经走行于前臂内侧，上达腋窝前缘，从神经节段支配角度看，该经线位置正是胸髓上部节段区（$T_{1\sim3}$）；支配上肢内侧的躯体感觉神经进入上部胸髓节段后角，而支配心脏的交感神经初级中枢也在上部胸髓节段（$T_{1\sim5}$），两者在上部胸髓节段后角内发生会聚。因此，这条经各穴位主治病症都与心脏疾患有关，针刺心经各穴（心包经的内关、间使等穴也是邻近这个节段）可以通过上部胸髓节段区而影响心脏功能，以实现低位中枢相关调节作用。其次，经与经之间主治有所差别。肺经主治呼吸系统疾病，包括气管及肺部病症，而心经和心包经则主治心脏疾患。四肢经穴位与主治病症这一"纵向"沿经分布特征，为"循经取穴"及"宁失其穴，勿失其经"的原则，提供了神经科学

依据。

⑤头面部经脉穴位主治与神经支配相关：前头、面部及耳区是三叉神经感觉支配区，后头和枕部为 C_2 脊神经支配区，由于这些部位的经穴分布于神经附近，因而这些部位各经穴位主治病症以局部病症为主。头面部 19 个穴位分属于 6 条经脉，其主治病症几乎完全一致，都是以局部病症为主的口、眼、耳、鼻等五官科病症。由于头面部针感的初级传入是通过三叉神经感觉支，因此面部穴位针刺效应的初级调整中枢不是在脊髓，而是通过延髓三叉神经感觉核（脊束核）实现的。有学者选取大鼠足阳明胃经的"下关"和"足三里"及足少阳胆经的"上关"和"阳陵泉"进行观察，发现"下关""上关"均属三叉神经支配，它们对牙髓刺激所引起的伤害性反应的抑制作用较强，而对尾尖刺激伤害性反应的抑制作用较弱，因牙髓也受三叉神经支配，与两穴为同节段神经支配，符合神经支配节段性分布的规律。近年来研究发现，三叉神经感觉纤维除投射到三叉神经脊束核外，还有纤维投射到三叉神经运动核、迷走神经感觉核和运动背核等核团。因此，头面部穴位除对局部病症有良好疗效外，对内脏功能也有一定的调整作用，如针刺水沟穴可以抑制针麻手术过程中的内脏牵拉反应，同时对失血性低血压具有升压作用。

总之，在各穴位的主治病症中，"与经络循行有关的病症"和"与近神经节段支配范围有关的病症"大部分相同，亦即穴位主治与经络循行的相关性和穴位主治与神经节段性分布的相关性之间存在一定的交叉现象。

3）针灸取穴与神经节段　自 20 世纪 50 年代以来，有人尝试在针灸或针麻临床时，按神经节段取穴，并取得较好的效果。武汉医学院和上海第二医科大学主编的《外科学》（高等医学院校试用教材）中提到 10 种针麻手术，第一组穴位（即首选穴位）都是按神经节段选穴的，这些穴位是经过长期大量针麻临床实践筛选出来的。

若把经脉穴位—脏腑相关的神经节段机制局限于脊神经系统，即四肢和躯干部的经脉穴位—脏腑相关，那么它就是比较完善的假说。但是此机制不能解释某些体穴的全身性治疗作用及耳针、头针、面针等微针疗法的治疗作用。从神经解剖学分析，人体的四肢、躯干部穴区的神经所属节段与其主治内脏的神经所属节段具有相对一致性，穴区的传入神经在脊髓分布的节段与内脏神经在脊髓分布区相互交会和重叠；而耳穴及头、面部穴区的神经主要是和脑神经有关系，而脑神经的节段性支配规律不明显，所以用经脉穴位—脏腑相关的神经节段机制无法解释耳穴、头针和面针等微针疗法的治疗作用。

（2）中枢神经机制　脊髓、脑干、下丘脑和大脑皮质等各级中枢神经都存在着既接受来自内脏传入信息影响，又接受来自体表传入信息影响的神经元，或两方面传入的信息投射在同一部位的会聚现象。这些研究成果为经脉穴位—脏腑相关的中枢神经机制提供了科学依据。

1）脊髓在经脉穴位—脏腑相关中的作用

①来自穴区和相关内脏的标记物质在脊髓发生节段性交会和重叠：有学者应用 HRP 法对多组内脏和相关经穴进行了神经追踪标记，如胃和"足三里"穴，心脏和"内关""间使""神门""少海"穴，肝脏和"期门""梁门""肝俞""脾俞"穴，胆囊和"肝俞""脾俞""梁门""期门"穴，胆总管和"日月""期门"穴，子宫和"次髎"穴等。神经解剖结果发现各穴区与相应内脏的初级传入神经在脊髓有若干个神经节段中发生交会与重叠，即在交会脊髓节段的后根节内出现来自穴区与相关内脏注入的标记物质所标记的神经细胞，具体表现：胃和"足三里"穴在 $T_{10} \sim L_4$，心脏和"内关"穴在 $C_8 \sim T_1$，肝脏和"肝俞"穴在 $T_6 \sim L_1$，胆总管和"日月"穴在 $T_{4\sim10}$，子宫和"次髎"穴在 $S_{2\sim4}$ 节段重叠标记，见表 1-6。

将 HRP 分别注入"关元俞""膀胱俞"及膀胱底部、体部和颈部，观察传入神经元的节段分布，发现"关元俞"穴位传入神经元的节段为 $S_{2～5}$ 脊神经节，"膀胱俞"穴位的传入神经元节段为 $L_2～S_5$ 脊神经节，膀胱的传入神经元节段为 $T_1～S_1$ 脊神经节，提示膀胱传入神经元节段与"关元俞""膀胱俞"两穴位传入神经元节段相互重叠 $L_2～S_1$5 个节段。这些重叠与交会的形态学观察证实了当针灸这两个穴位时传入神经元将刺激传至脊髓并与膀胱的痛性反应进行整合，对膀胱功能进行调整，以达到治疗效果。这些实验可初步说明针刺"关元俞"和"膀胱俞"治疗泌尿系统疾病的机理。

应用玻璃微电极细胞外记录的方法对内脏和躯体初级传入冲动在猫骶髓后联合核的会聚进行了研究，观察电刺激猫盆神经和胫神经或机械性刺激会阴部时骶髓后连合核神经元自发放电频率的变化。在所观察的对刺激呈有效反应的 67 个单位中，30 个对躯体和内脏刺激均起反应；其中，12 个对盆神经和胫神经传入冲动都起反应，18 个对盆神经和会阴部躯体感受野的传入呈会聚性反应。

表 1-6　内脏及体表经穴传入在脊髓会聚及重叠

内脏器官	方法	标记节段	密集部位	穴位	标记节段	密集部位	会聚重叠节段	重叠节段数	动物
胃	HRP	$C_{4～8}$	$T_{5～12}$	足三里	$T_{10～12}$	$L_4～S_2$	$T_{10}～L_4$	7	兔
		$T_{1～12}$			$L_{1～4}$				
		$L_{1～4}$			$S_{1～2}$				
心脏	HRP	$C_8～T_{10}$		内关	$C_{6～8}$		$C_8～T_1$	2	
					T_1				
				间使	$C_{6～8}$	C_8	$C～T_1$	2	兔
					T_1	C_7			
				神门	$C_{6～8}$	T_1	$C_8～T_2$	3	
					$T_{1～2}$				猫
				少海	$C_{6～8}$		$C_8～T_2$	3	
					$T_{1～2}$				
肝脏	HRP	$T_{3～12}$		期门	$T_{5～8}$		$T_{5～8}$	4	兔
		L_4		梁门	$T_{7～8}$		$T_7～L_1$	7	
					$L_{1～2}$				
				肝俞	$T_6～L_1$		$T_6～L1$	8	
				脾俞	$T_8～L_2$		$T_8～L_2$	7	
胆囊	HRP	$T_1～L_2$		肝俞	$T_6～L_1$		$T_6～L_1$	8	豚鼠
				脾俞	$T_8～L_2$		$T_8～L_2$	7	
				梁门	$T_7～L_2$		$T_7～L_2$	8	
				期门	$T_5～L_8$		$T_5～L_8$	4	
胆总管	HRP	$T_{3～11}$		日月	$T_{4～10}$		$T_{4～10}$	7	兔
				期门	$T_{4～8}$		$T_{4～8}$	5	
子宫	HRP	$L_4～S_4$	$L_{2～3}$	次髎	$L_2～S_2$	$L_2～S_4$	$S_2～S_4$	9	大鼠
			$S_{2～3}$						

②来自穴位和相关内脏的神经标记物质在脊髓同一神经元会聚：内脏与体表的初级传入纤维在脊髓的一定节段能发生会聚，但不能证明两者标记的是同一个神经元。1979 年 Kuypers 等将荧光素碘化丙啶和双苯甲亚胺用于神经元进行荧光双标记获得成功，为脊神经节神经元周围突分支提供了一种更明确、直观的形态学方法。1980 年年初，Kuypers 等采用荧光双标技术将真蓝和双苯甲亚胺分别注入左右侧丘脑前部，在乳头体核发现被两种荧光染料双标记的神经细胞，证明了在中枢神经系统内有轴突分支细胞的存在。

有人将三种荧光素（快蓝、碘化丙啶、双苯甲亚胺）分别注入心经穴位、肺经穴位和心脏，观察 $C_6 \sim T_5$ 节段脊神经节中标记细胞的分布，发现左右两侧标记心经穴位与心脏的双标细胞平均数均高于标记肺经穴位与心脏的双标细胞，说明脊神经节细胞的轴突有分支现象，一支分布于心脏，一支分布于上肢。另有研究者用双苯酰亚胺分别标记心神经和第二肋间神经，观察到在同侧脊神经节内有双标细胞。这意味着心神经和肋间神经可以会聚于一个神经元内，即脊神经节细胞的周围突有些是分叉的，一支至内脏，另一支至躯体。这种现象是体表—内脏相关和经穴—脏腑相关的神经形态学基础。

由于脊神经节、后根节、交感神经节前神经元存在双标记细胞或神经元的放电，不仅使牵涉痛的机制得到进一步解释，而且表明针刺对内脏功能的调节可在低级中枢（脊髓）进行，针刺穴位（或外周神经）的刺激可通过分支的传入轴突影响到内脏的功能和感觉。

2）脑干在经脉穴位—脏腑相关中的作用

①三叉神经一级传入纤维有广泛的投射：在脑干会聚现象的研究中采用溃变法，即切断三叉神经根使其溃变的一级纤维传入投射至三叉神经感觉核、颈段的脊髓后角、脑干网状结构、孤束核、中缝大核、楔束核等，损毁三叉神经脊束核使其溃变纤维投射到丘脑腹后内侧核、板内核及内侧膝状体、脑干网状结构等核团。此结果显示，三叉神经一级传入纤维（体表）和三叉神经脊束核与脑干内许多核团发生会聚，而这些核团与内脏功能的调节关系密切。这种会聚可能是面部穴位调整内脏功能和镇痛的神经学科学基础。

②三叉神经和迷走神经的传入纤维在低位脑干的共同投射：三叉神经来自体表，迷走神经是内脏副交感神经，研究发现两神经有部分溃变纤维共同投射到三叉神经脊束核、孤束核、迷走神经运动背核。另外，用相同溃变方法观察迷走神经和躯体神经的溃变踪迹，发现两者都有纤维共同投射到孤束核、延髓中央背核和三叉神经脊束核等核团，说明这些核团既与内脏迷走神经有直接联系又与躯体神经有联系。有人观察了大鼠面部和胃肠道伤害性传入信息在延髓内的会聚，应用神经元 c-fos 样蛋白的表达作为对伤害性传入信息反应的标志，将少量福尔马林分别注入大鼠一侧面部软组织或导入胃肠道诱发伤害性刺激，然后用免疫细胞化学双重标记法显示延髓神经元对面部和胃肠道化学伤害性信息传入的反应及其与儿茶酚胺递质的关系。结果发现来自面部伤害性信息和胃肠道伤害性刺激所诱导的 c-fos 表达神经元在孤束核（nucleus of the solitary tract，NTS）和延髓腹外侧区（ventrolateral medulla，VLM）的分布明显重叠，提示延髓 NTS 和 VLM 是面部和胃肠道伤害性传入信息所会聚的主要区域，儿茶酚胺能神经元是会聚的重要成分，它们可能参与针刺面部穴位对胃肠道功能调节的中枢弥漫性伤害的抑制性控制过程。另外，也有人采用免疫组织化学方法观察到电针大鼠"四白"穴和胃扩张传入信息在孤束核的会聚，在孤束核内 c-fos 样免疫反应阳性神经元均主要分布于内侧亚核，以延髓的中尾段分布较多。

从以上研究结果可以看出，头部、躯干、四肢的体表感觉传入和与支配内脏感觉有关的迷走神经孤束核及与运动有关的迷走神经背核有关，在脑干有会聚现象，因此针刺面部、躯干、四肢穴位调整迷走性内脏功能可能与这些核团有关。如针刺"水沟"对针麻手术中内脏牵拉反应有良好的效果，针刺"四白"或"颊车"有很强的镇痛作用等。

3）下丘脑在经脉穴位—脏腑相关中的作用　有研究用微电极记录细胞外单位放电方法，在急性心肌缺血（acute myocardial infarction，AMI）的动物模型上系统观察 AMI 和针刺"内关"穴对下丘脑不同脑区电活动的影响。发现视前区—下丘脑前部（preoptic anterior hypothalamus，POAH）和下丘脑后区（posterior hypothalamic area，PHA）神经元的电活动都能被来自内脏性的 AMI 刺激和电针"内关"穴及各种躯体刺激所激活或抑制。即 AMI 的信息和电针"内关"穴的信息在下丘脑有关部位发生会聚，AMI 对下丘脑电活动的影响可被电针"内关"穴信息所逆转。毁损 POAH 后，电针"内关"穴效应则大为减弱。以上结果表明下丘脑在电针"内关"穴促进心肌缺血性损伤恢复中起着重要作用。

4）大脑皮层在经脉穴位—脏腑相关中的作用　有学者提出经络—皮质—内脏相关假说，并进行了系统研究。大脑皮层是中枢神经系统的最高级中枢，不仅是感觉和运动的最高级整合部位，也是针刺信息和内脏信息的最高级会聚部位。研究表明，针刺穴位的传入信号与内脏病变信号可在大脑皮层相应部位产生会聚和交互抑制。

①大脑皮层的内脏痛投射区：当电刺激内脏大神经的中枢端，可在对侧皮层体感Ⅰ区的躯干部引导出诱发电位，强电流刺激时，还可记录到诱发电位对自发放电的影响，有的呈增频反应，称皮层内脏痛兴奋单位；有的呈减频反应，称皮层内脏痛抑制单位。这些放电活动都可被哌替啶所抑制，说明这些放电活动与内脏痛有关。研究结果表明在大脑皮层存在内脏痛的投射部位。

②大脑皮层的针刺穴位投射区：电针内关穴可以在相当于内脏大神经投射区后面的一些小范围内引导出诱发电位和单位放电，此区称为内关投射区。

③两个投射区之间的关系：刺激内脏大神经可在内脏痛投射区引发痛放电，电针内关穴可使其增频或减频，表明内脏痛传入信号与内关穴刺激的传入信号可以在皮层的一些单位发生会聚，增频者为兴奋性会聚，减频者为抑制性会聚，抑制性会聚电位活动可能是电针内关抑制内脏痛的科学基础。

④体表传入与内脏传入皮层神经元的共同会聚：用不同强度电脉冲刺激腓浅神经和内脏大神经，以玻璃电极在皮层寻找两者的会聚单位，即在一个神经元上既可记录到刺激腓浅神经诱发的放电活动，又可记录到刺激内脏大神经所诱发的电位，两者在潜伏期、持续时间和波形上均有不同，并且两种传入信号有相互抑制作用。体表传入信号对内脏传入信号的抑制效应更大一些，并且先传入中枢的信号可抑制后传入的信号，时间间隔越长，前者对后者的抑制作用越弱。这些都表明来自体表穴位的信号和来自内脏的病理信号可在大脑皮质会聚和交互抑制。

（3）体液机制　经脉穴位在感受刺激和防治疾病方面既有快速、特异、专一、特定、局部的一面，又有较为缓慢、普遍、广泛、非特异、全身性的一面。前者与神经系统的调节关系较为密切，后者可能与体液因素关系密切。

在动物实验中观察到在切除或阻断支配穴位的神经后，针刺效应往往明显减弱，而不是完全消失，说明针刺效应不仅通过神经途径传播，还可能通过体液途径。体液调节是由内分泌细胞分泌的激素和神经末梢释放的神经递质等通过血液途径或通过神经轴突运送至靶细胞而发挥调整作用，两者都是传递信息的媒介。在研究经脉穴位—脏腑相关的机理中体液途径也是一个非常重要的问题。

有研究采用交叉循环的方法，对内脏—耳穴反应中体液因素的作用进行了观察。研究者在 5 对家兔的交叉循环实验中发现，当电刺激供血家兔的心脏后，除了供血家兔的耳穴平均导电量显著增加以外，受血家兔（未进行电刺激心脏）的耳穴导电量也显著增加，2 只家兔耳穴导电量增加的程度和变化趋势呈一致和同步反应。进一步实验发现，当事先摘除供血家兔的肾上腺后再行电刺激心脏，此时的内脏—耳穴反应就会明显减弱（图1-56）。这一结果提示，在内脏疾病引发耳穴病理表现的反射中，体液因素的作用不容忽视。

　　如前所述，在家兔实验性胃溃疡耳郭皮肤低电阻点产生机制的研究中观察到，当全部切除支配家兔耳郭皮肤的各类神经（包括躯体神经和支配血管壁的交感神经）后，胃溃疡期间切除一侧的耳郭皮肤低电阻点仅仅减少了一半，剩余的另一半仍循正常频率曲线起伏。说明被保存下来的另一半低电阻点的产生主要与体液中的去甲肾上腺素等体液因素的相关物质有关。

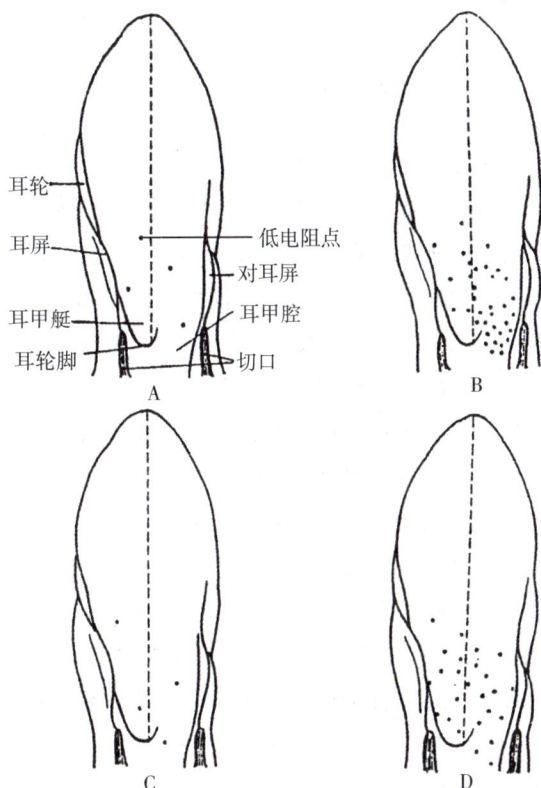

图1-56　家兔交叉循环（CC）和心脏刺激（CS）后耳屏低电阻点的数量和分布变化
注：A.供血者（心脏刺激的家兔）在CC和CS前；B.供血者在CC和CS后第7个小时；
C.受血者（非心脏刺激的家兔）在CC和CS前；D.受血者在CC后第7个小时

　　有学者采用两只动物动静脉交叉循环的方法，证实了体液因素在针刺镇痛中的作用。实验结果表明，同时用电刺激两只动物的内脏大神经使它们产生类似于内脏痛的表现，用电针刺激供血动物的双侧"足三里""内关""肾俞""合谷"等穴位时，不仅可使供血动物皮层痛觉诱发电位受抑制，而且还可以使受血动物的皮层痛觉诱发电位受到一定程度的抑制，其抑制率为71%～73%。进一步研究发现，两个动物的动脉血中血浆皮质酮的含量均有所升高；并且，这种抑制效应与血浆皮质酮的含量呈平行关系，即含量越高，针刺镇痛的效果就越好。在此基础上的实验又发现，如果供血动物被利血平化（耗竭肾上腺素能神经末梢囊泡中的去甲肾上腺素存储量）后再进行上述实验时，电针就不能使受血动物皮层痛觉诱发电位得到抑制。如果供血动物未被利血平化，而是使受血动物利血平化，那么针刺仍能够有效抑制受血动物的皮层痛觉诱发电位（图1-57）。这一系列实验结果表明，上述针灸效应的发挥与体液因素中的血浆皮质酮的含量升高密切相关。该物质是通过两只动物之间唯一的联系途径（血液循环）进入到未被针刺的动物体内，而产生镇痛作用的。

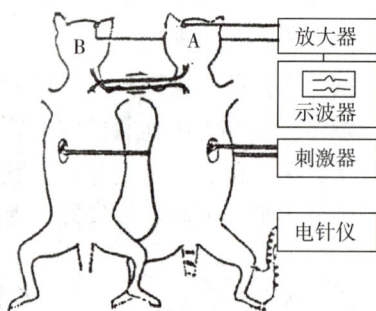

图 1-57 猫交叉式循环实验模式图

体液因素在针灸经穴调节内脏功能过程中发挥着重要作用，广泛涉及神经系统、心血管系统、呼吸系统、消化系统、泌尿系统、生殖系统、免疫系统等。如针刺"内关""间使"等穴位治疗冠心病的作用中，能够激发垂体—肾上腺皮质系统的功能活动，促进肾上腺皮质激素的释放，从而减轻实验性冠状动脉缺血性心肌细胞坏死程度和坏死面积，降低死亡率。针刺"水沟"穴抗休克的作用中，可以阻止休克家兔肾上腺髓质儿茶酚胺的减少；电针大鼠的"水沟""承浆"等穴，可以使休克大鼠垂体后叶加压素释放增加，切除肾上腺或切断垂体柄后则针刺的升压效应随之消失。另外，失血性休克的动物在针灸治疗后血糖、血浆皮质酮、血清肌酸磷激酶和 5-HT 的升高及心钠素分泌的减少都说明在针灸抗休克的治疗作用中有神经—体液调节的参与。

2. 体表—体表相关机制 中医认为"经脉所过，主治所及"，其在临床应用方面，除体现了经脉穴位—脏腑相关外，还有经脉穴位—体表相关。

（1）"面口合谷收"的机制 根据经脉的循行特点，手阳明大肠经的经脉、经别、经筋均上头面，手阳明大肠经的合谷可以治疗该经经脉、经别、经筋所及的前额、颊、喉咙、下齿、口以及鼻等部位的病症，说明合谷对面、口部疾病有较好的治疗作用，使"面口合谷收"成为指导临床实践的准则。对合谷治疗面口部疾病机理进行研究，有以下发现：

①脊髓和延髓机制：合谷穴和面、口部在颈髓、孤束核和网状结构可能有着直接或间接的纤维联系。有人用形态学的方法探讨合谷穴与口面部的传入联系，发现合谷穴区的初级传入纤维主要止于 $C_{5\sim8}$ 节段，而电针合谷穴的传入信息除主要到达颈部脊髓背角外，也可到达孤束核和网状结构；来自口面部的初级传入纤维主要止于同侧三叉神经脊束核，尚有少量分支直接投射至同侧孤束核和网状结构，而电针口面部的传入信息主要抵达同侧三叉神经脊束核、孤束核和网状结构，也可影响到颈髓背角等结构的神经元。用神经电生理的方法研究合谷穴与四白穴的传入信息在孤束核内的汇聚，发现电针大鼠"合谷"穴、"四白"穴和胃扩张可兴奋或抑制同一孤束核神经元的电活动，表明合谷穴和四白穴区的传入信息可会聚到同一孤束核神经元上，提示孤束核很可能是合谷穴与口面部联系的中枢核团之一。

②大脑皮层机制：有研究从大脑皮层细胞构筑特点来分析"面口合谷收"的理论依据，在大脑皮层体感区同一部位记录到相当于合谷穴区传入与同侧面口部传入刺激引发的诱发电位，研究发现从周缘的感受器到大脑皮层的各个水平的细胞排列都是非常有秩序的，并能反映感受器的位置和密度，将更多细胞分配给敏感的、神经支配密度大的空间代表区。有研究采用单电极和阵列电极电生理技术探讨来自口面部和手部的传入在恒河猴感觉皮层神经元的位域关系，探讨"面口合谷收"的脑机制，认为"面口合谷收"的脑机制是相互间的接壤关系，并在神经损伤情况下会

发生相互"入侵"的脑功能重组的可塑性变化。

此外，还有研究者通过观察合谷穴和头面部的感觉神经传导通路，发现两条通路在脊髓后柱、丘脑及大脑皮质3个部位内的投射终止区非常临近或重叠，并有可能发生汇聚。

上述研究提示口面部的感觉传入与合谷穴区的感觉传入在脊髓背根节、孤束核、网状结构、丘脑及大脑皮质内的投射终止区相邻或重叠，都有可能发生会聚，互相作用，实现功能上的整合，这可能是"面口合谷收"最直接的理论依据。

（2）"腰背委中求"的机制　"腰背委中求"也是针灸临床实践运用体表—体表相关的主要内容。从肌肉功能的角度，发现干预委中穴可改善腰背部稳定肌群的肌耐力、平均功率频率，提高稳定肌群肌肉功能，从而缓解腰痛。有人利用激光多普勒血流成像仪对比受试者针刺委中前后腰部皮肤微循环血流量变化及血流分布情况，发现针刺委中后腰部整个区域的皮肤血流量与针前比较均升高并持续至起针后12分钟。对委中治疗腰腿部疾病的机制进行研究，有以下发现：

①脊髓机制：采用HRP神经示踪技术对家兔腰部局部肌肉与"委中"穴的神经分布进行逆向示踪，发现支配"委中"穴局部组织中的神经分布于脊髓的节段，和腰背部肌肉的神经节段在后根神经节和脊髓中相互重叠。

②脑机制：借助正电子发射计算机体层摄影（PET/CT）脑功能成像技术研究针刺委中穴后受试者脑部代谢的变化情况，发现针刺右委中穴能够激活大脑的相关沟回，推测针刺委中穴能够治疗腰背痛、坐骨神经痛与其能激活的前额区（含3个额回大部以及眶回）的功能有关，亦可能与其能抑制双侧扣带回、双侧枕叶的功能有关。

总之，经脉穴位—脏腑相关和体表—体表相关是经脉研究中的一个重要方面。目前已经积累了相当丰富的资料，虽然有些研究结果还有分歧，但大量事实表明，经脉穴位和脏腑之间确有相对的特异性联系，同时经脉穴位对经脉所过的体表部位也存在特异的联系，体现出"体表—体表"相关。在此基础上，研究者又对一些最有代表性的穴位（内关、足三里、合谷等）进行了深入的研究，比较系统地论证了针刺上述穴位的效应机理。不仅为阐释针刺临床疗效提供了确凿的实验证据，也为进一步阐明经脉与脏腑相关或体表—体表相关奠定了基础。当然，经脉穴位与脏腑相关和体表—体表相关的联系是一个十分复杂的问题。按照中医理论，经脉之间、脏腑之间还有表里、生克、交会、转注等复杂的关系，在针灸临床上也强调要根据辨证论治的原则取穴和配穴。但这些复杂的关系，在大多数的实验研究中都还没有加以充分考虑。动物实验的条件与人体也不尽相同。因此，有些研究结果也难免有一定的局限性，有些问题还有待进一步剖析验证。

第五节　经脉穴位假说

目前对经脉穴位实质的看法大体有以下三种观点：①经脉穴位是以神经系统为主要基础，包括血管、淋巴系统等已知结构的人体功能综合调节系统；②经脉穴位是独立于神经、血管、淋巴系统等已知结构之外（但又与之密切相关）的另一个功能调节系统；③经脉穴位可能是既包括已知结构，也包括未知结构的综合功能调节系统。研究者围绕经脉穴位实质提出了多种假说，现将其中一些比较有代表性的假说简介如下。

一、经脉—神经相关说

有研究人员根据循经感传、气至病所和经穴—脏腑相关的研究资料，将经脉系统命名为"体表内脏植物性联系系统"。认为古人所说的经脉就是指人体的神经和循环两大系统，前者为联系系统，后者为运输系统。指出经脉研究发现了现代生理学所没有认识到的新功能，即"经穴—脏腑相关"。这个假说的根据是：①任何穴位都有神经纤维分布，即使是在血管周围也不能排除神经末梢，麻醉阻滞神经传导后刺激穴位的效应会受到影响；②循经感传的感觉过程必然经过外周神经（包括自主神经）到达高级中枢，否则就不可能产生感觉（只能产生幻觉）；③"气至而有效"，在效应器产生功能变化（调节），是由穴位刺激经过各级中枢产生的调节反射；④体表穴位因内脏疾患产生的病理性反应物和其他生理病理变化也可以理解为反射现象；⑤从穴位沿经络线到效应器，所有的变化（生理病理变化、生物物理变化等）大都是属于自主神经性的；⑥形态学、组织化学关于交感神经调节局部血流的研究支持该假说。目前对经脉现象的研究结果不仅证明了古人在临床实践基础上所概括出来的有关经络生理学的一些主要论述，而且提示经络联系可能是以自主神经联系为主的综合联系，它同样可能受到各级自主神经中枢（丘脑及脑干）的影响，体液因素也有可能参与了这一过程。

后有学者对该假说进行了完善，认为经脉穴位与内脏有着肯定的联系，大脑皮质与内脏也有着肯定的联系，因而推测经脉、内脏和大脑皮质之间也必有联系，提出了"经脉—皮层—内脏相关"假说。并对此进行了系统的研究。通过针刺狗的"足三里"穴可以建立食物性条件反射，针刺健康青年的内关穴可以建立起血管收缩反应的条件反射等实验，证明了体表经脉与皮层之间有着密切的联系。

二、脉管系统相关说

《素问·离合真邪论》记载："经之动脉，其至也，亦时陇起……其至寸口中手也，时大时小……"说明古人已把"脉"作为经脉形态的依据。有学者按经脉循行次序详细地观察了各经脉循行部位的血管分布状况，如手太阴肺经循行部位与腋动、静脉，头静脉，肱动、静脉，桡返动、静脉之分支，桡动、静脉，指静脉回流支，指掌侧固有动、静脉所形成的动脉网等血管系统有关。另有人在 18 个截肢的新鲜肢体的太冲、涌泉、商丘等穴注入墨汁，然后将肢体以甲醛溶液固定，逐层解剖，其中 13 个肢体出现了被墨汁充盈的纤细管道向上或向下延伸，大部分可循经直达肢体的断面，这种结构的管径为 30 ～ 40μm 的小静脉。因此认为经脉、络脉与血管系统有密切关系。

有人根据《灵枢》对经脉的描述，对比了经脉循行路线和淋巴系统的关系，并在 X 线下观察了穴位处脉管的显微结构，脉管的传导功能与穴位经络电泳显示为点的形态，认为经脉指的是淋巴管，而络脉则与血管有关，督脉、任脉和带脉与淋巴管收集丛有关。手太阴肺经、足阳明胃经、手少阴心经、足太阴脾经和足太阳膀胱经几乎与分布在该处的深或浅淋巴管完全一致。根据上述观察结果及对《黄帝内经》中有关经脉的记载分析，认为古人所指的经脉相当于现代的脉管系统，其中淋巴管相当于"经脉"，而动脉和静脉则都属于"络脉"的范畴，即"经络 = 经脉 + 络脉 = 淋巴管 + 血管（动脉和静脉）"。

三、二重反射假说

生理学认为，器官功能的神经调节可通过两种形式来完成，一是通过中枢神经系统的长反射；二是通过位于器官内部的局部神经丛而实现的短反射。基于这些生理学中已知的事实和国内对经络现象研究的结果，有学者提出了经络实质的二重反射假说。该假说认为，针刺穴位一方面可以通过中枢神经系统引起反射效应（即长反射）；另一方面由于局部组织损伤而产生的一些酶化学物质作用于游离神经末梢，引起一系列短反射，从而引起了循经出现的各种经络现象。这个假说的基本观点是：①经脉循行线上的组织存在着相对丰富的血管和淋巴管，其分布可能有特殊的构型。②经脉循行线上的皮肤、皮下组织与血管周围有相对丰富的神经丝（网），主要由交感肾上腺素能、胆碱能纤维和传入神经所组成，这些游离的神经末梢可以相互发生影响。③针刺时，由于局部组织损伤而产生的一些酶化学物质作用于游离神经末梢，可成为引起另一个短反射的动因。如此相继触发，沿一定方向推进，从而引起了循经出现的各种经络现象。④在一系列局部短反射相继激发的过程中，每一个反射环节所引起的兴奋，通过传入神经进入中枢，上升为意识。在这些局部短反射的代表区在大脑皮质上相互接通，就形成了经脉在大脑皮质上的投影图。⑤在经脉循行线上，以神经和血管为基础的局部短反射效应可以认为是一种比较古老、比较低级的外周整合系统，是进化过程中遗留下来的一种比较原始的功能。

四、轴突反射接力联动假说

有学者根据轴突反射理论提出了轴突反射接力联动假说，对针刺时循经出现的红线、皮丘带等经络现象与皮肤三联反应的特点进行了分析对比，从组织生理学的角度对循经皮肤反应等经脉现象的产生机制和经络的组织结构基础做出了一些解释。这个假说与二重反射假说有类似之处，但其构思更为具体。

轴突反射接力联动假说认为，穴位中的感觉神经末梢受到各种形式的刺激产生兴奋，神经冲动向中枢传导至感觉神经元轴突分支的分岔处，然后返转，逆向沿其另一分支传向皮肤，在此分支的终末处释放扩血管物质或其他效应物质，使皮肤小动脉扩张、微血管通透性增高，并使接近此分支终末的肥大细胞进入活跃状态。小动脉扩张形成潮红，微血管通透性升高形成风团，由穴位直接刺激和由轴突反射引起的肥大细胞活动改变了中间物质的成分和含量，这些中间物质将信息从一个神经元的轴突终末传递给下一个神经元的终末。这些中间物质包括从上一轴突终末释放的递质，微环境中的各种生物活性物质或电解质，以及构成荷电基质的大分子物质。由于中间物质导电能力的增强，激动皮肤中与上一神经元末梢重叠分布的下一个神经元轴突终末产生兴奋，进而使下一神经元进行轴突反射，反射的结果同样形成相应区域的潮红或风团，增强中间物质的导电能力。如此一个接一个地传下去的潮红或风团就从局部延伸成为跨过若干个皮节的红线和（或）皮丘带。那么，在两个相邻的感觉神经元外周轴突终末之间信息传递的物质基础是什么？该假说提出是"突触样接头"，它包括构成接头的两个或两个以上的轴索终末和介于其间的中间物质。

迄今为止，形态学中尚未证实在皮肤内两个感觉末梢之间存在突触关系，而突触样接头虽无化学性突触或电触突的一般构造，却能起到突触样的作用。只有这类能传递信息的单位结构存在，轴突反射之间的联动才有可能。在大鼠背部外周感觉神经末梢上，逆行电刺激相邻脊髓节段感觉神经后，记录到外周感觉神经末梢的传入放电明显增加，这种新增加的成分是来自相邻节段的电信息，提示在一定条件下，外周感觉神经末梢之间可以出现跨节段信息传递。这种激活过程可以跨越多个脊髓节段形成远距离的激活和信息传递。研究者发现在人体的足阳明胃经上的皮肤中确实存在有两种不同的神经肥大细胞连接：其中一种连接为传出性神经肥大细胞联动，或称之为 A 型连接。此种连接特化地建立在轴突终末和肥大细胞之间，而不是轴突在其行程中与肥大细胞单纯地紧密连接。参与连接的轴突终末有施万细胞（Schwann cell）相伴与被覆，终末内有囊泡、线粒体、神经丝和复合小体等内容物，肥大细胞表面的皱褶也可参与连接的形成。这种连接可能与轴突反射时感觉神经纤维的传出分支有联系，与肥大细胞形成连接的轴突终末似属 C 纤维。另一种连接可称之为 B 型连接，在构造上与 A 型连接有很大不同。它的轴突终末不膨大，也不含任何已知的细胞器，突进与偃卧在肥大细胞体的凹窝中。从其结构特点看，这种连接可能是属于传入性的。在小鼠的皮肤中同样也可以观察到神经肥大细胞连接。以上研究结果为"轴突反射接力联动假说"提供了一定实验依据，值得进一步深入研究。

五、第三平衡系统说

有学者提出，古代遗留下来的经络图是一种特殊感觉生理线路图，依据它的活动规律，经络系统应列为体内第三平衡系统，其生理功能属于整体区域全息性质。《黄帝内经》所指的经络（主要是经）即循经感传线，书本上的经脉线是取决于生理上的循经感传线，而不是来自解剖形态的观察；《灵枢·脉度》篇中描述的许多尺寸，实际测量的是十二经的感传线，而不是血管，其中"此气之大经隧也"之"气"也应理解为感传；《灵枢·五十营》中所说的"呼吸定息，气行六寸"，指的是感传速度，"二百七十息，气行十六丈二尺"，其速度相当于 $2.8 \sim 3.6cm/s$，与循经感传的速度接近，而决非血流速度。鉴于经络的主要作用就在于调节体表和内脏的相互关系，使体表和内脏的功能活动保持相对平衡，因此经络也是一个平衡系统。它既似神经，又不似神经，好像是一个类神经系统。循经感传的速度一般为 $1 \sim 10cm/s$，较已知的自主神经传导速度至少要慢 10 余倍。因此，研究者认为经络不同于目前已知的调节系统，并把经络命名为第三平衡系统。而人体功能活动的总枢纽则被分为四个平衡系统，见表 1-7。

表 1-7　人体四种平衡系统及传导或感传速度

平衡系统	组织	速度	作用
第一平衡系统	躯体神经	$70 \sim 120m/s$（传导）	快速姿势平衡
第二平衡系统	自主神经	$2 \sim 14m/s$（传导）	内脏活动平衡
第三平衡系统	经络	$2.7 \sim 8cm/s$（感传）	体表内脏间平衡
第四平衡系统	内分泌	以分钟计（作用）	整体平衡

六、脉管外组织液流动说

国外有学者提出经脉可能是血管外组织液流动的路径，其后进一步指出在这一路径上组织渗透性应该很好，即流阻应该较低。由于生物组织流阻的检测难度很大，这一经脉假说一直未能得到实验验证。经脉作为一种具有低流阻特性的通道，除了可以使组织液运行外，组织中的化学物质也可以通过这一通道进行运输和交换。另外，一些物理量，如压力、热、电流、电磁波等也可以循着这条通道进行传播。因此，经脉是一种存在于组织间质当中的，具有低流阻性质的，能够运行组织液、化学物质和物理量的多孔介质通道，用简化的语言可称经脉为一种低流阻通道；若强调其运行组织液的功能，亦可称经脉为一种组织液通道；若强调它的流体约束性，则可称经脉为一种液体通道。本假说可称为"经脉的低流阻通道假说"。

除以上 6 种假说，尚有其他一些关于经脉穴位实质的假说，如认为经脉是特化的胚胎"表皮传导"量子系统、脊髓脑干神经网络假说、经络波导说、筋膜说等。也有人从系统论、控制论、信息论和耗散结构理论的角度来解释经脉实质。但这些假说都是从某一层面上阐述了经络系统的科学内涵，尚不能给出令人满意的回答。未来将开展更加细致严谨的研究对这些假说进行验证，经络穴位的实质也终将得到科学阐述。

小　结

1. 本着"肯定现象，掌握规律，提高疗效，阐明本质"的思路，国内外学者从经脉穴位现象入手，开展了经脉穴位的系列现代科学研究。经脉穴位现象是指机体由于某种原因引起的，沿古典经脉循行路线出现的各种生理、病理现象，包括循经感传、循经皮肤病、循经皮肤血管神经反应，循经或穴位感觉异常，穴位组织色泽和形态异常等。其中循经感传是最为常见的经脉现象，是经脉现代研究的一大成果，感传具有一定的特征，是经脉实质研究的切入点，但感传出现受多种因素影响。循经感传有明显的接力效应，感传的激发和控制与临床疗效关系密切，提高循经感传的出现率可提高针灸临床疗效。对于循经感传的机制，主要有"中枢兴奋扩散观点""外周动因激发观点""外周中枢统一观点"，各种观点都有一定的依据，但需要进一步深入研究。内脏有病时可以在体表经脉穴位上出现反应，表现为感觉异常、组织色泽形态异常。循经皮肤病被称为"可见的经络现象"。

2. 采用生物物理技术可对经脉穴位电学特性、热学特性、光学特性、声学特性、磁学特性、同位素迁移特性、肌电特性等进行探测，证实了经脉穴位的客观存在。同时通过观察机体正常状态与疾病状态下经脉和穴位生物物理特性的表现特点，以此揭示经脉和穴位反映病症的特异性和规律性，并为临床治疗病症选穴提供客观依据。经脉穴位不同生物物理特性可为针刺手法研究和针灸效应研究提供客观指标。但在经脉穴位不同生物物理特性的研究中，研究者也看到了测量过程中均有一定的影响因素，这为研究者更客观地分析结论提供了参考和注意事项。

3. 对于经脉穴位结构的研究，人们从机体表层到深层，从宏观到微观，采用解剖学、组织形态学、神经电生理、生物化学、生物物理和分子生物学等技术进行了不同层次的探讨，发现经脉穴位与神经、血管、肌肉和结缔组织等相关，与肥大细胞、缝隙连接蛋白、化学离子有关。目前在经脉穴位没发现尚未被认知的特殊结构，但与非穴位相比较，已知结构在数量和空间结构分布上存在差别。

4. 穴位的功能主要表现为反映病症、协助诊断和感受刺激、防治疾病两个方面。脏腑器官疾病可以在体表相关经脉穴位上出现各种异常变化，包括感觉异常、组织色泽和形态变化、生物物理变化和生物化学变化，据此变化，临床上可以协助诊断疾病的病位、病性、病程和病情等。经脉穴位通过接受体表刺激，对相应脏腑的生理功能和病理改变可起到一定的调节作用，表现为经脉穴位—脏腑相关和体表—体表相关。经脉穴位—脏腑相关的机制比较复杂，研究者从神经的节段支配，中枢神经、自主神经和体液角度开展了较多研究，取得了显著进展。研究发现，经脉穴位的分布和主治与神经节段支配关系密切，有其相应规律，躯干部穴位尤为明显；脊髓、脑干、下丘脑和大脑皮质等各级中枢存在着既接受来自内脏传入信息影响，又接受来自体表传入信息影响的神经元，或两方面传入的信息投射在同一部位的会聚现象，这些为经脉穴位—脏腑相关提供了中枢神经系统结构基础。人体每个体节以神经节段为中心，通过躯体神经联系体表部位，通过自主神经与内脏建立联系。自主神经在经穴—脏腑相关中也占有非常重要的地位，是体表穴位和内脏有机联系的重要环节。研究穴位功能时发现，无论是感受刺激还是反映病症均表现出两种现象，即穴位的功能既有快速、特异、专一、特定、局部的一面，又有较为缓慢、普遍、广泛、非特异、全身性的一面。如果说前一种现象的发生与神经系统的调节关系较为密切的话，那么后一种现象的出现可能与体液因素关系密切。体表—体表相关以"面口合谷收"的机制研究为例，口面部的感觉传入与"合谷"穴区的感觉传入在颈髓、孤束核大脑皮质内的投射终止区相邻或重叠，都有可能发生会聚，互相作用，实现功能上的整合，这可能是"面口合谷收"最直接的理论依据。支配委中穴局部组织的神经可分布于脊髓的节段和腰背部肌肉的神经节段，在后根神经节和脊髓中相互重叠；针刺委中穴能够治疗腰背痛、坐骨神经痛与其能激活的前额区（含 3 个额回大部以及眶回）的功能有关，亦可能与其能抑制双侧扣带回、双侧枕叶的功能有关，这可能是"腰背委中求"的理论依据。

5. 目前对经脉穴位实质的假说大体上有以下 3 种观点：①经脉穴位是以神经系统为主要基础，包括血管、淋巴系统等已知结构的人体功能综合调节系统；②经脉穴位是独立于神经、血管、淋巴系统等已知结构之外，但又与之密切相关的另一个功能调节系统；③经脉穴位可能是既包括已知结构，也包括未知结构的综合功能调节系统。经脉穴位实质假说有经脉—神经相关说、脉管系统相关说、二重反射假说、轴突反射接力联动假说、第三平衡系统说及脉管外组织液流动说等。

复习思考题

1. 循经感传现象的特征和影响因素对临床有什么指导作用？
2. 循经感传阻滞有哪些特点？
3. 关于循经感传的机制有哪些观点？
4. 如何鉴别循经皮肤病和循经性皮肤血管神经性反应？
5. 穴位与非穴位组织结构有何不同？
6. 请谈一谈经脉穴位生物物理特性学特性在针灸临床中的应用情况。
7. "循经取穴"及"宁失其穴，勿失其经"的神经科学依据是什么？
8. 试述经脉穴位与肥大细胞的关系。
9. 经脉同位素迁移的主要特征是什么？
10. 请谈一谈你支持哪一个经脉穴位实质假说的观点，并阐述理由。
11. 简述俞募穴的配穴机制。
12. 试述阿是穴形成的机制。
13. 试述经脉穴位—脏腑相关的中枢神经机制。
14. 试述经脉穴位—脏腑相关的神经节段机制。
15. 简述"面口合谷收，腰背委中求"的机制。

第二章

针灸作用技术的科学基础

Scientific Basis of Acupuncture–Moxibustion Techniques

扫一扫，查阅本章数字资源，含 PPT、音视频、图片等

"刺之要，气至而有效"。针灸以一定的技术作用于穴位，产生"得气"感（患者和医者），发挥针灸效应。深入研究针灸技术作用于穴位的起效过程，这是实验针灸学的重要内容，也是针灸作用原理的重要组成部分。刺法、灸法属于针灸技术，是针灸学最具特色的内容。在各种刺法灸法中，对毫针刺法的现代科学研究最为深入，对于灸法、穴位注射法、刺络放血法，也开展了相关的研究。本章介绍毫针刺法、灸法、其他刺灸法作用的一些原理，为更好使用针灸技术提供科学依据。本章要求掌握针刺手法的作用机制，针感的性质与组织结构，针感的产生过程，掌握巨刺、缪刺的机制，艾灸的作用要素、光谱要素及作用机制。

关键词：针刺手法；针感；得气；灸法；穴位注射；刺络疗法；穴位埋线

本章目录

第一节　针　法

针法，特指毫针刺法，毫针是针刺疗法中应用最多的针具，丰富多彩的针刺手法和刺法是以毫针为主操作的。

一、针刺要素及机制

针刺要素包括针刺手法、针刺得气、行针与否、行针时间、针刺深度、角度、针刺累积效应等多项因素。本节主要从针刺手法和得气加以论述。

（一）针刺手法

针刺手法是影响针刺疗效的关键因素，主要指从进针到出针前的操作方法。针刺过程主要分为进针和行针两个阶段，针刺效果主要表现在行针过程。

1. 针刺手法客观显示　从力学角度看，针刺手法是一种机械运动，可简单划分为扭力、提插力和摆动力。行针时会受到阻力和摩擦力。毫针针刺的刺激参数主要与机械运动的位移、时间、加速度和力等物理量有关，不同毫针针刺的差别实际上是机械力刺激参数上的差别，其中最本质的还是作用力的大小和方向的不同。

应用针体受力实时检测系统，观察不同手法"得气"时针刺运行频率数据发现，当针刺频率在低频区（0～8Hz）变化时，人体获得"得气"状态的可能性最大。并通过建立两种中医针刺手法的力学模型了解"得气"现象中，观察频率的变化对针刺过程中应力分布及能量在软组织中耗散的作用，结果表明：捻转能量耗散的变化在（0～8Hz）区段对频率极为敏感（图2-1），在低频区（0～8Hz）比在高频区（>8Hz）变化更为显著，能量耗散效率更大；而在高频区，能量耗散的快慢对频率变化不再敏感；提插手法则在等距间隔的某些频率点上周期性出现能量耗散无穷大（图2-2）。

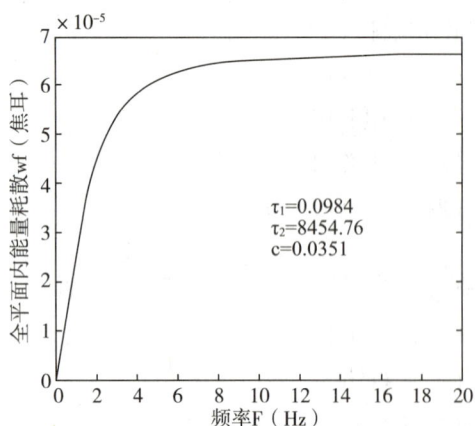

图 2-1　捻转手法全平面内能量耗散与频率关系图
注：图 2-1 表示选定软组织生理参数 τ_1=0.0984、
　　τ_2=8454.76 和 c=0.0351 时数值计算结果

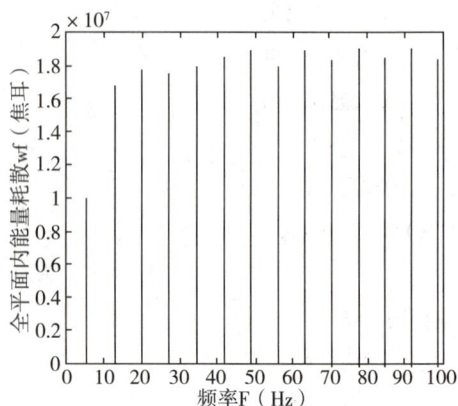

图 2-2　提插手法全平面内能量耗散与频率关系图

　　根据传感技术和生物力学原理，研制出一套能在人体上检测各种针刺手法，并能进行施针者和受试者相互作用力分析的测试系统（图2-3）。用微型传感器系统测量临床针刺过程中针体上的受力数值和波形，通过对均匀捻转、均匀提插、捻转补法、捻转泻法、提插补法和提插泻法6种手法进行系统研究与分析发现：针刺过程中针体上受力变化规律和传统中医学关于针刺手法的描述吻合；不同手法在针体上产生的拉压力与扭转力矩波形和数值具有显著性差异；不同的施针者在人体上实施同一针刺手法所测得的波形和数值都有惊人的相似与相同。（图2-4～图2-9）初步实现了在针刺过程中对针上作用力的量化与客观化的实时检测。

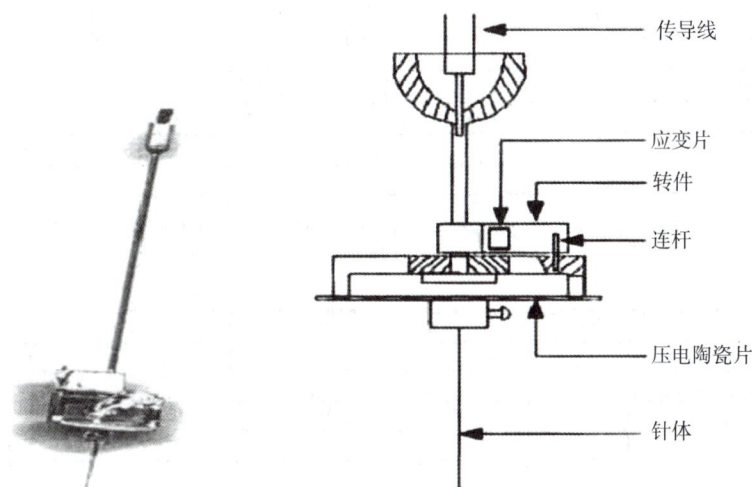

图 2-3　检测探针装置及原理图

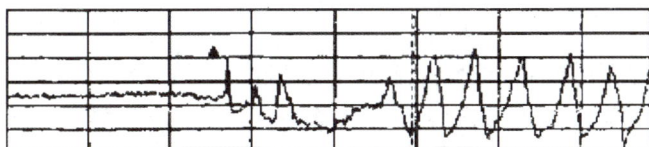

图 2-4　在人体上施以均匀提插手法时得到的针体垂直力波形图

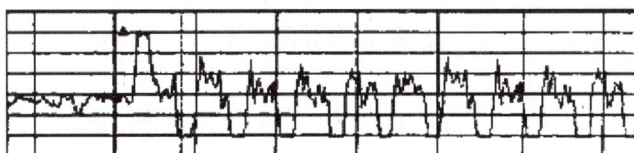

图 2-5　在人体上施以均匀捻转手法时得到的针体扭转力矩波形图

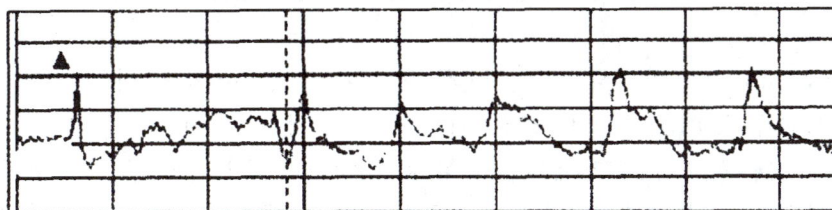

图 2-6　在人体上施以提插补法时针体垂直力波形图

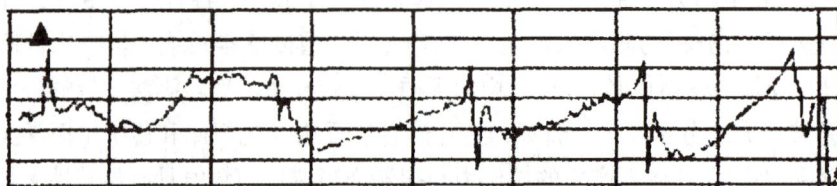

图 2-7　在人体上施以提插泻法时针体垂直力波形图

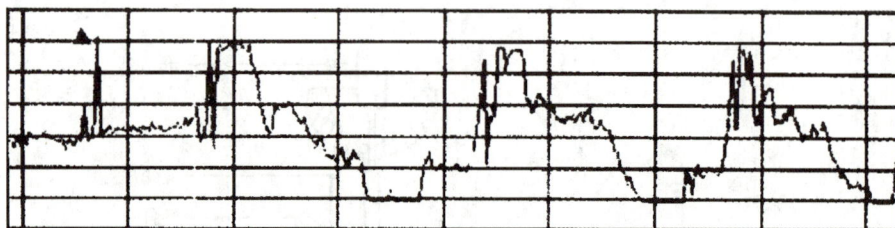

图 2-8　在人体上施以捻转补法时得到的针体扭转力矩波形图

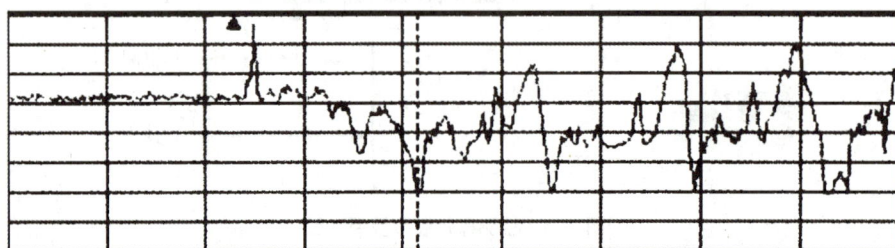

图 2-9　在人体上施以捻转泻法时得到的针体扭转力矩波形图

从生物物理学角度探讨提插和捻转行针时针刺频率和输入能量的关系，可知在人体内同一作用点，在相同时间内接受的能量多少和能量传播速度有关，即和能流密度有关，而能流密度和行针振幅、振动频率关系密切。研究表明，行针过程是能量的输入过程，针刺能量和频率关系密切，通过快速提插或捻动针体，可以较多地输入和传递能量，在频率相同的情况下，提插法行针比捻转法行针平均输入到穴位的能量更大；提插行针振幅稍大于捻转行针振幅，前者输入机械能稍大，由于输入总能量不大，所以二者相差的绝对值并不大。

2. 针刺手法效应

（1）局部组织形态　通过观察不同捻转圈数和不同捻转幅度的针刺手法对离体小鼠背部施针局部皮下结缔组织中成纤维细胞支架重塑反应的影响，发现在形态学上存在差别（图 2-10）。使用超声成像技术观察不同参数的捻转提插手法对施针局部组织位移的影响，发现随着刺激量的加大，组织位移明显增加；增加捻转次数对提针、插针时的组织位移和插针后弹回的组织位移均有显著影响。

（2）微循环及皮温　应用激光散斑血流监测视频系统监测提插补法和提插泻法对健康人足三里穴区局部皮肤微循环血流灌注量的影响，通过对即刻、针后 5 分钟、10 分钟、15 分钟、20 分钟、25 分钟、30 分钟穴区局部皮肤血流灌注量的变化观察，针刺可使足三里局部皮肤血流灌注量增加，其中提插补法及提插泻法更为明显，且补法组血流灌注量增加幅度明显高于泻法组，见图 2-11（见书末彩图）。

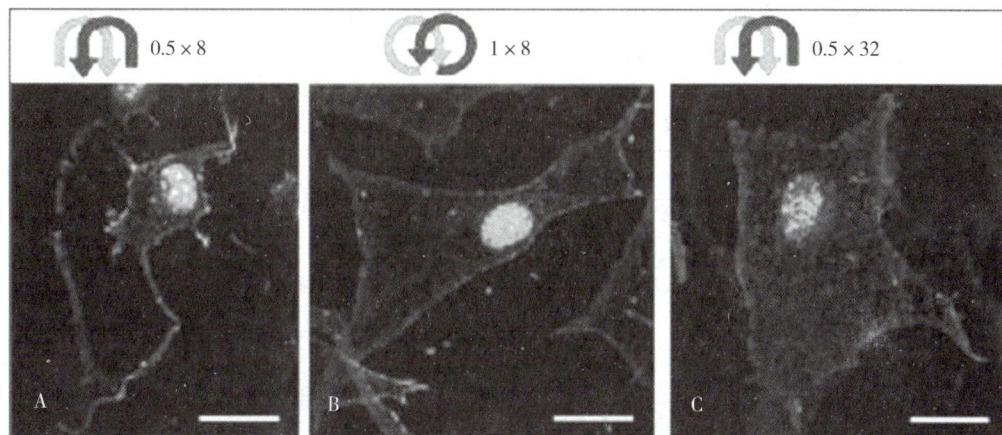

图 2-10 不同参数捻转刺法对成纤维细胞形态的影响

注：A. 捻转 8 圈，捻转角度 180°，深度达真皮层；B. 捻转 8 圈，捻转角度 360°，深度达真皮层；C. 捻转 32 圈，捻转角度 180°，深度达真皮层。Rhodamine–phalloidin 组织染色，Sytox Green 核染色，共聚焦显微镜 40μm

有人用热补（烧山火）、凉泻（透天凉）手法针刺人体合谷穴后，观察双侧商阳穴和同侧少泽穴的皮肤温度变化，发现热补手法使穴区皮温先下降后上升，凉泻手法使穴区皮温下降；而平补平泻法除针刺即时皮温下降外，和对照组一样，穴区温度基本稳定，见图 2-12 ～图 2-14（见书末彩图）。提示热补、凉泻手法不仅可引起人体主观上有热或凉的感觉，同时也可客观反映在皮肤温度的变化上。另外，研究还发现女性较男性反应强而持久，使用凉泻手法时尤为突出；在言语诱导下，热补手法引起的热感和凉泻手法引起的凉感的阳性率超过无言语诱导近 1 倍。但由于观察例数不多，还有待进一步研究。

（3）生物活性物质 在小鼠"足三里"穴施针刺补泻手法，观察针刺后能量代谢酶的变化。取小鼠针刺部位骨骼肌及胃组织，采用酶组织化学显示法对葡萄糖 –6– 磷酸脱氢酶（G-6-PDH）、腺苷三磷酸酶（ATPase）进行定量分析。结果发现，行补法后针刺局部和胃组织能量代谢酶活性增加，能量生成增加，ATP 分解利用也增加，显示组织器官功能增强；行泻法后 G-6-PDH 和 ATPase 酶活性有不同程度下降，能量生成减少，ATP 分解利用受到一定程度的抑制，代谢减弱。说明针刺对机体部分组织的能量代谢有一定影响。

观察针刺提插补泻"足三里"穴对血虚证家兔血清铁蛋白（serum ferritin，SF）和总铁结合力（total iron binding capacity，TIBC）的影响。结果表明：针刺治疗后第 17 天，行补法、泻法两组的 SF 与针刺前相比明显升高，TIBC 明显降低；针刺治疗后第 32 天，补法组、泻法组的 TIBC 与治疗前相比均明显下降；针刺治疗后各时间点比较：补法、泻法两组的 SF 和 TIBC 相比，差异均无统计学意义，重插轻提的提插补法与重提轻插的提插泻法在虚证状态下未显示出补泻效应。

观察用提插和捻转两种不同行针手法针刺家兔"足三里"穴，发现提插手法对新西兰兔胃电活动、血中胃泌素、cAMP 的作用比捻转手法强，提示不同针刺手法对胃运动及内分泌功能有着不同的作用。

（4）脏器功能 用捻转手法针刺家兔"足三里"穴，结果发现重捻转组（150 ～ 200 次 / 分，4 ～ 6 转 / 次）引起小肠运动减弱；轻捻转组（30 ～ 40 次 / 分，< 2 转 / 次）引起小肠运动增强。有人用强（捻转角度 > 360°，频率 120 ～ 180 次 / 分）、中（捻转角度 180°～ 360°，频率 60 ～ 120 次 / 分）、弱（捻转角度 45°～ 180°，频率 < 60 次 / 分）三种不同的刺激量针刺双侧内

关、足三里，观察对左心搏血量的影响，发现三种手法都能增强心气虚患者左心搏血量，强、中刺激与针前比较有明显差异，以中等刺激最为明显。不同针刺手法效应的差别见表2-1。

表2-1 不同针刺手法效应的差别

观察指标	不同术式	针灸效应
家兔心脏单相动作电位	捻转 提插	使APD$_{10}$和APD$_{90}$（复极至10%、90%的过程）延长 使之明显缩短
家兔胃运动	提插 捻转	均表现为抑制效应，即频率下降，波幅降低，但两种术式之间存在作用程度上的差别，捻转式的快捻和慢捻之间在作用程度上也显示出差异
慢性胃溃疡大鼠溃疡指数和血清胃泌素水平	热补针法 捻转补法	热补针法降低溃疡指数及升高血清胃泌素水平的作用优于捻转补法
脑梗死患者下肢肌力恢复及痛阈	快速捻转法（230～250转/分） 慢速捻转法（60转/分） 仅留针不捻转	快速捻转组疗效明显优于慢速捻转组和留针不捻转组，后两组比较统计学上无明显差异

（5）脑功能成像 采用功能磁共振成像（functional magnetic resonance imaging，fMRI）观察补法和泻法针刺足三里穴对大脑作用的中枢机制，发现电针结束后5分钟，泻法组的脑区激活不明显，补法组平均信号升高的脑区主要有双侧尾状核头部、丘脑、左侧岛叶、扣带回及小脑齿状核；电针结束后20～30分钟期间两组脑区的激活最为明显，均激活左侧的丘脑，中央旁小叶，中央前回，颞中回，额中回，岛叶，双侧尾状核头部，小脑半球，前、后扣带回，补法组激活的脑区范围更广、强度更大，应用补法能更早、更强烈地激活上述脑区，见图2-15～图2-17（见书末彩图）。

观察用不同频率的均匀捻转手法针刺健康人体足三里穴引起的脑电变化，分析脑功能网络连接图可发现，针刺后脑功能网络连接较针刺前增强，表明大脑各核团之间的信息交流进一步加强，见图2-18（见书末彩图）。

3. 针刺手法作用机制

（1）不同针刺手法引起的传入神经纤维类别不同 见表2-2。

表2-2 不同手法引起兴奋的神经纤维类别不同

针刺术式	可引起兴奋的神经类别
提插	兴奋皮神经中A类纤维的α、β、δ三类纤维，兴奋肌神经Ⅰ、Ⅱ、Ⅲ类纤维，兴奋Ⅳ类纤维的机会约占实验次数的1/2
捻转	兴奋皮神经中A类纤维的α、β、δ三类纤维和C类纤维，兴奋肌神经Ⅰ、Ⅱ、Ⅲ、Ⅳ类纤维
摇针	兴奋皮神经中A类纤维的α、β、δ三类纤维，兴奋肌神经Ⅰ、Ⅱ、Ⅲ类纤维，兴奋Ⅳ类纤维的机会约占实验次数的1/2
刮针	兴奋皮神经中A类纤维的α、β、δ三类纤维
弹针	兴奋皮神经中A类纤维的α、β、δ三类纤维
扣针	兴奋皮神经中A类纤维的α、β、δ三类纤维和C类纤维

（2）不同针刺手法引起的神经电信息编码不同 图2-19（见书末彩图）为内膝眼穴慢适应感受器（SAR，持续压迫感受器或不同感受野放电反应可有规律地持续10秒以上）和时相型感

受器（PR，对压迫的反应变化较快，一般只持续数秒）对提插捻转、单纯提插、单纯捻转 3 种不同手法的反应形式。由图可见，提插捻转时 SAR 的发放频度高峰主要在 16、15、8、9，频度谱呈多峰型，PR 高峰在 1.2；单纯提插时，SAR 高峰在 4、5、14，频度谱呈双峰型，PR 高峰在 1.0；单纯捻转的 SAR 高峰在 0、1、2，与单纯提插比较高峰明显左移，PR 高峰则突出于 0。穴位同一感受器或不同感受器对不同针法发放的频率谱表明，不同的针法有不同的编码信息传入到中枢神经系统。图 2-20（见书末彩图）为用电生理技术在正常大鼠背根神经引到的四种针刺手法的神经细束放电。图 2-21（见书末彩图）为经小波能量熵和单位时间窗放电频率归一化后发现，不同针刺手法针刺"足三里"引起的正常大鼠背根神经细束放电序列编码的针刺电信号在时域和频域上有其各自的特征，相互之间存在一定差异，初步实现了针刺手法特征的科学刻画。

（3）不同针刺手法对交感神经紧张度的影响不同　针刺手法调节体温的可能机制主要是通过调节交感神经的紧张度来控制血管的收缩与舒张状态，进而控制血管管径的大小、血流量的充盈程度、血流速度，从而导致患者体表温度的改变。其中针刺补法可使交感神经紧张度降低、管径增大、血流量增加、血流速度加快，从而使人体表的温度升高；而泻法则效果相反。其次，针刺还可使一些能控制血管收缩与舒张状态的代谢物质含量发生改变，从而达到调节体表温度的作用。而针刺引起温度变化的机制是否涉及感觉传入系统、体温调节中枢及中枢发热介质、中枢解热介质的活动，仍需进一步研究。

（二）针刺得气

得气，又称针感，是指针刺入人体腧穴后，受试者所产生的酸、麻、胀、重、痛、凉、热、蚁行和触电等感觉，以及施术者手下的沉紧感。毫针针刺重视"得气"，得气是针刺产生治疗作用的关键因素，是判断患者经气盛衰、疾病预后、针刺疗效的依据。

以健康成人志愿者为对象，应用光纤传感技术测量针刺穴位，发现"得气"时针体受力明显升高，见图 2-22（见书末彩图）。

1. 针刺得气效应

（1）得气对全身的影响　经过观察针刺曲池穴后得气与否对原发性高血压患者血压的影响，结果发现，与针刺前相比，针刺后各组血压明显降低。在针刺治疗中，不得气组也有效，得气组降压效果明显优于不得气组。

观察针刺三阴交穴得气与未得气状态对寒凝证类痛经模型大鼠子宫收缩、微循环及扭体反应的影响，发现与未得气组比较，得气组扭体潜伏期延长、扭体次数减少、扭体评分降低；得气组子宫收缩波个数、子宫活动度显著减少，子宫收缩波个数比未得气组明显减少；得气组在 5 分钟、10 分钟、20 分钟、30 分钟、40 分钟、50 分钟、60 分钟各时间点微血管管径均明显扩张，未得气组仅在针刺后 30 分钟明显扩张；与未得气组比较，得气组在针刺后 10 分钟、20 分钟、30 分钟时间点毛细血管管径明显扩张。

（2）得气对脑功能成像的影响　应用功能性磁共振技术—血氧水平依赖（blood oxygen level dependent fMRI，BOLD-fMRI）技术，研究右侧足三里穴在得气与非得气状态下对脑部的激活效应。结果表明，针刺足三里穴得气与否对脑部的激活存在着一定的差异，针刺得气组的脑功能区激活范围较广泛，包括单侧或双侧第Ⅱ躯体感觉皮质（SⅡ）、第Ⅰ躯体感觉皮质（SⅠ），以左侧为主的颞叶、岛叶皮质、运动区、辅助运动区、前扣带回、后扣带回、杏仁体、下丘脑等；针刺不得气组仅见散在脑功能区激活（图 2-23、图 2-24）。

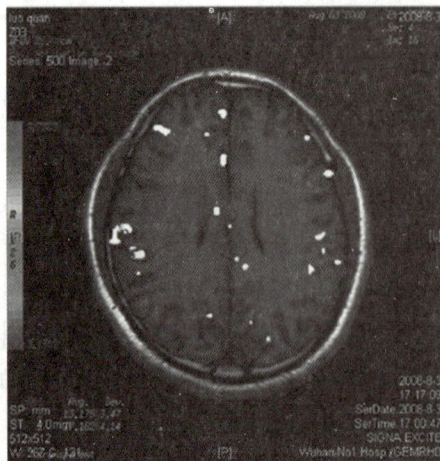

图2-23　针刺得气组，显示双侧颞叶斑片状兴奋区　　　图2-24　针刺对照组，显示双侧颞叶点状兴奋区

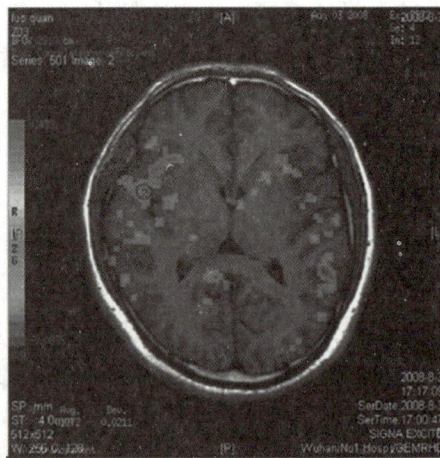

注：白色表示激活区域

2. 针刺得气机制　得气包括受试者所产生的酸、麻、胀、重、痛、凉、热、蚁行和触电等感觉，以及施术者手下的沉紧感。由于感觉的产生主要依赖于大脑功能，因此，研究者从神经角度对针感的产生进行了比较系统的研究。神经活动的基本形式是反射，反射的结构基础是反射弧，反射弧由感受器、传入神经纤维、中枢神经、传出神经纤维和效应器组成。针感得气的产生及其效应的发挥，与以上多个环节密切相关。

（1）针感（得气）的生理解剖学基础

1）针感点的定位　为了探寻产生针感的确切部位，常用某些方法来确定得气部位。

①组织形态学方法：利用患者因病待截肢的肢体，在手术及麻醉前针感反应尚正常时，针刺穴位并测定针感，同时设法将颜色标记留在产生针感处的组织，待截肢后找出被标记的组织，对其进行组织形态学观察。目前从组织形态学的角度标记针感点的方法有美蓝法、墨汁法、蓝点法、改良蓝点法等。

②影像学方法：X线、CT、MRI是3种不同的成像技术，因空间分辨率较高，可用于针感点定位。方法是将针刺入相关穴位，得气后在体观察针刺部位的大体解剖结构。此法可观察活体组织结构，但不能对细微结构进行观察。图2-25、图2-26为使用MRI和CT对穴位解剖结构及针感点的定位。

2）针感点的结构

①针感点的分布：从蓝点定位看，针感点分布在皮下至骨膜的各层组织中（包括皮下组织、肌肉、肌腱和腱周组织、神经干、神经支、血管、关节囊和骨膜等），但大部分分布在深层组织。有研究显示，在足三里、内关、犊鼻等14个穴位的44个针感点中，11种不同性质的针感点可分别出现在自皮下到骨膜的各层组织中，但分布在深层组织中的占90%；偏历等13个穴位中的30个针感点只有6个是在皮下结缔组织中，其余均在深层组织中。

②针感点的结构：早期大量有关针感点的组织形态学研究表明，针感主要产生于深部组织，针感点的最浅深度达0.4cm，最深超过3cm，多数位于深部组织，包括肌肉组织、肌间结缔组织、肌腱、骨膜、关节囊等。穴位下的小神经束、游离神经末梢、血管和某些包囊感受器与针感的形成密切相关，它们共同构成穴位的感受装置。有人用改良蓝点法对足三里、内关等穴的44个针感点周围1.8mm直径范围内的组织结构进行研究，发现神经干、支和小血管（管壁神经丛）的比例为100%，游离神经末梢为54%，肌梭为37%左右。其中神经干、神经支、血管和游离

神经末梢与针感呈平行关系。当病变涉及血管、神经及末梢感受器时，针感很差；当病变损坏肌肉，而血管、神经及末梢感受器无明显病变时，针感良好。近年来超声技术开始应用于针感点的研究。在超声介入下观察毫针针刺内关穴产生得气时，随着进针深度的增加，得气感在不同组织结构中感觉强弱不同，在指浅屈肌与指深屈肌筋膜连接集中处、在指深屈肌和旋前方肌筋膜连接集中处得气感觉强烈，肌肉层内部感觉减弱。毫针针尖有强烈得气感时，针尖在肌肉筋膜集中处有 92 个，肌肉层内部有 28 个。针刺内关穴得气感与肌肉筋膜关系密切，筋膜越集中，得气感越强烈。（图 2-27）

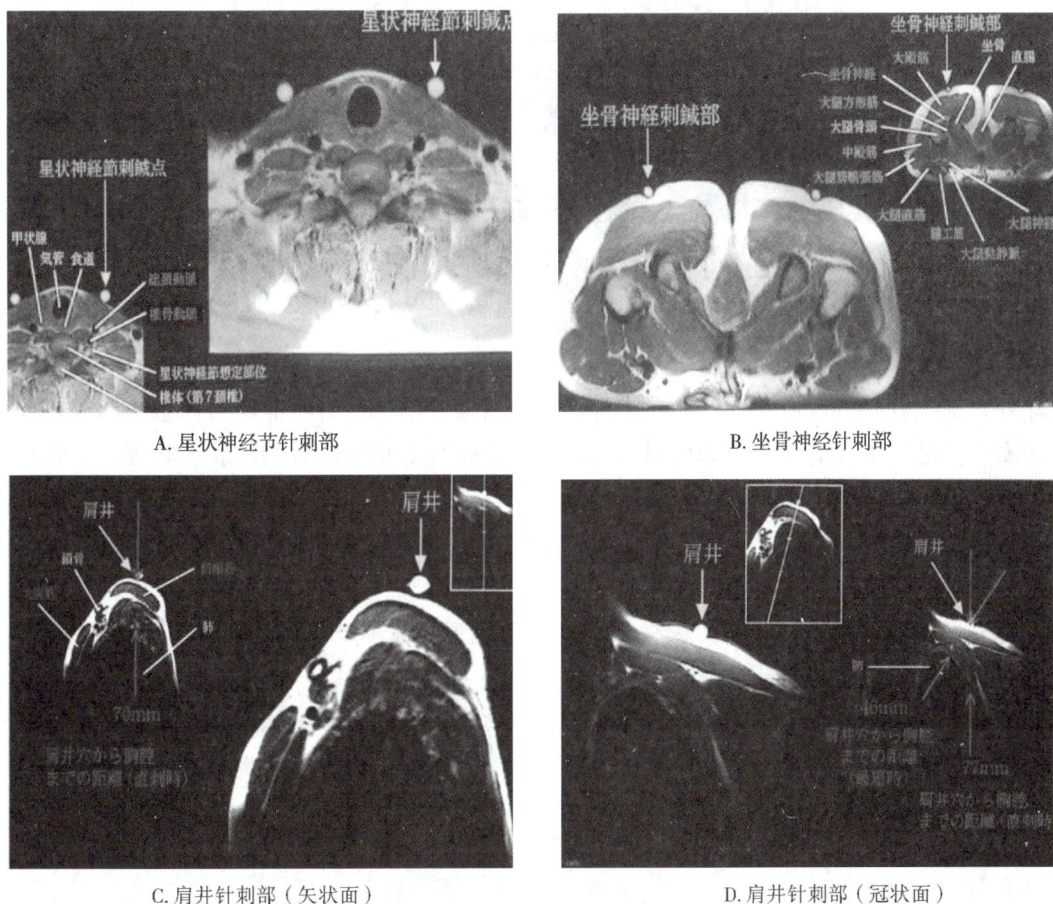

A. 星状神经节针刺部

B. 坐骨神经针刺部

C. 肩井针刺部（矢状面）

D. 肩井针刺部（冠状面）

图 2-25　经穴部 MRI 成像

注：引自丹泽章八，尾崎昭弘．针灸最前线 [M]．会津若松：医道日本社．1997

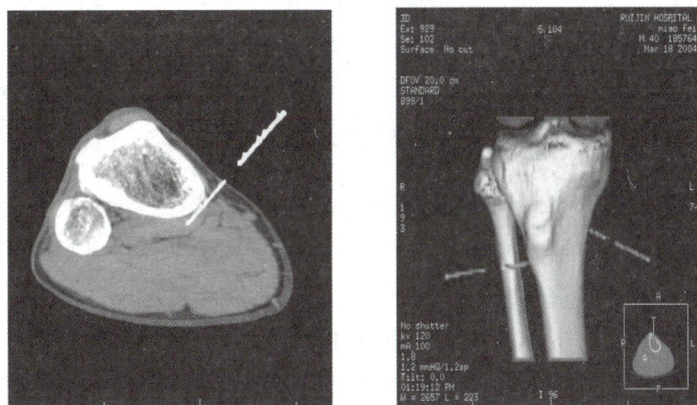

图 2-26　人体小腿部 CT 成像（图中线形高密度影为针灸针）

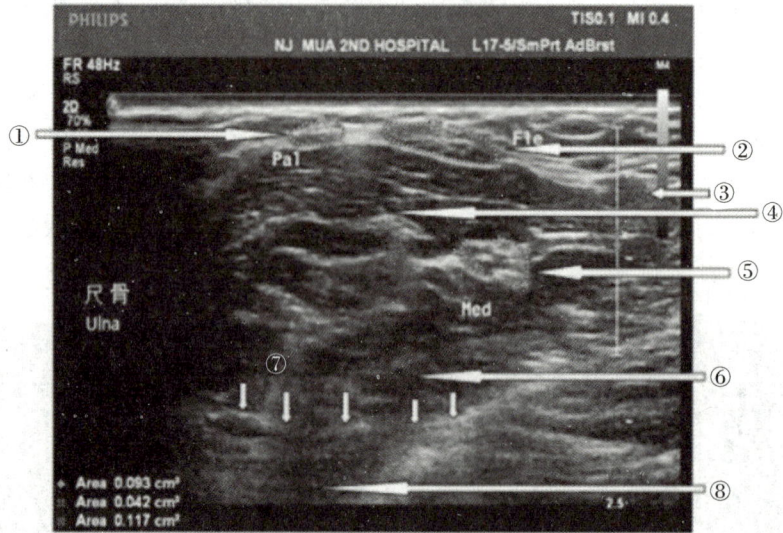

图 2-27 内关穴超声下解剖横断面显像

注：①掌长肌；②桡侧腕屈肌；③桡动脉；④指浅屈肌；⑤正中神经；⑥指深屈肌；
⑦指屈肌与旋前方肌间筋膜；⑧旋前方肌

　　此外，穴位针感点内血管壁上的自主神经和血管旁平滑肌也有可能参与针感的形成。如有人在针刺家兔"足三里"引起肠蠕动增强的效应中发现，先后切断后肢的皮肤、肌肉、坐骨神经和股骨，该针刺效应依然存在；只有切除该侧髂外动脉或用石炭酸在股动脉上环形涂抹 1 周后，该针刺即时效应才消失。组织学观察证明血管壁上的自主神经丛可能是这一针刺效应的传入途径之一。组织化学的研究也证实了穴区内小血管上确有自主神经纤维，其中有的属肽能神经纤维，它们与支配穴区的躯体神经及其游离末梢相吻合，形成了躯体神经与自主神经在血管丛的汇合区，这也可能是针刺穴位时产生针感的组织形态学基础之一。

　　③针感性质与组织结构：采用美蓝法标记针感点并记录患者主诉，通过对针感与直接刺激不同组织时产生的感觉进行对比研究，结果表明：不同针感与不同组织结构相关，见表 2-3。

表 2-3 刺激不同组织时产生的感觉与针感的对比研究

受刺激组织	酸	麻	胀	重	热	痛	总人数
神经	6（10.71）	30（53.57）	13（23.21）	2（3.57）	1（1.79）	4（7.15）	56
血管	3（15.00）	4（20.00）	1（5.00）	0	0	12（60.00）	20
肌肉	5（33.33）	1（6.67）	6（40.00）	0	0	3（20.00）	15
肌腱	8（40.00）	3（15.00）	3（15.00）	0	0	6（30.00）	20
骨膜	10（58.82）	1（5.88）	2（11.77）	0	0	4（23.53）	17

注：数据为出现该感觉的人数，括号内数据为受试患者所占总例数的百分比（%）

　　由上表可见，刺激神经多引起麻感，刺激血管多引起痛感，刺激肌肉多引起酸胀感，刺激肌腱、骨膜多引起酸痛感。另有研究发现，在同一神经干，用手术器械碰触或手术刀分解其鞘膜时产生麻感，用手搓捻时则产生重感，说明针感与刺激的性质相关。

　　总之，针感的形成与穴位下小神经束、游离神经末梢、血管和某些包囊感受器等组织密切相关。此外，穴位针感点内血管壁上的自主神经和血管平滑肌也有可能参与针感形成。针感可产生于各种组织之中，针刺作用于不同组织时产生的针感性质不同；同一组织内，由于针刺手法不同也可能产生不同性质的针感，这可能就是针刺同一穴位产生多种性质（酸、麻、胀、重等）针感的原因。

（2）针感与感受器

1）针感的感受器　针感的感受器包括穴位感受装置中的小神经束、游离神经末梢、某些包囊感受器、血管壁上的神经装置等。针刺可能通过不同方式兴奋这些感受器：如直接兴奋感受器，或引起穴区肥大细胞和其他组织损伤，释放某些生物活性物质（如钾离子、氢离子、组胺、乙酰胆碱、5-HT、缓激肽和慢反应物质等），使感受器去极化，将针刺刺激转换成相应的神经冲动，即针刺信号，该信号沿一定的外周和中枢路径逐步传入到脑的高级部位，最后形成针感。

不同部位的穴位内组织结构差异很大，其中所含感受器的类型也不同，究竟是哪种感受装置同针感性质相关，尚难以从单纯的形态学研究中找到答案。不过，通过形态学、穴位肌电和神经细束分离法等对其进行研究，有如下发现，见表2-4。

表 2-4　不同穴位的感受器

穴位部位	主要感受器
肌肉丰厚处的穴位（如合谷、内关）	肌梭、游离神经末梢、环层小体
肌腱附近穴位（如昆仑、曲泽）	环层小体
肌与肌腱接头部的穴位（如承山）	肌梭、腱器官
头额耳处穴位（如印堂、丝空竹、人中）	游离末梢
关节囊处的穴位（如内膝眼、犊鼻）	Ruffini 小体

2）针感与感受器电位　各种感受器都具有换能作用，即把作用于它们的各种形式的刺激能量转换成相应传入神经纤维上的动作电位（action potential），因此可以把感受器看成生物换能器。在感受器将刺激转换为神经冲动前，感受器细胞内会产生相应的电位变化，感受器电位（receptor potential）达到临界水平时，与感受器相连的神经纤维就爆发动作电位。由于动作电位是在感受器电位的基础上产生，故感受器电位又称为发生器电位（generator potential），即动作电位的发生器。感受器电位的幅度随刺激强度的增加而增加，并能向邻近部位进行有限距离的传递。而动作电位是一个持续时间极短的脉冲式放电，其幅度一旦出现便达到最大值，也不随着传递距离加大而减少，呈现"全或无"的特点，这表明不同刺激强度是以动作电位的数目和频率进行表达和编码的，而与动作电位幅度无关。因此，感受器在换能时兼有编码功能，即把刺激所包含的环境变化信息也转移到了动作电位的排列组合之中。外来刺激作用于感受器细胞后，主要是通过具有特异感受结构的通道蛋白质或膜的特异受体把外界刺激转换成跨膜电信号，由此将不同能量形式的外界刺激转换成跨膜电位变化，见图2-28。

针刺可以兴奋深部组织中的牵张感受器和压力感受器。其中有的只是在运用捻转手法时才大量放电，有的则对提插手法更敏感。有相当一部分C类神经纤维（简称C类纤维）末梢对针刺或压迫很敏感，表现为大量放电，有的在留针时甚至在起针后仍有放电，持续数十分钟至数小时（图2-29）。而这种长时间的后放电可能与针感的后效应有密切关系。

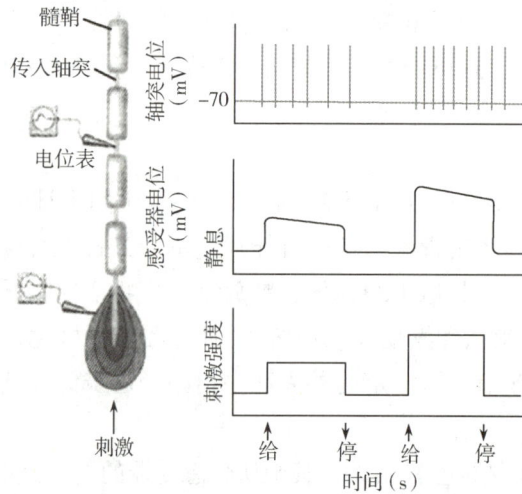

图 2-28 刺激强度与感受器电位、动作电位的关系

注：随着刺激强度的增强，引起更大的感受器电位和更高频率的动作电位。

上图为轴突动作电位，中图为感受器电位，下图为刺激强度

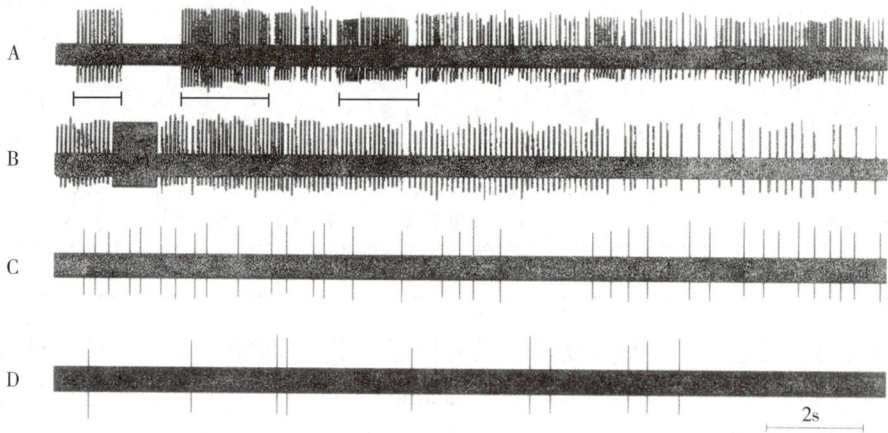

图 2-29 针刺引起 C 类神经纤维末梢放电

注：A 为针刺（—表示提插捻转）时的放电；B 为留针期间的放电持续；

C、D 为起针后放电频率仍保持一段时间，但逐渐降低

已知游离神经末梢对局部化学环境的改变很敏感，实验证明，当组织受损伤时能产生某些化学物质，故有人设想针刺有可能引起肥大细胞和其他组织损伤或破裂而释放出某些生物活性物质，如组胺、5-羟色胺、缓激肽和慢反应物质等（图 2-30）。上述的 C 类纤维末梢之所以能在停止针刺刺激后继续发放冲动，可能是因为它们和皮肤中的游离神经末梢一样，不仅对针刺的机械刺激起反应，而且对针刺刺激造成的局部损伤引起的化学环境的改变也有反应。

不同的刺激手法可以使同一个穴位产生不同针感，不同的刺激方式刺激神经结构引起的针感各异，其原因可能是由于针刺刺激作用于穴位局部，该局部存在多根神经及其连属的多个感受器，不同的刺激方式或刺激量激活的感受器种类和数量不同，而这些数目不同、粗细不同的神经纤维（或末梢）在兴奋时产生的冲动则以不同的编码传导到高级神经中枢，大脑皮层感觉区可以把不同编码的神经电信号转变为不同感觉类型，从而产生酸、麻、重、胀等复杂针感。

（3）**针感的外周传入途径** 大量研究工作证明，针感的主要传入神经是支配穴位的躯体感觉神经，部分穴位周围血管壁交感神经纤维的传入成分也可能参与了针感的传入。

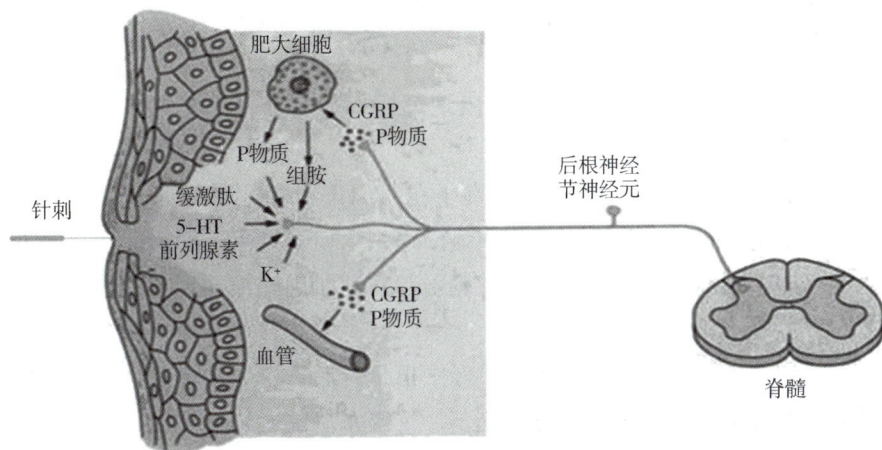

图 2-30　针刺引起局部生物活性物质释放

针刺人体穴位出现针感、得气感时，可在支配该穴位的躯体神经纤维上记录到相应的动作电位，不同类型的感觉由不同类型的神经纤维传导。关于针感传入的神经纤维类别问题，目前倾向于认为主要由中等粗细的Ⅱ、Ⅲ类纤维传递。学者用循环阻断、普鲁卡因阻滞、阳极阻滞和神经刺激等多种手段对比了各类神经纤维在针刺足三里穴镇痛效应中的作用，结果显示针刺足三里穴镇痛的向心冲动主要是由腓神经中的Ⅱ类纤维和部分Ⅲ类纤维传入中枢的。采用背根分离神经细束并记录背根电位的方法，在人体上用止血带压迫、硬膜麻醉、腰麻和电生理等刺激和记录方法也证实：人体针感冲动和针刺镇痛冲动主要由Ⅱ、Ⅲ类纤维传导。针感的形成也不排除细纤维的参与。有研究者经肘部皮表引导正中神经复合动作电位，观察内关穴不同强度针感与正中神经电反应间的关系，发现通常不伴有疼痛的适宜针感的传入纤维以 Aβ 类（Ⅱ类）粗纤维为主；伴有疼痛的强烈的难以耐受的针感的传入纤维中，还有 Aδ（Ⅳ类）和 C 类细纤维参与。总体而言，适宜电针针感的冲动主要由 Aδ 类（Ⅳ类）粗传入纤维负责传递；适宜手针针感的主要纤维可能相当于 Aβ 类（Ⅱ类）、Aγ 类（Ⅲ类）；伴有疼痛的过强"针感"冲动，则除粗纤维外还有 Aγ（Ⅲ类）、Aδ 类（Ⅳ类）传入纤维参与传导。

观察电针"足三里"穴对皮质诱发电位的影响，发现单独切断坐骨神经的隐神经或单独阻断股动脉、股静脉管壁的神经传导，都不能使电针"足三里"穴对电刺激内脏神经引起皮质痛觉诱发电位的抑制作用消失；如果两种措施合并进行，则多数动物的这种抑制即时效应消失，只有少数动物存在轻微抑制作用；如再切断大腿全部躯体神经，并高位阻断股动脉、股静脉和闭孔动脉血管壁的神经传导，则电针对皮质痛觉诱发电位抑制的即时效应消失。以上结果说明，针刺足三里穴的效应传入，除穴位的躯体神经外，交感神经、血管壁神经丛及其周围的神经结构均有可能参与针刺冲动的传入。

在研究手十二井穴刺络放血的传入途径中发现，切断正中神经、桡神经、尺神经后针刺效应仍然存在，当封闭血管壁上的自主神经后，十二井穴刺络放血的即时效应消失，提示针刺效应的传入也与自主神经有关。

（4）针感的中枢传入途径　针刺信号经脊髓等各级中枢上传入脑，在大脑皮质形成感觉，针感在中枢神经系统内的上行通路包括脊髓上行神经纤维和脑内通路。

①针感的脊髓上行通路：针刺穴位的传入冲动进入脊髓后作用于脊髓背角细胞，在脊髓内换元后其二级冲动主要经脊髓丘脑前束、脊髓丘脑侧束向上级中枢传递。

②针感的脑内通路：针感信号经脊髓上行入脑后，必须行达丘脑，只有经过丘脑更换神经元

上行到大脑皮层后才能最后形成针感，如丘脑感觉神经细胞的轴突与皮层联系中断时，则患者不能定出针感的位置。

（5）手下感的形成　针刺得气时除患者出现针感传导外，还有医者捻针时感觉到指下沉、紧、涩、滞等，统称为手下感。

临床实践证明，针刺手下感明显者主要发生在肌肉丰厚处穴位，如合谷、内关、足三里等穴，而四肢井穴等肌肉组织较薄处手下感不明显。组织学研究结果证明，肌肉丰厚处穴位的针感感受装置主要是肌梭。因而认为手下感是由针刺引起穴区肌肉收缩而形成，且主要是由于梭内肌收缩引起。

针刺信息由外周传入神经通路进入中枢，经中枢整合后，一方面形成针感，另一方面其神经冲动沿皮质脊髓束下行至有关节段，通过脊髓 γ - 传出系统随躯体神经到达相应支配穴位下的肌梭，使梭内肌收缩，并发放肌电（穴位肌电），同时引起穴位下局部肌纤维的收缩，后者经针柄传达于捻针者指下，即形成沉、紧、涩、滞等手下感。

针刺时，由穴位处引导的肌电信号称穴位肌电。近年来的研究发现施术者手下有得气感时，大多可以从针刺处引导到肌电。

在肌肉组织丰富的穴位，患者针感、医者手下感和针刺部位的肌电活动三者的有无和强弱常有规律性的关系。在一般情况下，手下感到松空时多无肌电发放；有肌电发放时，手下多有沉紧感；当手下感强烈时，肌电发放增多，幅度加大；当手下感减弱时，肌电发放也变得较少、较小，不同的手下感和不同的针感之间有时互相对应。（图 2-31）

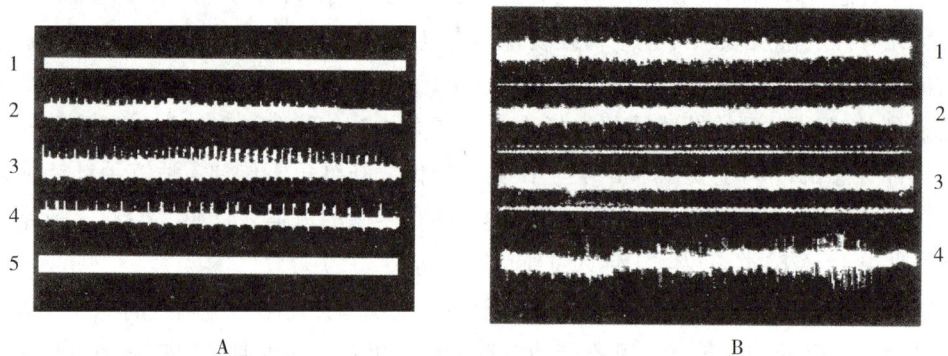

图 2-31　针刺得气时针处的肌电活动

注：A. 手下感和穴位肌电的关系：取穴左曲池，手下感分为松空、轻度、重度三级。
肌电分别同以下手下感对应：1 松空，2 轻度，3 重度，4 轻度，5 松空。
B. 针感和肌电的关系：取穴左合谷。肌电分别同以下针感对应：1 强，2 中，3 弱，
4 受试者主动收缩的肌电发放，针感越强，振幅越高。时间标记 1s，校正电压 100μV

分布在头顶、耳郭、手指等处的穴位肌肉浅薄，针刺时，医者不能产生明显的手下得气感，但受针者仍有明显的针感。脊髓有病变时针感和针处肌电活动可能分离，如脊髓侧索受损，痛觉消失区无针感或针感很差，但可有肌电；脊髓后索受损，深部感觉障碍区穴位有针感，但在留针期间针感迅速减弱或消失，而肌电则不出现或呈断续状态。有必要指出的是，即使在正常人肌肉丰厚的穴位，有时针感与针处肌电也会出现分离。

正常情况下，针感、手下感与针处肌电活动的关系可能是针刺的机械刺激直接或间接地兴奋了某些传入神经末梢或感受器，使它们发放神经冲动传入大脑，引起酸、麻、胀、重等感觉，并反射性地引起针处的肌肉收缩，使施术者手下产生沉紧的感觉。针感的产生过程见图 2-32。

产生针感

大脑皮层

高位中枢

脊髓丘脑前束
脊髓丘脑侧束　　　　皮质脊髓束

脊髓

躯体传入神经　　　　　躯体传出神经
（Ⅱ、Ⅲ类纤维）　　　自主传出神经

感受器（穴位）　　效应器（梭内肌）

针刺　　　　　　手下感

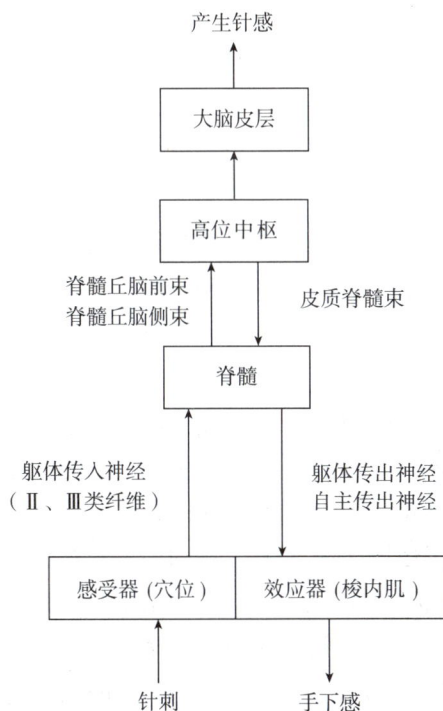

图 2-32　针感产生过程示意图

二、巨刺与缪刺

《黄帝内经》总结了上古以来的刺法，有九刺、十二刺和五刺等。现研究较多的主要有巨刺、缪刺。

（一）巨刺

巨刺法首见于《黄帝内经》，《灵枢·官针》曰："凡刺有九，以应九变……八曰巨刺。巨刺者，左取右，右取左。"巨刺指机体一侧有病，而在对侧选取经穴治疗的方法。巨刺的原理复杂，其中从神经系统研究较多。其效应是各级神经中枢整合和相互作用的结果。脊髓、脑干网状结构、丘脑非特异性投射系统及大脑皮层是巨刺效应产生的重要结构。

1. 脊髓

（1）中间神经元的中介作用　大多数脊髓后根纤维都止于中间神经元，这些中间神经元的轴突除分布在本脊髓节段外，还可直接跨过中线，发出升降支上行或下行多个节段后止于对侧灰质；或发出升降支进入白质，上下行多个节段后再进入灰质，与相应节段内的神经元形成突触。因此，针刺信息可以通过后根纤维进入脊髓，通过中间神经元的轴突，调节对侧同节段内或上下几个节段内神经元的活动，从而调整对侧对应部位或远隔部位的功能。因此，在巨刺法的应用中，无论是在病变部位对应的对侧取穴，还是在上下交叉对应的部位取穴（如肩关节痛，针刺对侧下肢的髀关穴），均可产生疗效。

（2）某些后根纤维的直接作用　有些后根纤维可以直接跨过中线止于对侧的后角，这就意味着针刺一侧的穴位可以通过这类纤维，直接作用于对侧后角的神经元，从而影响对侧的感觉功能。

（3）脊髓上行传导束对高位中枢的影响　已知针刺信号是沿着传导痛、温觉的腹外侧索上传到高位中枢，腹外侧索的上行纤维有脊髓网状束、脊髓顶盖束和脊髓丘脑束等。其中的脊髓网状束可以终止于双侧脑干网状结构中，且神经解剖学已证明有些后根纤维的二级纤维是可以加入到同侧的脊髓丘脑束上行的。因此，针刺信号可以通过脊髓腹外侧索中的脊髓网状束和脊髓丘脑束对脑干及高位中枢产生双侧影响，这就使得高位中枢的本身或通过下行调制系统不仅能够对针刺侧的躯体和内脏功能产生影响，而且也可对非针刺侧的躯体和内脏功能产生影响。

2. 脑干网状结构 是多种感觉冲动汇集之处，能接收到所有上下行传导的信息，包括针刺信息。实验已证明，脑干网状结构是针刺镇痛和调整功能的重要部位之一。神经解剖学证明，有些投射到脑干网状结构的上下行纤维是双侧的，且脑干网状结构神经元的轴突发出长的升降支及侧支到脑干中的运动性核团和感觉性核团。其中降支又发出交叉和不交叉的上行纤维止于某些"非特异性"的丘脑核团或大脑和小脑，对它们的广泛区域产生重要的影响。在这样的结构基础上，针刺信息在脑干水平的影响不仅是双侧的，而且是弥漫广泛的，这就可以解释为什么巨刺不仅适用于运动系统的疼痛性疾病，而且适用于中风引起的偏瘫及某些五官内脏病。

3. 丘脑 丘脑的非特异性核团包括中线核、板内核、丘脑网状核以及腹前核的一部分。板内核中的束旁核是痛信号传递的重要驿站之一，中央中核是痛觉调制中枢之一。针刺信号可以通过中央中核抑制束旁核的痛放电，又可以通过高位（如尾核、皮层）或低位核团（如中缝核）对束旁核产生抑制性影响。丘脑的非特异性核团与下位的脑干网状结构、脊髓及上位的大脑皮层有着广泛的纤维联系，其中来自脑干网状结构的纤维是双侧的，来自脊髓丘脑束的信号也可投射到双侧的板内核。因此，可以认为丘脑非特异性投射系统是巨刺效应产生的又一重要结构基础。刺激丘脑非特异性核团需要一个较长的潜伏期，反应时限也较长，能使数平方厘米范围内的皮质产生易化（兴奋）。巨刺法的刺激必须达到一定的强度才能有效，尤其对于疼痛性疾病，这可能与高强度针刺可缩短兴奋非特异性核团的潜伏期有关。

4. 大脑皮层的作用 神经解剖学表明，在皮层体感Ⅱ区（SⅡ区）有双侧身体的代表区，在皮层体感Ⅰ区（SⅠ区）内侧为对侧身体代表区，而同侧的SⅡ与SⅠ、SⅠ与运动区、SⅡ与运动区之间均有联络纤维，同时，一侧的SⅠ区与对侧的SⅠ和SⅡ区、SⅡ区与对侧的SⅡ区之间也有联络纤维。因此，在正常条件下，一侧半球的任何信息，几乎都会通报给对侧，针刺信息也如此。因而针刺信息对大脑皮层的影响是双侧的。由于大脑的多数联络纤维是两半球同位区的联系，少数是异位区的联系，所以左右对应部位的交叉取穴法与上下左右交叉取穴法虽然均可产生效果，但从大脑皮质联络纤维的投射特点来看，前者能更迅速地产生疗效。

（二）缪刺

缪刺与巨刺均为一种左病取右、右病取左的针刺方法，二者的区别在于针刺的浅深、病位的深浅及病邪中经或中络的不同，缪刺多针络脉或四肢末端穴位。

1. 缪刺同巨刺均为左右交叉取穴，故缪刺在各级神经中枢的作用原理与巨刺相同。

2. 由于缪刺刺络，进针浅，故外周感受器与巨刺不同。缪刺刺激的主要是神经末梢，故刺激后感知能力较强，经中枢整合后，影响范围较大。而络脉与体表小血管关系密切，其管壁有大量的自主神经末梢，接受刺激后可调整全身血管活动，从而影响对侧血管，故可治疗对侧血管活动异常的相关疾病。

3. 机体一侧有病时，体表电位可产生变化。当健侧感受器受到刺激时，可经过中枢整合，进而改善病侧的电位微环境而起到治疗作用。

第二节　灸　法

一、施灸材质

灸材古今均以艾为主，但在临床上也常针对不同病症采用其他材料施灸。本部分主要对艾进行介绍。

（一）艾绒形态

有学者对中国产艾蒿与日本产艾蒿的形态进行了对比分析，发现两者肉眼几乎很难区分，中国产的颜色较深，日本产颜色较淡且偏白；通过电镜扫描观察发现，虽然艾叶里都带有密集的毛茸，但日本产毛茸密集度更高，两者毛茸形状相同（图2-33），均为扁平弯曲状，且毛茸直径无差异，日本产毛茸光滑杂物少，中国产毛茸表面有附着物（图2-34）；中国和日本产艾绒都可以见到T字形毛茸（图2-35）；中国产艾绒可见表面刺状突起或扁平状突起的腺毛（图2-36）。

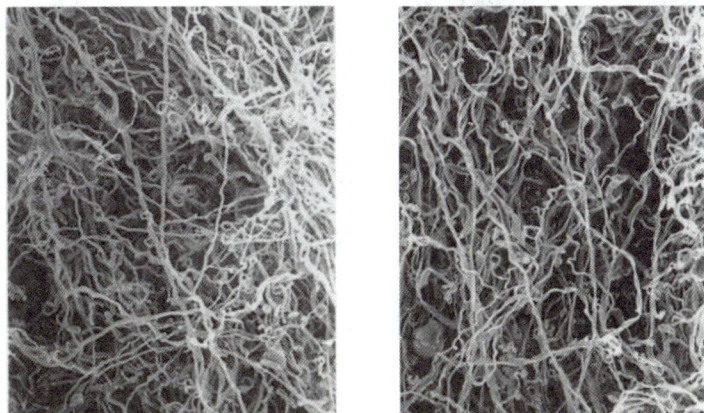

图 2-33　日本与中国产艾绒的扫描电镜观察（×200）（左为日本产，右为中国产）

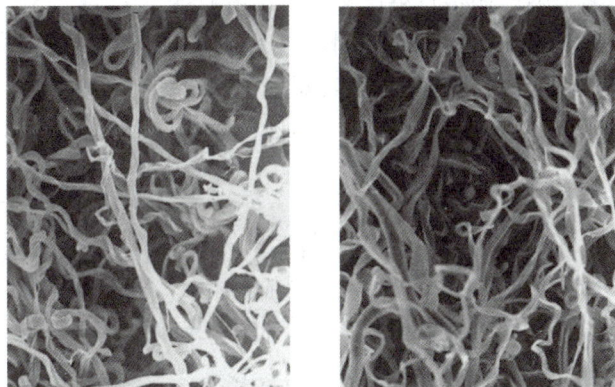

图 2-34　毛茸形状的扫描电镜观察（×1000）（左为日本产，右为中国产）

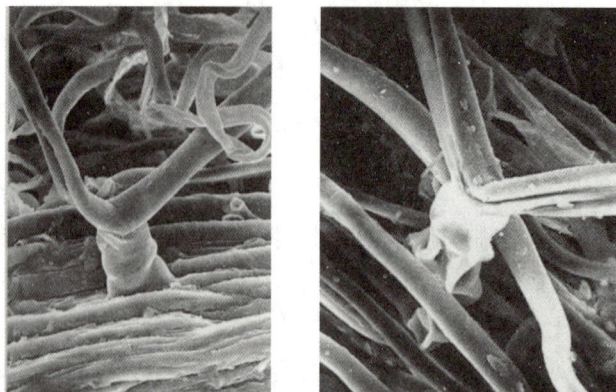

图 2-35　艾绒毛茸的电镜观察（×1000）（左为日本产，右为中国产）

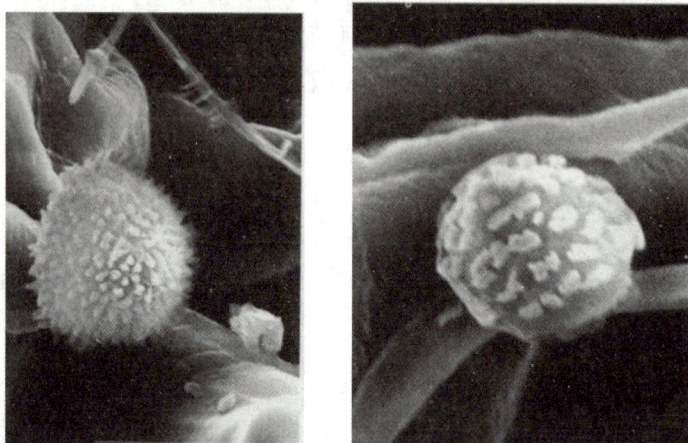

A. 刺状突起　　　　　　　　　　　　B. 扁平状突起

图 2-36　中国产艾绒腺毛的电镜观察（×1000）

（二）艾的成分

因产地、制作过程不同，艾的成分和燃烧温度也存在差异。研究者对各种艾中的元素含量进行了分析研究，发现无论中国产还是日本产艾蒿，均含有 K、Si、P、S、Cl、Ca、Ti、Mn、Fe、Cu（图 2-37），中国产艾蒿的 Fe 含量大于日本产艾蒿，各种艾蒿间的最高燃烧温度无差异。质量好的艾蒿达到最高温度时间短，质量差的艾蒿燃至 45℃以上所需时间较长。

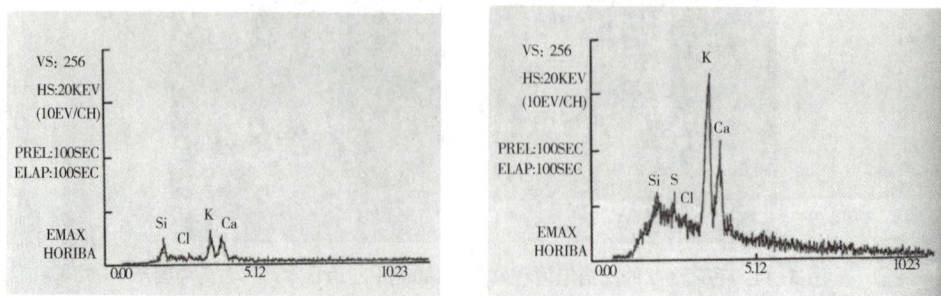

图 2-37　日本与中国产艾绒的毛茸中都检测出了 K、Ca、Si、Cl 等元素（左为日本产，右为中国产）

艾的主要成分是精油，有一定挥发性，燃烧时可大量释放。从艾中提取出有机成分并加以鉴定，认为艾的有机成分是庚三十烷（$C_{37}H_{36}$）、少量的焦油、奎尼酸、侧柏酮、桉油醇和黄酮类化合物，还含有儿茶酚胺系缩合型鞣酸等。鞣酸在优质艾中含量甚少，在劣质艾中含量多。比较经提取处理和未经处理的两种艾的燃烧温度时间曲线，发现若没有 $C_{37}H_{36}$，艾的燃烧将出现困难。有研究对艾叶挥发油的成分进行了分析，从 2007 年、2008 年、2009 年不同年份的蕲艾叶中检出了相同成分，且含量较高，如桉叶油醇、侧柏酮、菊槐酮、樟脑、龙脑、4- 萜烯醇、石竹烯、石竹素、刺柏脑等，见图 2-38（见书末彩图）。可初步推断，年份越久，艾绒比例越高，易挥发成分的含量相对越少，难挥发成分含量越多，如刺柏脑、石竹素等是相对难挥发的成分，即陈年精细艾绒剩下的成分，可能是艾灸时的有效成分。

近年来，除对艾成分方面的研究外，一些学者也研究了艾燃烧生成物的化学作用，认为在灸疗过程中，虽然艾叶进行了燃烧，但其药性尚存。日本学者分别用甲醇提取艾和艾的燃烧生成物，发现提取物有清除自由基和过氧化脂质的作用，而且艾的燃烧生成物作用较强。有学者通过研究认为灸疗能引起施灸局部皮肤中过氧化脂质显著减少，这并非由灸热引起，而是艾的燃烧生成物所致。艾的燃烧生成物可附着在皮肤上，通过灸热由损伤的皮肤处渗透进去，起到某种治疗作用。

（三）艾灸光谱

艾的光谱是靠近近红外并以远红外为主的光谱，含有少量的可见光。艾条燃烧所产生的"热力"大都是从 600nm 左右的红光到 2500nm 的中红外直至远红外区，其谱形、强度及峰值在整个施治过程中都处于不断变化中，而现行的各种仿艾灸仪及各类红外频谱治疗仪的发光谱一般都为远红外某特定区段上的稳定辐射。艾条灸的辐射峰在 3.5μm 处，隔姜、隔蒜和隔附子饼灸的辐射峰几乎一致，均在 10μm 处。艾燃烧时可产生一种十分有效并适宜于机体的红外线，其辐射能谱在 0.8～5.6μm，艾燃烧时的辐射能谱不仅具有热辐射——远红外辐射，而且还具有光辐射——近红外辐射，艾灸能谱是以近红外辐射为主，且峰谱在 1.5μm 附近。根据物理学原理，一般远红外线能直接作用于人体的较浅部位，靠传导扩散热量；而近红外线较远红外线波长短、能量强，可直接渗透到深层组织，穿透机体的深度可达 10mm 左右，并能通过毛细血管网传到更广泛的部位，为人体所吸收。研究还认为，艾灸时的红外线辐射，既可为机体的细胞代谢活动和免疫功能提供必要的能量，又可为能量缺乏的病态细胞提供活化能，有利于生物大分子氢键偶极子产生受激共振，从而产生"得气"感。同时可借助反馈调节机制，纠正病理状态下紊乱的能量信息代谢，调控机体免疫功能。

有人比较了传统艾灸和隔物灸的红外辐射光谱，研究发现，传统艾灸与隔物灸的红外辐射强度和光谱曲线形状均有很大差异，而隔附子饼、隔姜和隔蒜三种传统间接灸的红外光谱与人体穴位红外辐射光谱最接近，它们在治疗中除艾和隔物的药理效应及艾灸的热辐射物理效应外，间接灸和穴位的红外"共振辐射"可能起到另一种重要的作用。研究还发现，由于替代物灸的红外辐射特性发生了很大改变，所以从光谱特性而言，替代物灸是不能真正替代传统艾灸的。

二、作用要素

（一）灸温

1. 温度幅值 人体主要是通过三种不同类型的感觉末梢器官感受不同的温度等级：冷感受

器、温感受器和痛感受器。它们对不同温度的反应不同。对每个人来说，可根据不同类型的感觉末梢相对刺激程度确定不同等级的温度觉。例如，在20℃时只有冷觉感受器（克劳泽终球）受到刺激，在40℃时只有温觉感受器受到刺激，而在33℃时冷觉和温觉感受器均受到刺激，在50℃时痛觉感受器受到刺激（图2-39）。但个体间温度幅值存在一定的差异。不同灸法的温度幅值不同，有研究表明，直接灸温度幅值大于隔盐灸，隔盐灸大于隔附子饼灸，隔附子饼灸大于隔姜或隔蒜灸。

研究表明，不同隔物灸温度变化的时效过程分为潜伏期、上升期和下降期。隔盐灸、隔附子饼灸、隔姜灸三者的潜伏期基本一致（3～4分钟）。在相同体积隔物灸中，隔盐灸峰值温度最高、升温速度最快、恢复时间最短；隔附子饼灸峰值温度次之；隔姜灸峰值温度最低，且后两者的升温时间和恢复时间较为接近。

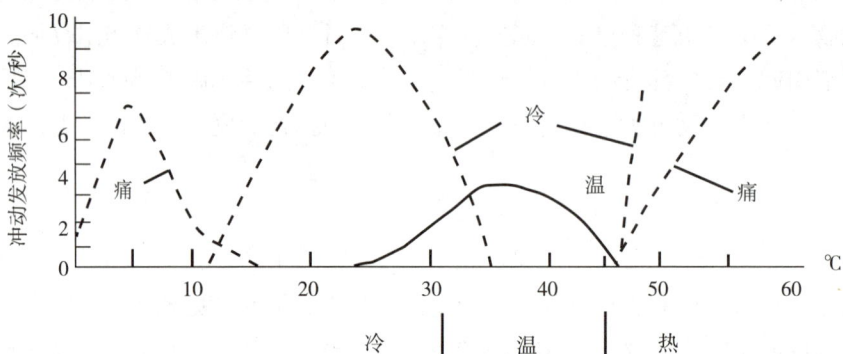

图 2-39　在不同温度时冷感受器、温感受器、痛感受器的冲动发放频率

2. 升降速度　当一个温度感受器突然受到稳定温度变化的刺激，最初会产生较大的反应，但在第1分钟后这种反应会很快衰减，并在其后0.5小时或更长时间进一步发生缓慢衰减。也就是说，温度感受器对稳定温度变化具有很大的适应性，但温度感受器除了能对稳定状态的温度变化产生反应外，也能对温度的不断变化而产生明显的反应。因此，当艾灸温度不断上升或下降时都会引起温度感受器的显著反应。有人研究后认为温度感受器受到代谢率变化刺激，温度每改变10℃，可使细胞内化学反应速率提高约2.3倍。也就是说，温度感受不是由直接物理刺激引起的，而是由受温度影响的化学性刺激作用于末梢所引起。由于温度升降时程越长，即升降速度越慢，灸的效应越好，所以临床干预疾病的发生和发展可采用隔物灸。

3. 作用面积　温度的作用面积是影响艾灸温热刺激的因素之一，艾灸的温度刺激强度与艾灸的作用面积及温度感觉空间的总和有关。当整个身体感受到温度变化时，其分辨微小温度变化的能力最高，如温度变化同时影响整个体表部分时，小至0.01℃的快速温度变化即可被感知。相反，如果受作用皮肤表面只有1cm²大小时，即使比上述温度高100倍的温度变化也不能被感知。研究表明，在一个小的体表面积里，冷觉和温觉末梢数量是非常少的。例如，在前臂上冷点平均为每平方厘米13～15个，而温点只有每平方厘米1～2个。因此，当受到温度变化刺激的部位很小时，就很难确定温度等级，而当较大面积的身体部位受到温度变化刺激时，整个部位发出的温度觉信号可被总和起来。

4. 持续时间和间隔时间　每壮持续时间与每壮温度升降速度有一定关系，而每壮间隔时间则与整个温度刺激的梯度有关，因而也是予以考虑的刺激参数之一。

（二）灸量

《外台秘要》以个人体质盛衰作为施灸量的依据："凡灸有生熟，候人盛衰及大小也。衰老者少灸，盛壮强实者多灸。"《扁鹊心书》以疾病大小作为施灸量的依据："大病灸百壮，小病不过三五七壮。"

现代研究表明，灸的作用强度与药物一样，在一定范围内随着灸量增加而增强。艾炷的大小、施灸时间不同，其所产生的效应有一定差别。如灸法所致的循经感传研究中，当艾灸至一定壮数时，感传开始出现，随壮数增加，感传由线状逐渐加宽呈带状，速度逐渐加快。有人开展不同灸量对"阳虚"动物脱氧核糖核酸合成率影响的研究，将实验动物分为艾灸"命门"穴组和羟基脲组，艾灸"命门"穴3壮组的脱氧核糖核酸合成率与羟基脲组相比较，无显著差异；但艾灸"命门"穴5壮组与羟基脲组相比较，则有非常显著的差异，其脱氧核糖核酸合成率明显升高。

然而灸量与灸效的关系，并非都是灸量越大灸效越好。有学者在艾灸"大椎"穴促进伤寒杆菌凝集素或溶血素产生的动物实验中发现，灸2壮作用明显，而灸6壮则作用较差（表2-5）。又如用麦粒灸治疗高脂血症模型大鼠，分别按每穴每日3壮、6壮、9壮的灸量施灸于"神阙""足三里"穴，治疗结束后测定各组大鼠血清总胆固醇（TC）、甘油三酯（TG）、低密度脂蛋白胆固醇（LDL-C）、高密度脂蛋白胆固醇（HDL-C），结果发现不同灸量麦粒灸对急性高血脂状态大鼠均具有普遍性调节效应，其中降低TG方面6壮和9壮的效应最佳，升高HDL-C方面3壮的效应更优。因此，在针灸临床上必须根据具体情况采用不同的灸量。

表 2-5　不同灸量效应的差异

观察指标	灸量	灸效
循经感	用底面积 6mm²、高 8mm 的艾炷施灸	平均 19.6 壮出现感传，随壮数增加，感传由线状逐渐加宽呈带状，速度逐渐加快
"阳虚"动物脱氧核糖核酸合成率	艾灸命门 3 壮	与羟基脲对照组比较，疗效无显著差异
	艾灸命门 5 壮	与羟基脲对照组比较，疗效明显优于对照组
促进伤寒杆菌凝集素或溶血素产生	2 壮	作用明显
	6 壮	作用较差

艾灸的壮数不同，其所兴奋的皮肤感受器也不完全相同。哺乳类动物皮肤上有两类主要的、高阈的、被认为是接受伤害性刺激的传入单位，即高阈机械感受单位（具有数个分散点组成的感受野和小的有髓或无髓轴突）和多型性伤害性感受单位（具有小带状感受野及无髓轴突）。多型性伤害性感受单位在针刺或加热等刺激达到伤害性水平时易于激动，而高阈机械感受单位只有11% 为第1次短时加热至 50～55℃时所激发，其余在出现反应前需 2～6 次的加热。也就是说，高阈机械感受单位常由于重复热刺激而变得敏感，并可能在连续治疗过程中发挥作用。

灸时，即施灸时间的长短，与灸量关系密切，施灸时间长则灸量大。如观察不同灸时对免疫功能的影响，灸 15 分钟可显著提高阳虚小鼠 T 淋巴细胞酯酶阳性率，灸 5 分钟、25 分钟作用不明显；灸 5 分钟、15 分钟、25 分钟均可显著提高阳虚小鼠淋巴细胞转化率，但三者之间差异无统计学意义。灸 5 分钟效果不佳，可能是因为刺激时间过短，刺激量不够，达不到治疗效果；灸 25 分钟虽有一定效果，但并不比灸 15 分钟效果好，这进一步说明当刺激达到一定量时，机体的反应可能出现饱和状态。又如个体化消敏饱和艾灸剂量（每次 30～60 分钟）治疗膝骨关节炎、腰椎间盘突出症等优于传统艾灸剂量（每次 15 分钟）。

（三）灸质

艾灸的治疗效应与灸质密切相关。有学者采用热敏电阻温度计与计算机联机实时监测的方法，以耐痛阈确定施灸强度，对比观察着肤灸、隔姜灸、悬灸、聚光灸及氦氖激光灸对人体穴位皮肤、皮下与肌层温度的影响，结果表明氦氖激光灸对穴位温度影响微弱，其余灸法都可明显改变穴位自皮肤至肌层的温度，并各具规律与特征。以皮温而言，着肤灸与隔姜灸的变化呈单峰或峰–峰型，悬灸与聚光灸呈平台型。

观察不同灸质对家兔胃电活动的影响，发现艾条灸对家兔胃电频率、振幅的增强具有明显抑制作用，而烟条灸似对胃电频率、振幅有抑制倾向。另有学者采用荧光检测方法观察了不同灸质、灸量对利血平化"脾阳虚"大鼠外周和中枢 5–HT 等神经递质及其代谢产物含量的影响，结果显示，艾条弱刺激能使血中组胺、5–HT、5–羟吲哚乙酸（5–HIAA）明显升高，而烟条灸仅能使血中组胺升高，其他物质变化不明显。

三、作用机制

（一）物理作用

1. 温热作用　艾灸的温热刺激是其产生疗效的主要原因。在施灸过程中，患者的第一感觉就是温热感，随着施灸时间的延长和热量的逐渐积聚，患者可感到灼痛。灸热刺激是通过温热刺激引起生理性炎症反应，具有维持机体稳态的作用。灸法的温热刺激可以调整施灸局部表皮及真皮下的温度和血浆渗透压，使局部血液循环加快。持续施灸能激活多种酶的活性，使血液中白细胞、淋巴细胞、血红蛋白含量增加并长期维持，且能增强免疫功能。研究发现，艾灸之热以施灸点为中心，向周围及深部扩散，见图 2–40（见书末彩图）。有人用 50mg 艾炷在小鼠埋有热电偶接点的皮肤上施直接灸，结果表明：每次施灸时艾燃烧的最高温度均不同，其变化与测定部位有关；皮下与肌层内的温度变化与表皮不同，说明艾灸刺激不仅涉及浅层，也涉及深部。用单壮（2mg）艾炷灸小鼠腹部也证实了这一点，结果显示，施灸点皮肤表面温度高达 130℃，而皮内温度仅达 56℃左右。温针灸刺激大鼠股二头肌，从局部皮温达 42℃开始，肌细胞间质液的 pH 值随温度上升向碱性侧移动，这种移动仅在刺激初期发生，长时间刺激及短时间反复刺激则移动减少；施灸 30 分钟后，局部血管通透性增强达顶峰，此现象可能与肥大细胞脱颗粒的经时性变化有关。因此，热灸刺激必须达到一定的面积和一定的温度才能起到治疗作用，但也并非面积越大越好，温度越高越好。

对于艾灸的温热刺激，机体腧穴存在敏化态，其热敏特征与机体状态密切相关。同一腧穴对外界刺激的反应性（功能状态）具有个体差异性及时变性，即功能状态有敏化态（出现热敏灸感）与静息态（出现局部表面热感）之别。腧穴发生热敏与疾病高度相关且具有普遍性；不同疾病具有不同的腧穴热敏高发区。研究发现，疾病状态下热敏穴出现率为 76.2%，正常人为 12%；不同疾病的热敏部位具有特异性，不同疾病时腧穴热敏化有不同的高发区域。研究初步显示选取热敏态腧穴施灸的临床疗效优于传统选穴施灸。

2. 辐射作用　人体不仅是一个红外辐射源，也是一个良好的红外吸收体。穴位有其自身的特征性红外辐射光谱。有研究显示不同病理、生理状态下，穴位的红外辐射光谱存在差异，这些差异，可能与疾病、证型等相关。隔附子饼、隔姜和隔蒜等 3 种隔物灸的红外辐射光谱与人体穴位红外辐射光谱一致，提示穴位对传统隔物灸的共振红外辐射和匹配吸收是传统隔物灸起效的重要机制。由于艾条灸燃烧时温度较高，释放大量热能，并产生光热辐射，故其产生的红外线光谱具有波长短、能量强的特点，它的红外辐射强度较穴位辐射强度高 1000 倍左右，穿透机体的深度可达 10mm，可渗透到表皮、结缔组织、血管、神经，或直接渗透到深层组织，并通过毛细血管网传到更广泛的部位，而为人体所吸收。在辐射光谱中，从 0.1 ～ 100μm 的波段是热射线波长范围，此波段射线照射物体可产生明显的热效应，其中辐射能量主要集中在 0.76 ～ 20μm 的红外波段。现代研究表明艾绒燃烧的发射光谱范围在 0.6 ～ 15μm，正处于红外波段以内。艾灸时的红外线辐射既可增强细胞的吞噬功能，改善血液循环，消除肉芽水肿，又可为机体细胞代谢活动、免疫功能提供必要的能量，也能为能量缺乏的病态细胞提供活化能，从而进一步调整机体的免疫功能和神经功能，促进疾病的恢复。

（二）药化作用

艾的成分复杂。直接灸时，艾燃烧的生成物可附着在皮肤上，通过灸热由皮肤处渗透进去，起到某种治疗作用。间接灸时，除了艾的作用外，所隔之姜、蒜受热时其姜辣素和大蒜素也发挥一定的作用。另外有研究发现隔盐灸时，盐中的 K^+ 可透过皮肤使皮下 K^+ 活性明显增高，而隔 $MgCl_2$ 灸、隔附子饼灸等则无 K^+ 增高的效应。另外在观察隔药灸治疗桥本甲状腺炎时，发现加活血化瘀和益气温阳中药粉末组的灸效在改善甲状腺肿大、结节质地和调整患者免疫功能等方面均明显优于仅加益气温阳中药组。

然而也有学者认为艾的药性对某些指标的影响起不到重要作用。例如，经研究观察到化脓灸、隔药饼灸、温针灸和经穴灸疗仪等不同灸法对淋巴细胞转化率等免疫指标均产生相同或相似的影响。出现以上两种相反的研究结果，可能与灸法复杂的药性作用机制有关，这可以从艾灸临床治疗的疾病范围广泛得到佐证。因此，应对灸法的药性作用机理进行多途径、多水平和多靶点的深入研究。

此外，研究发现，灸治过程中除了艾叶燃烧所放出的热量起作用外，艾烟中的成分也发挥了作用。艾烟的挥发性成分为氨水、乙醇、乙二醇、醋酸、乙酰胺、丙酸、环己烯、甲基呋喃、丁酰胺、三甲基丁酰胺、季酮酸、戊硫醇、二甲基戊硫醇、斯德酮、正己基胺、萘、癸酸、乙内酰脲、三甲基对二氮杂苯、嗅代氮杂环丁烷。艾烟弥漫在空气中，对细菌、病毒、真菌有一定的抑制作用。有研究表明一定浓度的艾烟可以增强 SAMP8 小鼠抗氧化能力和自由基清除能力，并对 Th1/Th2 细胞因子进行平衡调节，具有显著抗衰老作用。

（三）创伤作用

直接灸中的化脓灸会在皮肤表面造成损伤而形成灸疮，灸疮亦称灸花，是指施灸所造成的浅表的无菌化脓性炎症。古人在灸治中十分重视灸疮，以此判断疗效，认为只有灸疮起发，才达到了治病的目的。如《针灸资生经》曰"凡著艾得疮发，所患即瘥，不得疮发，其疾不愈"，《针灸易学》甚至强调"灸疮必发，去病如把抓"。现代研究表明，45℃是人体首先感受疼痛的平均临界值，也是组织开始被热损伤的温度。直接灸时的温度远远高于平均临界值，可引起局部组织无菌性化脓，使机体处于应激状态，升高白细胞及吞噬细胞的数量，增强机体抗病能力。同时，穴位感染化脓后，细菌在体内产生内毒素，刺激某些脏器或激活有关细胞释放出免疫物质，调节机体的免疫功能。

（四）综合作用

研究表明，灸法的作用是由艾灸燃烧时的物理因子和化学因子，与腧穴的特殊作用、经络的特殊途径相结合，而产生的一种"综合效应"。施灸时可调整神经—内分泌—免疫网络，发挥综合调节作用。如果将艾条距皮肤 2cm，施灸 7～10 分钟，使腧穴的局部组织造成轻微创伤，患者便开始感到灼痛。因此，有人认为艾灸的作用机理是疼痛和艾燃烧时所产生的物理因子和化学因子作用于腧穴处的痛、温觉感受器，产生动作电位，通过Ⅲ类、Ⅳ类传入神经纤维，将刺激信号传入中枢，经过中枢整合作用，形成传出信号，调控机体神经—内分泌—免疫网络系统，使机体的内环境达到稳定状态，起到防病治病的作用。

第三节　其他刺灸法

一、电针法

电针法（electroacupuncture）是在毫针针刺得气的基础上，应用电针仪输出脉冲电流，通过毫针作用于人体一定部位以达到防治疾病的一种针刺方法。常用的电针输出波型有连续波（疏波、密波、疏密波）和断续波。电针同手针类似，具有镇痛、镇静、调节神经功能、抑制炎症反应、改善微循环等作用，但电针对神经损伤及疼痛类病症的治疗较手针作用更为突出。

1.调节神经功能　有研究发现，电针和手针均能使大鼠大脑皮层 SI 区内各种感受类型的神经元发生反应，但电针引起反应的神经元感受野的分布范围较手针大，有些神经元对电针和手针的反应具有相反的性质，说明电针与手针的作用并不完全相同。

2.抑制炎性反应　有研究发现，电针和手针"曲池""足三里"穴均能降低结肠组织中促炎因子 TNF-α、IL-1β、IL-6 的水平，增加抗炎因子 IL-10 的表达，通过修复肠屏障功能、降低炎症反应减轻溃疡性结肠炎大鼠病变，且手针组 IL-10 的上升作用较电针组更显著。电针及手针刺激"丰隆"穴时，非酒精性脂肪肝病大鼠炎症因子 TNF-α、IL-6mRNA 的表达均较针刺前有所降低，且电针组的降低程度优于手针组。

3.改善微循环　电针可通过发出持续有节奏的脉冲电流，促进大脑中动脉栓死模型大鼠脑内血管内皮生长因子的表达，促进脑血管新生，间接增加脑血流量，改善脑缺血再灌注损伤。此外，有研究发现手针和电针刺激实验性高血压家兔的"足三里"穴均有降压作用，但前者降压幅度大且持久，后者降压幅度小而不持久，这可能与电针主要由粗纤维传导有关。

二、穴位注射法

穴位注射法（acupoint injection）是将药液注入穴位以防治疾病的一种治疗方法。它将针刺刺激和药物的性能与对穴位的渗透作用相结合，发挥综合及协同效应。

（一）穴位注射的效应

穴位注射的药效具有高效、迅速的特点。有研究表明：穴位注射的药效优于口服和肌内注射；穴位注射的疗效与等量药物静脉注射相比，相当于或者超过药物静脉注射。

用胰岛素、戊四唑、去甲肾上腺素、阿托品、速尿、可乐定、东莨菪碱、肾上腺素、戊巴比妥钠等 9 种药，在小鼠、大鼠、家兔不同经脉进行穴位注射（不加任何针刺手法），以各药主要药理或毒理反应强度和速度为指标，结果发现，与等量药物静脉注射相比，9 种药物的疗效相当或者穴位注射超过药物静脉注射。

（二）穴位注射的规律

1. 药物特异性　对比观察卡介菌多糖核酸（斯奇康）与生理盐水穴位注射辅助治疗常年性变应性鼻炎的疗效，结果表明二者均有疗效，但斯奇康穴位注射效果较生理盐水好；观察穴位注射复方当归注射液等 4 种注射液对佐剂性关节炎大鼠的镇痛作用，结果显示 4 种药物均有疗效，其中蜂毒注射液和复方当归注射液对佐剂性关节炎镇痛作用较好。

2. 穴位特异性　有研究将同剂量呋塞米分别注于小鼠"委中""内关""三阴交"及静脉，结果显示在"委中"注射呋塞米后排钠利尿作用强度与静脉注射没有明显差异，而明显强于"三阴交"与"内关"注药组。以腹腔注射酒石酸锑钾引起疼痛的小鼠为模型，在小鼠"足三里""内关""委中"、皮下及静脉注射同剂量可乐定，结果发现，"足三里"给药组的镇痛作用明显大于"内关""委中"及皮下组，与静脉组相仿。有实验将同剂量胰岛素注于小鼠"内关""足三里"及静脉，结果发现注药后 5 分钟，"内关"组与静脉注射组的降血糖百分率相仿，远大于"足三里"组。可见不同穴位在注射相同剂量药物后可产生不同药效。

> 思考、探索、启迪：穴位药物注射药效强度的相对特异性与药物归经有无关系？对药物归经的研究有何启示？

3. 与血药浓度的关系　分别在静脉、肌肉、三阴交、内关注射呋塞米研究其排钠利尿作用时发现，在给药后 30 分钟，三阴交组排尿量与静脉注射组相仿，但血药浓度远低于静脉注射组，排尿量明显高于肌肉组与内关组，但血药浓度略低于肌肉和内关组。研究发现大鼠"内关"穴位注射肾上腺素后血流动力学参数变化与静脉注射相似，但血药浓度明显低于静脉注射组。上述实验显示穴位注射的疗效不直接取决于药物在局部吸收后的血药浓度，还可能与针刺和药物对穴位的直接作用有关。

> 思考、探索、启迪：穴位药物注射药效与血药浓度并非直接相关，这对经络研究有何启示？

（三）作用机理

穴位注射的作用是药物和针刺穴位的双重作用，但具体机理尚未明了。有研究表明，穴位注射的作用与细胞外间质有关。细胞外间质如胶原蛋白等是细胞外一种惰性填充物，具有活跃的生物活性，它不仅参与细胞的运动增殖和分化等，而且介导细胞与细胞、细胞与生物分子间的作用，从而在胚胎发育和各种生理及病理过程中发挥重要作用。用胶原酶对内关穴预处理，破坏胶原蛋白活性能完全阻断内关穴注射胰岛素的降糖作用；用胶原酶对足三里预处理也能完全阻断足三里穴注射庆大霉素对胃肠蠕动的抑制作用。另外，使用 Zn^{2+}、Cr^{3+}、V^{5+} 等微量金属无机物预注于穴位能显著地加强某些穴位注射药物的效应，而且同样具有特异性，提示穴位注射效应的相对特异性可能与不同穴位的离子构成或类半导体属性不同有关。另有研究发现，穴位注射自体血液后可引发局部炎症反应，激发免疫应答，这可能是自血疗法的主要机制。

三、刺络放血法

刺络放血法（blood-letting puncture）古称"刺络"，是根据不同疾病，用一定方法刺破体表浅表络脉或静脉（特定腧穴、病灶处或病理反应点）放出少量血液以防治疾病的一种外治法。

研究认为，刺络放血法的机理复杂，包括对血管和血液的双重刺激，对内分泌免疫系统的调节和脑功能的保护。血管活动存在复杂的神经调节、体液免疫调节和自身调节，血液的变化可影响全身。因此，刺络放血法的作用机理可能与改善循环，调节机体的神经—内分泌—免疫功能有关。

（一）局部作用

研究表明，刺络放血可改善局部微循环，减轻局部水肿，抑制缩血管因子和致痛因子的释放，促进局部组织氧和营养物质的供应，从而起到消肿和止痛等作用。

（二）全身作用

1. 改善血流动力学　刺络放血可对血流动力学产生影响，可改善血液黏度，使营养通路血流量增加，细胞活力增强。研究表明，中风后患者脑内血流速度的变化表现为加速或减速，而手十二井穴刺络放血对脑血流有双向调节作用，可使血流加速者减慢，使血流缓慢者加速。体液循环在机体内具有非常重要的作用，刺络放血可显著调节体液循环，消除水肿。

2. 调节免疫功能　刺络放血可以通过调节白细胞介素、干扰素和免疫球蛋白、T淋巴细胞亚群等免疫因子的表达，调节免疫功能。

3. 保护脑功能　对手十二井穴进行刺络放血可提高缺血后神经细胞对缺血、缺氧的耐受和适应能力，调控细胞凋亡，保护和修复脑损伤。研究发现，井穴放血通过调节体液循环，可以改善缺血局部微循环，促进颈部淋巴对脑水肿的引流作用，抑制脑水肿的发展；手十二井穴刺络放血可调节相关蛋白表达，缓解炎症反应，改善和保护脑功能的损伤。

四、穴位埋线法

穴位埋线法（thread-embedding therapy）是指将可吸收性外科缝线植入穴位内，利用线体对穴位产生的持续刺激作用以防治疾病的方法。该疗法是传统针刺疗法的延伸和发展，包含了针刺效应、线体吸收持续刺激、刺络放血等多种疗法作用。

穴位埋线法具有微创、不良反应少、临床疗效好等优势，用于治疗多个系统的慢性疾病。以往埋植线体材料多用传统铬制羊肠线，部分患者排异反应或过敏反应较大。近年来临床多选用疗效稳定、不良反应少的高分子可降解生物材料制作线体，如聚乳酸及其共聚物（PGLA/PGA/PLA）、聚对二氧杂环己酮（PDS）等。研究认为，穴位埋线疗法的作用机制涉及神经、免疫、内分泌等多系统。

（一）调控神经系统

研究表明，穴位埋线法通过穴位植入线体产生的持续良性刺激，调节神经递质的释放，恢复和调节神经系统的功能。此外，线体植入穴位后会产生一种非特异性刺激冲动，部分信息可通过神经后根传递至相应节段的脊髓后角并下传内脏，以调节内脏的生理功能。

（二）增强免疫功能

穴位埋线法可通过调控细胞代谢增强免疫功能。有研究发现穴位埋线可使得自身免疫性葡萄膜炎模型大鼠 $CD8^+$ 的活化表达增强，促进细胞免疫，减轻炎症反应等。有实验证实，穴位埋线可显著增强大鼠脾淋巴细胞的转化功能，提高巨噬细胞的吞噬能力。

（三）改善机体代谢

穴位埋线法通过调节信使分子和促进代谢治疗内分泌疾病。研究发现，埋线疗法可明显降低肥胖大鼠的体重和 Lee's 指数，其机制可能与调节大鼠纹状体一氧化氮和一氧化氮合酶的表达，改善中枢内分泌功能有关。此外，穴位埋线能通过加速代谢，降低血清中总胆固醇及低密度脂蛋白的含量，升高高密度脂蛋白含量，起到抑制动脉粥样硬化的作用。

五、拔罐疗法

拔罐疗法（cupping therapy）古称"角法"，是选用密闭罐具，利用燃火、热气、机械等方法，形成罐内负压，使罐吸附于体表腧穴或特定部位，产生良性刺激以防治疾病的一种外治方法。近年来随着现代科学技术的发展，罐具和拔罐方法都呈现出多样化。

有研究认为，拔罐疗法与针灸疗法的作用机制较为相似，都是通过体表的物理刺激，导致体表刺激部位微环境发生变化，将物理信号转化为生物信号，引起局部组织细胞分子的相互作用和影响，使效应级联放大，激活机体神经—内分泌—免疫网络，进而产生整体调节效应。

（一）局部效应

拔罐疗法首先对局部皮肤产生物理刺激，改善局部微循环，调节细胞因子表达和局部皮肤小网络微环境，形成级联反应，进而影响整体循环，产生拔罐疗法的"通络"效应。罐内负压作用于皮肤上，能使局部毛细血管充血扩张，加速血液循环，同时，使局部组织处于高供氧低消耗状态，改善新陈代谢，产生良性作用。研究表明，拔罐能使局部皮肤血流量明显增加，拔罐后血流量随着时间而逐渐降低。

（二）整体调节

拔罐具有整体调节效应。罐内负压引起自身溶血，通过体液免疫和细胞免疫发挥免疫调节作用，增强自身抵抗力。研究发现，拔罐对患者体液免疫功能紊乱具有双向调节作用，使偏低或偏高的免疫球蛋白恢复到正常水平。拔罐或走罐作为一种良性刺激，可增加白细胞数量，有利于代谢产物的排出，改善疼痛症状。背部膀胱经走罐能明显提高正常人红细胞免疫功能。拔罐对血液流变学有一定影响，可通过打破血管内外的相对平衡，影响血管壁上肾上腺素能神经、胆碱能神经的功能活动，促进机体的恢复。研究表明，大椎穴拔罐可升高健康人督脉穴位的皮表温度，促进机体能量代谢。

小　结

1. 各种针刺手法测试和显示装置的研究推动了针刺手法客观化研究。不同的针刺手法产生的效应不同：在外周，不同手法可对针刺局部、机体温度及脏器的功能产生不同的影响；在中枢，不同针刺手法可引起脑功能的不同变化。其机理可能与交感神经的兴奋以及不同针刺手法引起的传入神经纤维类别和神经电信息编码不同有关。

2. 针感是指针刺入人体腧穴后，受试者所产生的酸、麻、胀、重、痛等感觉，以及施术者手下的沉紧感。针感产生的结构定位法有组织形态学法和影像学法，组织形态学的方法包括：美蓝法、墨汁法、蓝点法、改良蓝点法。针感点大多分布在深层组织，穴位下的小神经束、游离神经末梢、血管和某些包囊感受器与针感的形成密切相关，它们共同构成穴位的感受装置。且不同性质的针感与不同的组织结构有关，刺激神经多引起麻感，刺激血管多引起痛感，刺激肌肉多引起酸胀感，刺激肌腱、骨膜多引起酸痛感。

3. 针感的产生和神经系统关系密切，穴位处的各种感受器是产生针感的基础。针刺是通过直接刺中穴位感受装置中的神经末梢等，引起感受器的兴奋；或针刺使部分受损伤的组织释放一些化学物质，使感受器去极化，将针刺刺激转化成相应的神经冲动，即针刺信号，该信号沿一定外周和中枢路径逐步传入到脑的高级部位，最后形成针感。

4. 针感的传导通路非常复杂，涉及神经、体液等多方面，其中神经系统在针感传导中具有非常重要的作用。针感的外周传入通路主要是支配穴位的躯体感觉神经，也与自主神经有关。针感传入纤维的类别，主要是中等粗细 Aβ（Ⅱ类）、Aγ（Ⅲ类）类纤维。针刺穴位的传入冲动进入脊髓后作用于脊髓背角细胞，主要经脊髓丘脑前束、脊髓丘脑侧束向上级中枢传递，针感信号经脊髓上行入脑后，必须到达丘脑，经过丘脑换神经元，最终上行到大脑皮层形成针感。另一方面，其神经冲动沿皮质脊髓束下行至有关节段，通过脊髓 γ-传出系统随躯体神经到达相应支配穴位下的肌梭，使梭内肌收缩，并发放肌电（穴位肌电），同时引起穴位下局部肌纤维的收缩，后者经针柄传达于施术者指下，即形成沉、紧、涩、滞等手下感。

5. 巨刺为一种左病取右、右病取左的针刺方法，其治疗原理较为复杂，从神经系统方面对其进行的研究较多，认为其效应的产生是各级神经中枢整合和相互作用的结果。脊髓、脑干网状结构、丘脑非特异性投射系统及大脑皮层是巨刺效应产生的重要结构。缪刺与巨刺在各段中枢的作用原理相同，但由于缪刺刺络脉，其外周感受器与巨刺有所不同。

6. 灸时燃烧所产生的"热力"是从 600nm 左右的红光到 2500nm 的中红外直至远红外区，其谱形、强度及峰值在整个施治过程中都处于不断变化之中。艾灸的作用要素为灸温、灸量、灸质，其中灸温又与体表温度的幅值、温度升降速度、温度作用面积、艾灸壮数、每壮持续时间和间隔时间等有关。艾灸的作用机理与艾灸的药化作用、物理作用（温热作用、辐射作用）、创伤性作用及艾灸的综合作用有关。

7. 常用的电针输出波型有连续波（疏波、密波、疏密波）和断续波。同手针类似，电针具有镇痛、镇静、调节神经功能、抑制炎症反应、改善微循环等作用，电针对神经损伤及疼痛类病症的治疗较手针作用更为突出。

穴位注射疗法发挥了药物和穴位两方面的作用。穴位注射的药效有些与静脉注射相当，药效强度具有穴位特异性，似与血药浓度不存在线性关系，这些现象值得深入研究，其对探索经络本质和药物归经颇多启迪。

刺络放血效应包括局部和整体作用。局部作用不仅体现在改善局部微循环，减轻局部水肿，且刺络放血可通过抑制缩血管因子和致痛因子的释放而止痛。整体调节作用主要体现在改善血流动力学、提高免疫功能和保护脑功能方面。

穴位埋线多选用疗效稳定、不良反应少的高分子可降解生物材料制作线体，如聚乳酸及其共聚物（PGLA/PGA/PLA）、聚对二氧杂环己酮（PDS）等。具有调控机体神经系统、增强人体免疫功能、改善机体代谢的作用。

拔罐疗法的局部效应主要体现在改善机体局部微循环。拔罐的整体效应主要包括调节人体免疫功能，改善血流流变学和促进机体能量代谢等方面。

复习思考题

1. 试述针刺手法的作用机制?
2. 针感的感受器包括哪些组织，针感性质与组织结构关系如何?
3. 穴位针感的形成与哪些结构有关? 试述针感的形成过程?
4. 巨刺与缪刺的联系和区别及产生的机理是什么?
5. 简述艾灸的作用因素和作用机理。
6. 穴位埋线的线体材料有哪些? 其作用机制是什么?
7. 拔罐疗法的局部效应和整体效应分别体现在哪些方面 ?

第三章
针灸作用效应的基本规律
Basic Laws of Acupuncture−Moxibustion Effect

把握针灸作用效应的基本规律对指导针灸临床实践至关重要。针灸作用不同于药物，不是对外源物质的补充，也不是直接作用于病原体和罹病的组织器官，是通过针灸刺激穴位，激发或诱导体内固有的调节系统，发挥自身调节作用，提高自身抗病能力和自我康复能力，达到防病治病的目的。针灸作用效应具有整体、双向、自限、品质调节特点，针灸作用效应受多种因素影响，并具有起落消长的时效规律。

本章要求掌握针灸作用效应的基本特点，理解针灸的整体调节、双向调节、自限调节和品质调节的内涵，掌握针灸作用效应的时效规律，熟悉针灸作用效应的主要影响因素。

关键词：基本规律；整体调节；双向调节；自限调节；品质调节；针灸时效影响因素

本章目录

第一节　针灸作用效应的基本特点

针灸作用效应是指针灸刺激对机体生理、病理过程的影响及其在体内引起的反应。针灸刺激作为非特异性物理刺激，通过激发或诱导体内固有的调节系统，使失调、紊乱的生理生化过程趋于正常，发挥自身抗病能力和自我康复能力，达到防病治病的目的，针灸因而又被称为"绿色疗法"。针灸效应不同于药物，一般是通过体内固有调节系统的介导而产生的，这就决定了针灸作用的基本方式是调节，并具有以下基本特点。

一、整体调节

针灸的整体调节包括两方面含义：一是指针灸穴位可同时对多个器官、系统功能产生影响；二是指针灸对某一器官功能的调节作用，是通过该器官所属系统甚至全身各系统功能的综合调节而实现的。针灸对机体各系统、各器官功能几乎均能发挥多环节、多水平、多途径、多靶点的综合调节作用。针灸的整体调节特点是针灸具有广泛适应证的主要原因。

二、双向调节

针灸的双向调节是指针灸穴位能产生兴奋或抑制的双向效应。当适宜的针灸刺激作用于机体，其效应是使机体从偏离正常生理状态朝向正常生理状态转化，使紊乱的功能恢复正常。在机体功能状态低下时，针灸可使之增强；当机体功能状态亢进时，针灸又可以使之降低。如针刺上巨虚既可以治疗便秘，也可以治疗腹泻；针刺内关既能使心动过速患者心率减慢，又可使心动过缓患者心率恢复正常。针灸的这种双向性调节作用受多因素影响，尤其受机体功能状态影响。

三、自限调节

针灸的自限调节包括两方面含义：一是指针灸的调节能力是有限度的，只能在生理调节范围内发挥作用；二是指针灸的调节能力必须依赖于有关组织结构的完整与潜在的机能储备。因为针灸是通过激发或诱导机体固有调节系统而发挥作用的，而机体的自我调节能力是有一定限度的，这就决定了针灸作用效应具有上述自限性。如针刺麻醉中的镇痛不全，这是针刺镇痛的固有"本性"。又如对某些机能衰竭或组织结构发生不可逆损害者，或某些物质严重缺乏的患者，针灸就难以奏效。针灸的自限调节特点是决定针灸疾病谱以及针灸疗效优劣的基础，有助于我们正确认识针灸的适应证和作用大小，合理应用针灸疗法，提高临床疗效。

四、品质调节

品质是度量调节系统调节能力大小的一个参量。针灸的品质调节是指针灸具有提高体内各调节系统品质，增强自身调节能力以维持各生理生化参量稳定的作用。

1. 品质调节是针灸调节效应的基础　从针灸刺激到针灸效应，两者不是直接联系，是由体内各种调节系统介导的。机体是一个"自稳态"系统，存在着一系列维持内环境生理生化参量相对稳定的复杂调节系统，主要是神经—内分泌—免疫调节系统，它能对各种影响内环境稳定的干扰主动做出调节反应。针灸正是通过激发或诱导体内这些调节系统，调动体内固有的调节潜力，提高其调节品质，从而产生双向调节、整体调节和自限调节效应，使紊乱的生理功能恢复正常。（图 3-1）

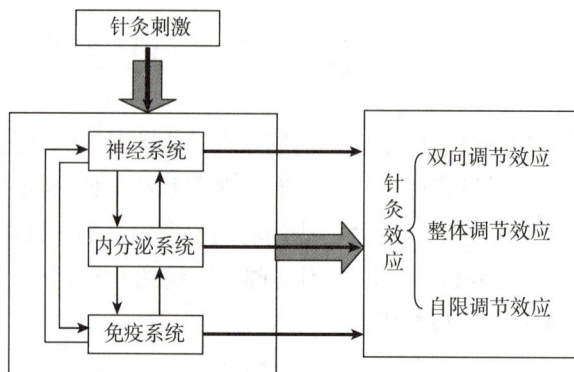

图 3-1　针灸品质调节示意图

2. 品质调节是针灸治未病的内在机理　品质调节解释了为什么针灸对紊乱的生理功能具有双向调节作用，而对正常生理功能无明显影响这一现象。无论对机体正常态或病理态，针灸都提高了体内调节系统的调节品质，增强了调节能力，但对不同机体状态表现不同。对病理态呈现双向调节作用（治疗作用），而对正常态呈现防病保健作用，表现为对随后受到的干扰因素（致病因素）引起的机体功能紊乱偏离度显著减少。经常针灸足三里穴可以调节机体免疫力、提高机体防病能力，就是针灸品质调节作用的体现。

应用控制理论中系统动态特性的研究方法，对针刺影响犬的血压调节系统品质进行了定量研究，结果表明针刺可改善血压调节系统的动态特性，提高其抗干扰能力和系统稳定性，加快系统响应速度，使外界干扰引起的血压波动很快被消除，血压振荡能较快消失。这一现象也很好地解释了针麻手术中的血压能够比药麻维持更平稳的现象。

针灸预处理可改善机体的状态，提高系统的调节能力，是针灸品质调节的体现。如电针预处理可激发诱导脑保护作用，提高脑组织的抗病能力，使随后的脑缺血的体积明显减小。见图 3-2（见书末彩图）。

研究针灸作用效应的基本特点，对于了解针灸治病的机理，掌握针灸治病的规律，合理认识和应用针灸疗法，提高针灸疗效及指导临床，具有非常重要的意义。

第二节　针灸作用效应的时效规律

针灸时效是指时间因素对针灸效应的影响，以及针灸效应产生的时间规律。针灸效应的发生、发展过程需要一定的时间，呈现一个特定的起落消长规律，这对于决定针灸施术时间、间隔时间、治疗疗程等具有重要指导意义。

一、针灸作用效应的时间规律

针灸刺激穴位时，先经过一个或长或短的潜伏期，随后针灸效应逐渐显现，并呈现上升趋势直至最高水平，在高水平维持一段时间后，便逐渐回落至刺激前相当水平。可把针灸作用效应的时效过程，大致分为潜伏期、上升期、高峰期和下降期。可用直角坐标图来表示针效与时间的关系，即针灸作用效应的时间效应曲线（图 3-3）。各期之间无绝对的界限，但各期却代表着针灸效应的实质性过程。针灸效应产生的时间规律，不仅表现在一次针灸过程中，在多次针灸中针灸效应也可呈现这种起落消长的趋势。

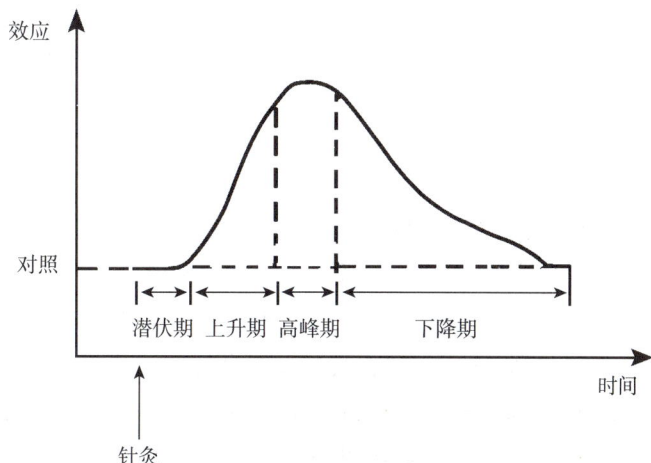

图 3-3　针灸作用效应的时间效应曲线

（一）潜伏期

潜伏期是指从针灸刺激开始，到针灸效应出现前的过程。这段时间虽无明显的针灸效应表现出来，但针灸刺激信号在机体内积极地进行传导、整合等各种复杂的活动，以调动机体的抗病能力，使之由弱到强，在量上逐渐积累，为针效显现提供前期准备。不同的器官系统对针灸刺激的反应速度不同，不同性质的病理过程也影响着针效显现速度，所以表现在针灸效应的潜伏期上也有不同。潜伏期短者为针灸作用效应的速发性反应，如针刺的即时镇痛效应等。一般认为，速发性反应与神经系统关系密切。反之，潜伏期长者为针灸作用效应的迟发性反应，针灸效应在针后数小时或数天后才逐渐呈现和发展至高峰。如针刺大鼠大椎等穴，每日1次，其肝脏网状内皮系统吞噬功能约1周后明显增强，15天才达到高峰。一般认为，迟发性反应与神经—内分泌—免疫网络关系密切。

（二）上升期

潜伏期后针灸效应逐渐上升到高峰水平，这段时间为针灸效应的上升期。从曲线上来分析，若这一段曲线斜率很高，反映了在单位时间内针效增值变化很大，说明在前一阶段量效积累基础上出现了一个飞跃期，使针灸效应迅速显现出来，达到高水平阶段。

（三）高峰期

高峰期是指针灸效应维持在高水平的一段时间，它反映针灸刺激在体内发挥了最大的调动能力。由于针效反应系统和病变性质不同，高峰期维持长短也有所不同。如电针犬的肾俞观察对泌尿功能的影响，30分钟后可达到峰值，1小时后开始下降，2小时后恢复到针前水平，峰值期约数十分钟。有的高峰期可维持1天或数日以上，如针刺人体足三里穴，使白细胞吞噬金黄色葡萄球菌指数增加，约经24小时达到峰值，48小时后才开始回落。

（四）下降期

下降期是指针灸效应从高峰期后逐渐下降回落的过程。产生这种下降变化的原因，主要是针灸刺激停止。具体而言，在单次针灸治疗中，因针灸刺激停止或针灸固定模式持续刺激一段时间出现机体适应现象后，针灸作用效应进入下降期；在多次针灸治疗中，随着针灸次数的增加，由于机体对针灸刺激逐渐形成的适应性，针灸作用效应也可能出现衰减现象或累积效应增幅下降现象。

二、针灸的累积效应

针灸效应随着多次针灸的介入具有累积特点。即时效应是累积效应的基础，及时地将针灸效应蓄积起来，有利于巩固即时效应达到累积效果以提高针灸效应。针灸治病有即时效应，特别是对于一些急性发作性疾病的治疗，如落枕、急性腰扭伤、痛经、胆肾结石的急性发作等。而对于一些慢性疾病的治疗，针灸疗效逐渐积累，最后发挥良好的治疗效果。针灸的累积效应因人、因病而异，受到针灸刺激量、刺激时间与治疗间隔时间的影响。不同疾病都有其发生发展的规律，机体对针灸治疗的反应也不尽相同，根据针灸效应在不同时间呈现的起落消长规律，挖掘不同疾病针灸持续效应消失的时间限度，当一次的刺激效应逐渐衰减时，应即时给予再次刺激，制定合理针灸刺激和间隔时间，选择恰当的再次介入针灸治疗时机，对提高针灸疗效有重要的指导意义。

针灸效应的累积是有限度的。在针灸发挥作用的效应期内，针灸刺激在体内发挥着最大的调动能力，针灸效应随着针灸时间的延长而逐渐积累直至达到高峰期，然而随着针灸刺激的延长，对抗针灸效应的针灸耐受也随之产生和增强，拮抗针灸效应无限累积。因个体机能状态、病变性质、病程长短等因素，针灸效应启动的速度和强度、针灸耐受产生的时间和强度均有不同。针灸耐受产生都在针灸效应启动之后存在一定时间差，在这段时间内两种相互拮抗的效应互相作用，针灸效应将开始减弱，这就决定了效应期有一定的持续时间，了解针灸效应的时间规律，对于合理制订临床治疗方案具有非常重要的意义。

第三节　针灸作用效应的影响因素

针灸作用效应受到各种因素的影响，概括起来说，主要有个体因素、穴位因素、刺激因素、时间因素等。

一、个体因素

个体因素是影响针灸作用效应重要的内在因素，主要表现为个体不同的心理特征、生理特征及病理状态对针灸刺激的反应敏感性和效应方向不同。

（一）个体心理特征

研究表明，明显影响针灸效应的个体心理特征有情绪、人格、暗示等。

1. 情绪　情绪是人对客观事物所持的态度在心理中所产生的体验和伴随的心身变化。临床观察表明，情绪紧张者进入手术室后，血浆 17- 羟皮质类固醇含量升高，在针麻手术中痛反应大，血压、脉搏、皮肤电波动等生理指标变化大，皱眉、呻吟、呼叫等情绪反应强烈，针麻效果较差。相反，情绪安定者，循经感传程度高，针刺镇痛效果较好，针刺效应大为增强。

2. 人格　观察针刺治疗贝尔麻痹的疗效与人格因素的关系，通过卡特尔人格因素测试，得气与人格因素有一定关系，乐群性、聪慧性、兴奋性、敢为性、独立性人群较为容易得气。与此相应，疗效与人格因素也有一定关系，无效组患者恃强性、敏感性、忧虑性、紧张性人格特征明显高于有效组；有效组乐群性、稳定性、有恒性人格特征高于无效组。

3. 暗示　采用安慰针加语言引导并结合示波器显示针刺刺激波形的暗示方法，观察对照针刺、暗示、针刺结合暗示各组的镇痛效果。结果表明，针刺结合暗示镇痛效果最好，针刺组次之，暗示组再次之，说明暗示对针灸效应有一定的影响。针刺中脘、天枢、内关、足三里配合心理暗示方法治疗肠易激综合征，获得较好的临床疗效，说明心理暗示对针刺疗效有一定影响。

在心理因素对针灸效应影响的认识上，必须纠正两种片面的看法。一种认为针灸疗效主要是心理作用，这已被大量临床事实和动物实验研究结果所否认；另一种则认为在针灸治病中，心理因素是无足轻重的，因而不注重控制患者情绪和调动患者积极性，也是不正确的。心理状态与生理功能有着密切的联系，所以心理因素是影响针灸效应的一个重要因素，但不是决定性因素。正确认识心理因素在影响针灸效应方面的作用，并加以适当的控制和利用，无疑可以提高针灸的临床疗效。

（二）个体生理特征

个体生理特征即个体差异，与个人年龄、性别、体质、种族等具有密切的关系，它决定了在接受针灸刺激时，不同个体对针灸的反应也不同。

1. 不同个体循经感传的差异　针灸得气、循经感传、气至病所，是针灸取得疗效的三大关键环节。在循经感传环节上，个体差异表现得尤为突出。研究表明，人群中显性感传出现率仅为20% 左右，且其中显著程度有较大的个体差异。

2. 不同个体针麻、镇痛效果差异　对 15 例双侧青光眼患者先后两次进行虹膜嵌顿术，将影响针麻效果的各种因素进行同体对照观察，发现个体差异对针麻效果影响大于穴位和刺激方法的作用（表 3-1）。针麻效果术前预测研究表明，凡耐痛阈高的个体、皮肤对电刺激敏感性较差的个体及对针刺耐受性强的个体，针麻效果较好。

表 3-1　不同类型受试者针麻效果比较

个体生理特点类型	针麻效果
交感与副交感神经均不敏感型	针麻优良率 37.0%
副交感神经敏感型	针麻优良率 28.6%
交感神经敏感型	针麻优良率 16.0%
混合敏感型	针麻优良率 9.0%

研究者对 168 只大鼠用 100Hz 电针进行 30 分钟的电刺激，按痛阈升高百分数分组，应用聚类分析法处理，分出电针镇痛高效大鼠（78 只）与低效大鼠（90 只）。其中 53 只大鼠在相隔 24 ～ 48 小时后，再电针 1 次，针效的优劣有较好的重复性。进一步研究表明，针效优劣与其中枢释放 CCK-8 的量有关。低效鼠 CCK-8 神经元对电针反应快，释放量大；而高效鼠 CCK-8 神经元对电针反应慢，释放量小。

（三）个体病理状态

1. 靶器官病理状态　同一靶器官在不同病理状态下，可呈现不同的针灸效应。如对亢进的机能状态，针刺呈现的是抑制效应；而对于低下的机能状态，则呈现兴奋效应，表现为双向性良性调节效应。

对健康成人分别注射溴化钠抑制中枢神经，注射咖啡因兴奋中枢神经，结果发现，前者的白细胞吞噬能力下降，后者则上升，此时如针刺内关穴，针后前者上升而后者下降。给健康人分别服用三溴片及咖啡因以改变其中枢神经系统的功能状态，使机体固有的网状内皮系统吞噬能力有所升降后，再针刺内关穴，观察对网状内皮细胞吞噬能力的影响，结果如图3-4所示。对吞噬能力增高者，针刺使之下降；对吞噬能力降低者，针刺可使之上升。

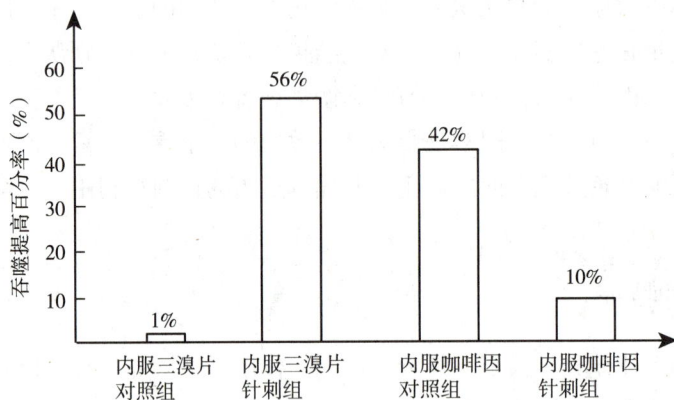

图3-4 中枢神经功能变化时针刺对网状内皮细胞吞噬功能影响示意图

2. 整体病理状态（中医证候类型） 临床观察表明，针灸疗效还与中医证候类型密切相关，见表3-2。

表3-2 不同证型的针灸效应差异

疾病或针麻术	针灸方法	证候类型	针灸效应
支气管哮喘	针灸	表证	有效率为90%
		里证	有效率为25%
高血压	电针	阳虚型	血压下降较多
		阴虚型	血压下降较少
遗尿症	耳压疗法	肺脾气虚型	效果更好
		下焦虚寒型	效果略差
青光眼手术	针麻	虚寒型	效果最好
		虚热型	效果次之
		实热型	效果最差
子宫全切术	针麻	肾阳虚型	效果较好
		肾阴虚型	效果略差
胃大部切除术	针麻	脾胃虚寒型	效果较好
		肝气犯胃型	效果略差
甲状腺手术	针麻	阳虚型	效果较好
		阴虚型	效果略差

二、穴位因素

穴位作为脏腑经络气血的输注部位，其刺激效应具有相对特异性，即刺激穴位可特异地对相应脏腑器官产生调治效应，如同经不同穴的五输穴针刺效应各异。穴位效应的相对特异性作用决定了穴位本身就是影响针灸作用效应的重要因素，主要表现在穴位与非穴位、不同穴位之间、穴位不同的状态及穴位之间的协同和拮抗作用等方面。另外，穴位还具有广谱或普遍的非特异性效应，即穴位被刺激后不仅仅针对单一的靶器官或靶组织产生效应，而会对多种组织和器官产生作用，甚至会产生全身性的作用。如刺激足三里穴几乎能够协调平衡机体各系统，防治多种病症，是针灸作用效应具有多靶点、多系统、多层次等特点的主要原因所在。

（一）穴位与非穴位的针灸效应差异

针灸穴位通常具有较好的治疗作用，而针刺非经非穴一般治疗作用不明显或作用很小。如针刺治疗偏头痛疗效确切，针刺治疗偏头痛4周，针刺穴位组的疗效明显优于针刺非穴组和等待组，且能够持续到治疗结束后的20周，见图3-5（见书末彩图）。又如针灸穴位对白细胞功能、膀胱内压、抑郁症作用明显，针灸非穴位大多作用不明显或无作用。采用热辐射刺激家兔鼻部引起甩头反应作为痛反应的时间阈值，手法捻针针刺合谷穴和非穴区，结果表明针刺动物"合谷"穴与非穴点镇痛效应有明显不同（图3-6）。

针灸穴位所引起的效应比针灸非穴位明显而持久，所以要提高疗效，应注意取准穴位。

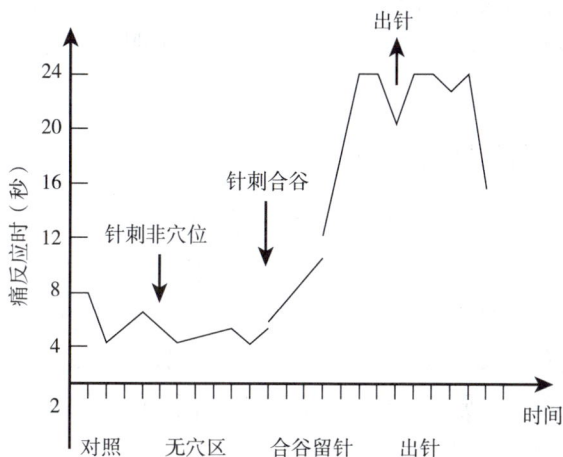

图3-6　针刺非穴区和合谷反应时均数曲线图

（二）不同穴位的针灸效应差异

每个穴位都有自己相对敏感的器官系统。刺激某一穴位通常对它的器官系统发生较明显影响。一般来说，穴位针灸效应与其所属经脉的络属规律有一定对应关系，本经穴位对其所属脏腑器官的影响较异经明显，即所谓"经脉所过，主治所及"。在针灸辅助治疗慢性稳定型心绞痛患者的临床试验中，观察到针刺内关、通里的疗效优于针刺孔最、太渊。比较电针不同经穴对急性心肌缺血家兔心功能的影响，结果显示，电针"内关""神门"和"支正"穴可显著改善急性心肌缺血家兔的心功能，且"内关"和"神门"的效应更明显，而电针"太渊"和"三阴交"穴对心功能的改善无明显作用。对不同穴位的单穴降压作用的实验研究表明，曲池、合谷、阳池有一定的降压效果，且曲池、合谷在电针治疗后即刻血压与治疗前血压相比就有显著性变化，三穴在治疗后10分钟血压下降并趋于稳定水平，而偏历、消泺、外关三穴降压效果不明显。说明不同穴位的降压作用具有相对的特异性。

此外，对同一器官系统，不同的穴位，其作用效应可能是不同的，甚至是相反的。电针三阴交和合谷穴可兴奋子宫平滑肌的电活动，三阴交穴作用更强，而电针内关穴则抑制子宫平滑肌电活动，说明不同穴位作用有相对的特异性。

（三）穴位不同状态的针灸效应差异

穴位的固有生物学属性与功能状态密切相关，是病理生理学过程在体表的一种反射性反应和改变。因此，认为穴位是动态的，随着相应内脏功能状态的变化而改变"开 / 合"状态和功能强弱。在疾病状态下，某些穴位出现敏化现象，穴位从正常状态的"静息"态到疾病状态下的"激活"态。这种敏化可能是热敏、痛敏、压敏等感觉的变化，也可能是临床上通过医生的诊断观察到穴位处丘疹、凹陷及结节状或条索状物等形态特征表现。随着疾病的痊愈，这种敏化现象减弱乃至消失。选择"敏化态"的穴位进行针灸治疗能实现"小刺激大反应"，激发经气、气至病所，从而提高疗效。

通过热敏灸治疗椎动脉型颈椎病的疗效观察，探讨灸感与灸效的关系，采用神庭和大椎穴温和灸，每次治疗 50 分钟，每天 1 次，连续治疗 7 天。根据艾灸治疗时有无热敏灸感、出现热敏灸感的次数分为热敏灸感组和无热敏灸感组，分析灸感与灸效关系。结果表明艾灸治疗时有无热敏灸感均有疗效，治疗前后比较均有统计学意义。但热敏灸感组在总分项、眩晕项、颈肩痛项明显优于无热敏灸感组，热敏灸感的出现与疗效密切相关，表明重视穴位状态是提高疗效的关键因素之一。

（四）穴位之间的协同和拮抗作用

穴位协同作用是指穴位配伍后，效应优于单个穴位或穴位组合。如果多穴配伍后效应低于单个穴位或穴位组合，或原有作用消失甚或反向，则是穴位的拮抗作用。

大量穴位配伍的临床和实验研究都表明穴位配伍能产生协同效应。古医籍中大量的配穴原则与针灸处方都是从协同的角度来立意的，如古代针灸学家提出的原络配穴、俞募配穴、八脉交会穴的配伍等许多行之有效的配穴原则，能够实现腧穴配伍后的协同效应，至今仍指导着临床。现代研究发现，针刺曲池、上巨虚双穴在改善正常大鼠远端结肠运动上存在协同作用，较针刺单穴更能增加远端结肠的运动频率和运动波幅。有研究者从脑区功能活动、脊髓层面的研究来阐明穴位配伍的机制所在。fMRI 监测脑功能研究发现，单独针刺合谷穴、太冲穴和针刺双穴配伍，激活脑区的部位、范围及其程度存在差异，这可能是"四关"穴配穴协同的机制，见图 3-7（见书末彩图）。

穴位配伍效应的研究是提高针灸临床疗效的关键问题之一。穴位配伍效应的产生是由穴位的选择、穴位配伍、针灸时间因素、刺激量、针灸手法及方法等多种因素决定的。合理有效的穴位配伍是提高针刺疗效的关键。穴位功效是穴位配伍的基础，如果运用得当，可以起到协同增效的治疗目的；如果运用不当，可能产生拮抗作用不利于疾病的治疗。有研究选取曲池、上巨虚、天枢及大肠俞 4 个穴位，分别观察针刺单穴或两两组穴对正常大鼠远端结肠运动的影响，结果显示与大肠俞有关的配穴对于远端结肠运动频率调节有拮抗作用，与天枢有关的配穴对于远端结肠运动幅度调节也有拮抗作用。

三、刺激因素

（一）刺激方法

针灸常用操作方法包括针刺、艾灸、拔罐、穴位埋线、穴位注射等。即使选取同样的穴位，当给予不同的刺激方法，其产生的治疗效应也具有差异。《黄帝内经》中说"针所不为，灸之所宜"，说明针灸治疗方法的不同，产生的治疗效应有别。随着现代科学技术迅速发展和先进的电子技术引入针灸领域后，形成了许多新的针灸方法，例如电针疗法、穴位注射疗法、微波疗法、激光穴位照射疗法、穴位磁疗法和仿灸疗法等。在针灸治疗中采用不同施术工具对穴位刺激的能量形式不同，如针刺是机械能、电针是电能、艾灸是热能等，针灸效应也不完全相同，临床和实验结果初步表明了这一点。如昆仑穴治疗急性佐剂性关节炎大鼠的研究发现，电针升高大鼠 β - 内啡肽的作用优于手针组、非穴位组和刺血组。

（二）刺激工具

针灸治病离不开针灸器具，我国针灸医学数千年的发展历史，从古老的砭石、骨针、陶针、金属针逐步发展到今天的一次性无菌针灸针，从艾炷到"太乙神针"，再发展至现代针灸治疗仪，针灸器具发生了许多重大的革新与进步。《灵枢·官针》曰："凡刺之要，官针最妙。九针之宜，各有所为，长短大小，各有所施也，不得其用，病弗能移。"

针灸治疗疾病的疗效与针具的选择有很大关系，针具的选择与疾病所在的层次、疾病不同病期与不同患者的耐受度有密切的联系。研究认为一般疾病所在层次表浅，尚在初期，多选用毫针从局部浅刺，从而达到治疗疾病的目的；疾病层次较深、局部有结节、条索等病理形成时，多根据疾病的部位不同采用不同针具，如对膝肘关节多用长圆针，腰骶部用针刀、刃针、长圆针，临床研究表明，依据穴位的敏感类型选择适当的施术工具能得到更佳疗效。如对压力敏感的力敏穴位选择针刺治疗；对热敏感的热敏腧穴选择灸法治疗。深入探索穴位不同敏化类型与适宜刺激的匹配规律，合理选择不同的施术工具，对进一步提高针灸临床疗效，减少临床选择刺激方法的盲目性，均有其重要意义。

（三）刺激参数

针灸作为一种物理刺激疗法，其疗效必然与刺激量密切相关，针灸刺激量可用刺激参数来描述。以不同的针灸刺激参数刺激穴位后，多种感受器接受不同刺激而引起多类不同的传入冲动，从而产生不同的效应。不同手针刺激参数、艾灸刺激参数所产生的效应不同，详见第二章第一节、第二节，此处仅介绍不同电针刺激参数的效应。

电针刺激参数包括波形、波幅（刺激强度）、波宽、频率和持续时间等，不同的电针刺激参数及不同的参数组合具有不同的生物效应和特点。

1. 不同电针刺激强度的效应差异　在脉冲电针中，脉冲幅度意味着电针的刺激强度，可用脉冲电流表示。研究表明，电针双侧曲池、太冲治疗肝阳上亢型和风痰上扰型的实证高血压，相同穴位中强度（2.7mA、连续波）电针组降压效果明显优于高强度（3.7mA、连续波）电针组。提示电针强度不同，其治疗效应也不同。

2. 不同电针刺激频率的效应差异

（1）不同电针频率的效应差异　研究发现电针刺激大鼠百会穴可诱导脑缺血耐受，疏密波（2/15～2/30Hz）电针刺激所诱导的脑缺血耐受效应最好，而100Hz的频率刺激则无此种作用。不同电针频率引起脑内释放的阿片类物质不同：低频（2Hz）电针促进脑啡肽释放，高频（100Hz）电针主要使强啡肽释放，疏密波（2/100Hz）电针可以同时释放脑啡肽和强啡肽。研究表明，100Hz与2Hz电针均能改善腕部肌肉痉挛，其中100Hz电针效果更加显著。

（2）不同频率组合的效应差异　根据脉冲电流的波型不同，可分为连续波（疏波、密波）、疏密波和断续波。

1）连续波　多数脉冲电针仪输出的连续波的频率为 1 ～ 100Hz，频率低于 30Hz 的连续波，称为疏波，高于 30Hz 的连续波称为密波。由于连续波脉冲输出具有稳定节律性，故机体容易耐受或适应。

①疏波：可引起肌肉舒缩，产生较强的震颤感，提高肌肉韧带的张力，调节血管的舒缩功能，改善血液循环，促进神经肌肉功能的恢复，对神经肌肉瘫痪性疾病有良好的效果。常用于治疗痿证，各种肌肉、关节、韧带、肌腱的损伤等。

②密波：震颤感弱，作用体表某些疼痛区，有即时镇痛效果，但易出现适应性反应，时间过久镇痛效果则较差。常用于手术切口旁，可产生较好的局部止痛效果，对切皮镇痛效果较好，常用于止痛，镇静，缓解肌肉和血管痉挛，针刺麻醉等。

2）疏密波　疏密波是疏波和密波轮流输出的组合波，属于特殊类型的连续波，通常疏密交替持续的时间各约 1.5 秒。因机体相对不易出现适应性反应，常被选用。疏密交替出现的电流，能引起肌肉有节奏的舒缩，改善微循环，促进代谢废物从局部运出，消除炎性水肿，调节组织的营养，对一些软组织损伤、腰背筋膜劳损，以及一些神经肌肉麻痹等疾病有一定的疗效。常用于疼痛、扭挫伤、关节周围炎、坐骨神经痛、面瘫、肌无力、局部冻伤等治疗。

3）断续波　断续波是有节律的时断时续的组合波，机体不易产生适应性。交替输出的这种脉冲电流对人体有强烈的震颤感，对神经肌肉的兴奋性较连续波的作用更强，尤其对横纹肌有良好的刺激收缩作用。对脑血管意外、乙型脑炎、小儿麻痹症等出现的后遗症和一些周围神经病变引起的肌肉萎缩性疾病，有较好的效果。

四、时间因素

时间因素也是影响针灸效应的关键因素之一。研究时间因素影响针灸效应的规律，对优化针灸时间方案，适时针灸，提高针灸临床疗效具有重要意义。

（一）机体节律与针灸效应

机体所有系统的功能状态都随时间呈节律性变化。在生命系统中任何一种周期性变化过程均呈正弦形式，并且具有振荡周期、相位、振幅和平均水平。其中，振荡周期与结构水平有关，相位与各成分同步相关，振幅的变化由调节机制的活性决定。人体生命功能所表现的周期性变化是在进化过程中形成的，是生存所必需的适应形式之一，以遗传为基础，受基因、细胞和中枢神经等调控。

以时间生物学观点指导针灸学的科学研究和医疗实践具有重要意义，因为任何病理变化都伴随相应系统器官节律的变化；机体所有的组织结构水平、功能的节律（时间协调）失常多出现在物质代谢障碍之前。此外，在不同时间，机体组织器官对针灸刺激的敏感性有显著差异，故针灸作用效应可利用与生物节律的同步以发挥调节作用，即选择合理作用时机提高针灸治疗效应，具有重要的意义。

1. 生理节律　生物体内的各种生理功能活动表现为具有各种不同振幅、一定相位的周期变化的节律过程，在时间性的协调中实现各种生理系统严格有序地参与适应过程，即实现机体各系统器官功能和状态具有一定的时间变化规律。如近似昼夜节律、近似月节律、近似年节律等。

2. 病理节律　病理节律是指机体发生疾病时生理功能紊乱呈现的节律。表现为生理节律紊乱、疾病发作及病情变化的节律性。

3. 机体节律对针灸效应的影响　在不同时间节律相位点上，其机能状态不同，对针灸刺激的敏感性也就不同，因此针灸效应不同。在针灸治疗过程中，需正确认识人体功能的节律性，选择最佳针灸时机，优化针灸治疗方案，以提高针灸疗效。

（1）择时针灸的效应差异　择时针灸是依据中医气血流注盛衰的规律，选择一定时间进行针灸的方法。古代医家以针灸治疗时间为切入点，形成了以气血流注、子午流注等为理论基础的古典择时针灸法，如纳甲法、纳子法、灵龟八法、飞腾八法等。现代时间针灸学，即结合生理节律，挖掘古典择时针灸方法的内涵，建立以不同时辰针灸效应差异为核心的临床治疗和实验研究体系，研究择时针灸随着机体生理病理节律变化产生的不同效应，见表3-3。

表 3-3　不同时辰的针灸效应差异

观察指标	观察对象	针刺时辰	针灸效应
胰淀粉酶分泌功能	正常大鼠	亥时（正常节律的峰值）	促进胰淀粉酶的分泌功能，电针后 0～30 分钟、30～60 分钟的效应尤为明显
		午时（正常节律的谷值）	对胰淀粉酶分泌功能无明显影响
血浆血栓素 B_2 和 6- 酮前列腺素 F_{1a} 含量	缺血性中风患者	辰时	显著降低血浆血栓素 B_2 水平，且使 6- 酮前列腺素 F_{1a} 水平略有升高，提示辰时针刺能有效抑制脑缺血时体内血小板的激活，降低血清过氧化脂质含量
		戌时	无明显作用
T 淋巴细胞转化率和红细胞 C3b 受体花环率	脾阳虚家兔模型	巳时 申时 亥时	优于自愈组，巳时最佳 优于自愈组，申时次之 优于自愈组，亥时又次之

（2）针灸时机的效应差异　针灸时机主要是指疾病发生发展的病理阶段针灸治疗的介入时机。针灸介入时机不同，针灸效应也不同。脑卒中患者在生命体征平稳且不影响临床救治的前提下，可以尽早进行针灸康复治疗。大量文献资料提出，中风偏瘫康复水平的提高与针刺时机有关。对于缺血性和出血性中风，早期介入针刺治疗能够有效地保护脑细胞，调节脑部供血。中风病后肢体运动功能障碍与针刺的治疗时机密切相关，针刺介入时机越早，疗效越好。针刺治疗周围性面瘫的疗效肯定，目前证据支持在面瘫早期进行针刺介入治疗。

（二）施治时间与针灸效应

针灸效应发生、发展的时间过程显示，针灸效应经过一定时间后便发生回降，并且机体对针灸刺激的敏感性也会随时间推移而发生变化，确定适当的针灸施治时间、针灸间隔时间及治疗疗程等，对保证针灸效应的有效积累具有重要意义。

1. 一次针灸施治时间　针灸作用效应过程的时间规律曲线表明，从开始针灸到显现针灸效应之间，需要有一个刺激量和针效的积累过程，针灸时间太短，不会出现明显的效应，但针灸时间过长也不会获得更好的疗效。目前关于针灸施治时间没有统一的规定，比较一致的针刺留针时间为 20～30 分钟，临床中应当根据患者病症、病情的不同，以及个体差异、心理因素等确定每次针灸施治时间的长短。

2. 针灸间隔时间　临床很多病症需要多次治疗，每次针灸治疗间隔的时间不同，针灸的效应也不同。针灸作用效应的时间规律表明，针灸效应的作用时间是有限度的，超过一定的时间限度针灸效应便会逐渐消失，临床中必须合理规定针灸间隔时间，才能使针灸效应有效蓄积，达到最佳治疗效果。疾病种类、疾病性质、病程长短、患者体质等都会影响针灸间隔时间。一般来说，急性病、实证需缩短间隔时间，增加针灸次数，如发热、急性痛症，可以每日 2～4 次；对于慢性病症，隔日 1 次，或每周 2～3 次即可。

3. 疗程长短 多数病症尤其慢性病症，需要一段时间的多次针灸治疗，以积累和维持针灸效应，逐渐修复病变。不同疾病疗程长短不一，例如针刺治疗少精症、甲亢等，一般需要数月的治疗时间。在多次重复针灸治疗过程中，一方面针灸效应在不断积累和持续维持，另一方面针刺耐受效应也开始产生。为了获得最佳的疗效积累和维持，又要避免产生针刺耐受，在临床上合理确定每个疗程长短和疗程间隔是十分必要的。

4. 腧穴干预次序 腧穴干预次序是针刺治疗中影响疗效的重要时间因素。《灵枢·周痹》云："痛从上下者，先刺其下以过之，后刺其上以脱之，痛从下上者，先刺其上以过之，后刺其下以脱之。"书中指出疼痛从上向下发展的，先针刺疼痛部位之下使邪气不再下传，再针刺其上部疼痛的部位以祛除病邪，反之亦然。临床研究显示，不同次序针刺治疗肩周炎疗效存在差异，治疗组采取由下至上针刺的方法，先取患者健侧下肢条口、承山穴，再取合谷、曲池、肩髃穴，对照组则采取由上至下的针刺方法，结果显示治疗组的治愈率明显高于对照组。《普济方》云："治产生理不顺，或横或逆，胞死腹中，胞衣不下，穴太冲，针八分，补百会，次补合谷，次泻三阴交。立时分解，决验如神。"实验研究结果显示，电针合谷、三阴交不同次序对晚孕大鼠子宫收缩活动的影响不尽相同，引产催产应按先针刺合谷后针刺三阴交的顺序取穴；若同时针刺合谷及三阴交穴，有可能使两穴的作用彼此间相互抑制，反而不利于促分娩。腧穴干预次序与针灸效应的研究，有利于深化中医理论的阐释，同时可帮助规范针灸处方，完善针灸的时效性研究，进一步解释针灸的作用机制。

小　结

1. 针灸作用效应具有整体调节、双向调节、自限调节、品质调节等基本特点。整体调节特点包括两方面含义：一是指针灸穴位可在不同水平上同时对多个器官、系统功能产生影响；二是指针灸对某一器官功能的调节作用，是通过该器官所属系统甚至全身各系统功能的综合调节而实现的。整体调节是针灸具有广泛适应证的基本原因。双向调节是指针灸穴位能产生兴奋或抑制等双向效应。自限调节特点包括两方面含义：一是指针灸的调节能力是有限度的，只能在机体自身调节范围内发挥作用；二是指针灸的调节能力必须依赖于有关组织结构的完整与潜在的机能储备。品质调节是指针灸具有提高体内各调节系统品质（品质是度量调节系统调节能力大小的一个参量），增强自身调节能力以维持各生理生化参量稳定的作用。无论对机体正常态或病理态，针灸都提高了体内调节系统的调节品质，增强了调节能力。

2. 针灸作用效应的发生发展过程也在时间上呈现特定的起落消长规律，可分为潜伏期、上升期、高峰期和下降期。潜伏期是指从针灸刺激开始，到针效出现的这段时间；上升期是指从潜伏期后，针效上升到高水平时的这段时间；高峰期是指针灸效应维持在高水平的一段时间，它反映了针灸刺激信号在体内发挥了最大的调动能力；下降期指针效从高峰期后下降到针前水平的时间。针刺累积效应主要受到针灸刺激量、刺激时间与针刺治疗间隔时间的影响。

3. 影响针灸作用效应的因素主要包括机体的个体因素、穴位因素、刺激因素、时间因素等。个体因素是影响针灸作用效应的内在因素和决定因素，这种影响表现在个体的心理特征、个体的生理特征、机体的病理状态对针灸刺激的反应敏感性和效应不同。穴位因素主要指穴位与非穴位、穴位与穴位之间、穴位不同状态及穴位之间的协同和拮抗作用对组织器官的功能作用范围和强度上存在的效应差异。刺激因素是指针灸作为一种物理刺激疗法，其治疗效应必与刺激方法、刺激工具和刺激量密切相关。时间因素主要指机体的生理和病理节律、一次针灸治疗时间及针灸间隔时间、疗程长短、腧穴的干预次序等均影响针灸效应。

复习思考题

1. 针灸作用效应的基本特点有哪些？如何理解针灸的品质调节、自限调节。
2. 针灸作用效应的时效规律是什么？
3. 影响针灸作用效应的因素主要有哪些？
4. 请论述临床中使用电针和手针的优缺点及临床如何选用？
5. 如何理解针灸的自限调节，这对临床使用针灸有何启示。
6. 试从品质调节角度阐述针灸治未病的机制。

第四章

针灸作用效应及机制
The Effect and Mechanism of Acupuncture–Moxibustion

　　本章主要介绍针灸疾病谱、针刺镇痛、针刺麻醉、针灸抗炎效应及机制、针灸调节各系统功能、针灸治疗疾病的作用机制及作用途径。针刺镇痛和针灸抗炎的作用途径广，机制较为复杂，既是针灸的重要治疗效应，也是其他各种作用效应的基础。针灸对运动、神经、内分泌、消化等多个系统疾病亦有调节和治疗效应，这些效应往往具有多样性，机制具有复杂性，熟悉针灸的这些作用效应，了解针灸在整体上的"共性"调节特征，以及针灸对不同系统、不同病症的"个性"调节特征，将更为全面地认识针灸作用效应的特点，明确针灸对机体多方位、多环节、多水平、多途径调节作用的科学基础。本章要求掌握针刺镇痛、针灸抗炎的效应及机制、针刺麻醉的优势和缺陷，熟悉针灸疾病谱、针灸对各系统的调节功能，针灸治疗疾病的作用原理及作用途径。

　　关键词：针刺镇痛；针刺麻醉；针灸抗炎；针灸调整作用；针灸治疗效应；针灸作用机理；针灸作用途径

本章目录

第一节　针灸疾病谱

一、针灸疾病谱及发展历史

针灸疾病谱是指针灸疗法适宜的病症范围，即采用针灸治疗可达到痊愈、临床治愈或缓解症状、或改善生活质量的病症。

针灸疾病谱大致经历了 3 个重要发展阶段：临床经验总结与探索阶段（1949～1978），专家意见咨询与初步形成阶段（1979～2001），全面科学总结与理论发展阶段（2002～至今）。1979年，世界卫生组织（World Health Organization，WHO）正式向全世界发布了43种针灸疗法的适宜病种（suitable diseases）（见表4-1），把针灸能够防治的病症概括性地表述成"针灸适应证"，被学术界广泛接受和采纳，成为针灸疾病谱的基本内涵之一。1996年，基于临床对照试验的针灸分析报告，WHO在意大利米兰会议又提出了64种针灸适应证。2002年，WHO正式发布针灸临床研究报告的回顾与分析（Acupuncture：Review and Analysis of Reports on Controlled Clinical Trials），详细分析了针灸治疗病症的范围及疗效，系统总结了2002年以前的针灸临床研究文献，纳入近300个临床对照试验，将107个病种（病症）分4个等级向公众推荐使用针灸治疗。2006年，WHO根据疾病和有关健康问题的国际统计分类（International Classification of Diseases，ICD-10）标准，规范了针灸疾病谱的计量分析，总结了中国生物医学文献数据库（1978—2005）中的针灸临床研究文献，提出将16个病症系统461种病症作为针灸的适宜病症，有力推动了针灸在世界范围内的应用和研究。我国"十一五"科技支撑计划项目所设立的"针灸适宜病症研究"，形成了对针灸治疗病症的科学分级，认为针灸可对16个系统532种病症发挥不同程度的治疗作用。

表 4-1　1979 年世界卫生组织推荐针灸治疗病症

序号	病症
1	呼吸道疾病：（1）急性（慢性）鼻窦炎；（2）急性（慢性）鼻炎；（3）感冒；（4）急性（慢性）扁桃体炎
2	呼吸系统疾病：（5）急性（慢性）气管炎；（6）支气管气喘
3	眼科疾病：（7）急性结膜炎；（8）中心性视网膜炎；（9）近视（儿童）；（10）单纯性白内障
4	口腔科疾病：（11）牙痛；（12）拔牙后疼痛；（13）牙龈炎；（14）急慢性咽炎
5	胃肠道疾病：（15）食道、贲门痉挛；（16）呃逆；（17）胃下垂；（18）急、慢性胃炎；（19）胃酸增多症；（20）慢性十二指肠溃疡（疼痛缓解）；（21）单纯性急性十二指肠溃疡；（22）急慢性结肠炎；（23）急性菌痢；（24）便秘；（25）腹泻；（26）肠麻痹
6	神经肌肉骨骼疾病：（27）头痛；（28）偏头痛；（29）三叉神经痛；（30）面神经麻痹（早期如3～6个月内）；（31）中风后的轻度瘫痪；（32）周围性神经患；（33）小儿脊髓灰白质炎后遗症（早期如在6个月内）；（34）梅尼埃病；（35）神经性膀胱功能失调；（36）遗尿；（37）肋间神经痛；（38）颈臂综合征；（39）肩凝症；（40）网球肘；（41）坐骨神经痛；（42）腰痛；（43）关节炎

二、针灸推荐优势病种

针灸优势病种，是指针灸疗效确切、能被广泛认可的某种疾病或疾病的某一阶段。根据国内、国外针灸临床实践的差异，针灸推荐优势病种略有不同。国内优势病种主要集中在疼痛性疾病、神经系统疾病、功能性疾病及肿瘤伴随症状。国外针灸推荐优势病种包括各种疼痛类疾病、感觉运动障碍类疾病、机体机能障碍性疾病、肌肉骨骼系统疾病，以及神经系统后遗症造成的各种行为障碍等。随着国内外针灸临床应用及研究不断扩大，科学客观地研究针灸疾病谱和针灸推荐优势病种，才能有针对性地选择使用针灸，更好地发挥针灸的特色和优势。

第二节　针刺镇痛与针刺麻醉

疼痛（pain）是一种与组织损伤或潜在损伤相关的不愉快的主观感觉和情感体验。作为正常的防御反应，疼痛对保护机体正常生命活动极为重要，而过度或长期的疼痛却会引来多种并发症，严重影响人们的生活质量。早在 1999 年，国际疼痛研究协会（International Association for the Study of Pain，IASP）就提出了"疼痛不仅仅是一种症状，也是一种疾病"的概念。美国等国家及地区已将疼痛列入继呼吸、脉搏、体温和血压之后人类第五大生命指标。2020 年最新发布的中国慢性疼痛调查研究表明，我国慢性疼痛患病率超 30%，且疼痛发生率与年龄呈正相关，随着人口老龄化疼痛将成为影响生存质量的重要因素。据调查仅有不到半数疼痛患者得到了合理的镇痛治疗。现代医学对疼痛的药物治疗主要以非甾体类抗炎药和阿片镇痛类药物为主，但长期使用会对机体产生不同程度的毒副反应和成瘾性。近年来，神经阻滞疗法、射频热凝、电热疗法等微创疗法被广泛应用于临床疼痛治疗，然而此类疗法在某种意义上仅是阻断了疼痛信号的传入，而非真正意义上发挥镇痛作用。1996 年世界卫生组织意大利米兰会议推荐的 64 种针灸适应证中就有 32 种与疼痛有关，目前临床上疼痛性疾病依然是针灸主要适应证之一。随着临床和实验研究的不断深入，对针刺镇痛和针刺麻醉的作用、影响因素及其作用机理亦有深入了解。

一、针刺镇痛

针刺镇痛（acupuncture analgesia）是指采用针刺刺激经络腧穴，预防和治疗疼痛的一种方法。针刺镇痛的独特优势，正是促进针灸国际化的重要原因。

（一）针刺镇痛作用特点

针刺镇痛作用是通过运用各种针刺方法缓解或解除疼痛，治疗各类疼痛性疾病的，具有安全、有效、简便等特性。针刺镇痛作用具有以下特点：

1. 适应证广　针刺既可以治疗三叉神经痛、牙痛、急性腰扭伤痛等急性疼痛，也可以治疗颈椎病、腰腿痛、肩周炎、风湿性关节炎、类风湿性关节炎等所引发的慢性疼痛；既可以治疗神经病理性疼痛，又可以治疗炎性疼痛。此外，针刺对癌性疼痛、内脏痛、牵涉痛等也有一定的治疗作用。

2. 性质多重　针刺既能缓解急性痛，又能治疗慢性痛；既能抑制体表痛，又能减轻乃至消除深部痛和牵涉痛；既能提高痛阈和耐痛阈，又能减低疼痛的不良情绪反应；既能减低痛觉分辨率，又能提高报痛标准。

3. 起效快捷　针刺可在较短时间内获得镇痛效应。如针刺合谷穴能在 5 分钟内有效提高人体的痛阈，约 40 分钟达到高峰；高频（100Hz）电针能在 2 ~ 3 分钟内产生镇痛作用。

4. 时效关联　药物镇痛有明确的时效关系，针刺镇痛亦呈现类似的时效关联。如针刺正常人合谷穴可使痛阈平均升高 65% ~ 95%，停针后痛阈呈指数曲线式缓慢恢复到针前水平，半衰期为 16 分钟左右。

5. 累积效应　针刺镇痛存在累积效应。临床上间隔一定时间重复进行治疗不仅可以提升针刺镇痛作用，且能延长针刺镇痛效应的持续时间。如电针治疗实验性坐骨神经痛，治疗 2 周的镇痛效果要优于治疗 2 天的效果。需要说明的是，针刺镇痛并非能产生类似于麻醉药的完全镇痛作用，而是能在很大程度上缓解疼痛。药物镇痛可以通过增加药量来实现完全镇痛，而针刺镇痛则不能。

6. 不良反应小　针刺作为一种非特异性刺激疗法，主要通过激活机体自身的疼痛调制系统而达到镇痛效果，不存在明显的毒副反应。

7. 个体差异　针刺镇痛具有明显的个体差异性，其主要与机体生理、心理和神经系统功能上的差异有关，针刺后痛阈、耐痛阈和反应形式各异；心理因素等也是形成个体差异的重要原因。针刺具有肯定的镇痛效应，但有时也存在一定的局限性。如有 1/5 左右的实验动物对电针镇痛无效，研究发现其可能与体内吗啡分解酶或八肽胆囊收缩素有关。正因为这个原因，针刺镇痛常常在临床应用时受到制约。

8. 整体调控　针刺镇痛作用不是由于针刺对机体某个部位或功能发挥单独的调控作用而产生，而是基于针刺对全身不同部位和系统整体调控的结果。临床研究发现，电针在治疗由颈椎病、腰腿痛、肩周炎等慢性疾病所诱发疼痛的同时还在促进病变向着正常方向转归，呈现多靶点性和多效性。

（二）针刺镇痛机制

1. 针刺镇痛的局部机制　穴位局部是针刺镇痛应答响应的首要环节。研究显示，除了分布于穴位局部的末梢神经传递针刺镇痛信号外，穴位局部细胞及其释放的活性物质、穴区的各类组织结构、多种信号分子及其受体既作为针刺的感受和启动装置，也在针刺镇痛效应中发挥重要作用。

（1）穴位局部的细胞和组织结构　针刺、电针和艾灸等多种方法可以激活穴位局部的肥大细胞、巨噬细胞等，从而发挥针刺镇痛效应。皮下组织内小血管周围及肌纤维间结缔组织中的肥大细胞在针刺后被激活脱颗粒，释放 P 物质、5-HT、组胺、缓激肽、趋化因子等多种活性物质，这些物质作用于穴位内的神经末梢、微血管等组织，或与相应受体结合，产生镇痛效应。针刺前抑制穴位局部肥大细胞脱颗粒或抑制局部神经末梢上组胺 H_1 受体，均可削弱针刺的局部镇痛效应，可见肥大细胞及其脱颗粒产生的活性物质参与了针刺局部镇痛机制。

针刺作为一种微创性刺激可引起穴区微环境的变化，产生炎性反应，其中巨噬细胞聚集也参与了针刺局部镇痛机制。

此外，作为一种机械刺激，针刺及其捻转手法可导致穴位中的胶原纤维缠绕针体，辅以提插手法，可将机械力通过胶原纤维网络向更深、更广的部位传递。破坏穴位局部皮下胶原纤维不仅导致针刺过程中的力和扭矩大幅降低，而且针刺镇痛的疗效也随之消失。另有研究显示，穴位中的筋膜层、肌肉层、骨膜层等不同层次的结缔组织可能也参与了针刺局部镇痛。

（2）穴位局部的信号分子及其受体活化参与针刺镇痛　除了穴位局部的细胞和特定组织结构参与针刺镇痛外，穴位局部的信号分子及其受体活化也参与了针刺镇痛。基于现有研究证据，主要可分为以下几类。

1）腺苷及其 A_1 受体与针刺镇痛　国内外学者研究发现，针刺后穴位局部 ATP 增加，导致其水解产物腺苷在组织间隙聚集，产生镇痛效应。阻断腺苷合成或拮抗腺苷 A_1 受体，针刺镇痛效应明显减弱；针刺对腺苷 A_1 受体敲除小鼠没有镇痛效应。可见穴位局部 ATP 及腺苷增加、腺苷 A_1 受体活化可能是针刺镇痛的局部机制之一。

2）瞬时受体电位香草酸亚型 1（transient receptor potential vanilloid 1，TRPV1）受体与针刺镇痛　观察针刺对炎性痛大鼠不同部位中 TRPV1 的影响，发现针刺能够调节炎性痛大鼠组织中 TRPV1 的含量；不同时间点针刺镇痛效应差异可能与不同时间点针刺后 TRPV1 表达的差异有关。

3）机械敏感性受体与针刺镇痛　在肥大细胞上可检测出机械敏感性 TRPV2 受体和机械敏感

性氯离子通道。它们的激活可介导肥大细胞脱颗粒。TRPV2 受体敲除的小鼠，针刺的镇痛效应和针刺介导的穴位肥大细胞脱颗粒程度均大幅下降，表明 TRPV2 受体参与了针刺局部镇痛。除 TRPV2 受体以外，穴位中机械敏感性 Piezo 受体、TRPV4 受体、TRPA1 受体等的激活都有可能在针刺的局部镇痛中发挥作用。

4）大麻素受体与针刺镇痛　皮肤组织内可以合成一种新型的神经递质——内源性大麻素。研究表明，电针可上调炎性痛大鼠病灶局部皮肤组织中大麻素受体 CB2 蛋白表达，其中以皮肤角质化细胞上 CB2 受体表达最为显著，推测其可能是参与电针镇痛的主要皮肤细胞之一。

此外，穴位局部 P 物质、组胺、外泌体等也被报道参与针刺镇痛。

2. 针刺镇痛神经生理机制

（1）针刺信号外周传入途径　针刺信号是通过穴位深部感受器及神经末梢的兴奋传入中枢的，针刺所兴奋的神经纤维种类包括 Aα、Aβ、Aδ、C 四类。一般认为患者能够接收的针刺强度主要是 Aβ（Ⅱ）、Aδ（Ⅲ）类纤维兴奋，因此针刺是用较弱的刺激达到镇痛的目的。但也有研究表明 C 类纤维的传入在针刺镇痛中起着重要作用。动物实验研究发现，低强度电针（非伤害性刺激）引起的镇痛范围小，而高强度电针（伤害性刺激）引起的镇痛范围大，针刺刺激如果达到兴奋 C 类纤维的强度，即可能是以一种伤害性刺激的方式来抑制另一种伤害性刺激的传入，从而达到镇痛的目的。

（2）针刺信号中枢传导路径　针刺引起的传入冲动进入脊髓背角后，主要交叉到对侧脊髓丘脑侧束上行，与痛、温觉的传导途径相似。针刺信号在上行传导时，一方面通过脊髓内节段性联系影响邻近节段所支配的皮肤、内脏的活动及邻近节段的痛觉传入，更主要的是上行到达脑干、丘脑、大脑皮层等部位，通过激活高位中枢发放下行抑制冲动来实现镇痛效应。这种抑制冲动主要沿皮质脊髓束下行到达脊髓背角。

（3）针刺信号与疼痛信号在各级中枢的整合　我国著名学者张香桐院士曾提出，针刺镇痛是针刺信号与疼痛信号这两种不同感觉传入在中枢神经系统的各级水平相互作用并进行整合的结果。

①脊髓水平整合：针刺信号沿着外周传入神经进入脊髓，与来自疼痛部位的伤害性信号发生相互作用，且有比较明显的节段关系。用微电极在脊颈束或背角Ⅴ层细胞可记录到伤害性刺激引起的高频持续放电，这类痛敏细胞放电可以被电针刺激穴位或电刺激神经干所抑制。当针刺部位和伤害性刺激传入纤维到达相同或相近的脊髓节段，则针刺抑制作用就较明显；如果这两种传入纤维分别到达相距较远的脊髓节段，则针刺抑制作用就较弱。这种发生在相同或相近节段的整合作用，可能是邻近疼痛部位局部取穴的生理基础。

②脑干水平整合：针刺信号沿着脊髓丘脑侧束进入延髓网状结构的巨细胞核，引起该核团的放电。疼痛的伤害性刺激信号也可到达此部位，这两种信号可以会聚于同一核团，甚至是同一细胞，经过相互作用，疼痛引起的反应受到抑制。直接刺激延脑巨细胞核的尾端部分，可以抑制丘脑内侧核群的痛敏细胞放电，这一效应与电针抑制效应十分相似。用微电极在中脑中央灰质、中脑内侧网状结构被盖中央束区及三叉神经脊束核，都可记录到对疼痛的伤害性刺激呈长潜伏期和长后放电的反应，这种反应可被电针四肢穴位或面部有关穴位所抑制，抑制的出现或消失均是逐渐发生的，这可能是远隔疼痛部位远道取穴的生理基础。

③丘脑水平整合：用微电极在丘脑内侧核群，特别是束旁核、中央外侧核一带，记录到一种由伤害性刺激引起的特殊形式放电反应，电针足三里穴可以抑制这种痛敏细胞放电。其抑制过程

发生缓慢，停止电针后，抑制的后效应也较长，这种针刺对痛敏细胞放电的抑制有可能是通过丘脑中央中核而发挥作用的。因为每秒 4～8 次的电脉冲刺激中央中核，可明显地抑制束旁核细胞的痛敏细胞放电，有时抑制时程可长达 5 分钟之久。

④大脑皮层整合：痛觉和针感都是进入意识领域的感觉，必然会投射到大脑皮层，并进行相互作用。大脑皮层的下行调制作用对针刺镇痛的影响主要表现在两个方面：一是对伤害性刺激的调控，如刺激感觉运动Ⅰ区，其下行纤维通过释放乙酰胆碱对丘脑束旁核的伤害感受功能产生抑制作用；另一方面，对针刺镇痛效应的下行调节，如电刺激感觉运动Ⅱ区，可通过伏隔核和缰核兴奋中缝大核产生镇痛作用，破坏该区则电针对中缝大核的抑制作用减弱。

（4）针刺激活脑内一些有关痛觉调制的结构　损毁脑内的某些结构如尾核头部、丘脑中央中核、中脑中央灰质及中缝核等，对动物痛阈无明显影响，但却显著地减弱了针刺镇痛效应。针刺穴位或用中等强度电刺激外周神经，可影响上述核团的细胞电活动。有研究还发现，针刺信息能对边缘系统一些结构如海马、扣带回、隔区、杏仁、视前区、下丘脑等伤害性刺激引起的反应进行调制，这可能就是针刺可以减弱痛情绪反应的生理基础。

针刺镇痛的神经通路见图 4-1。

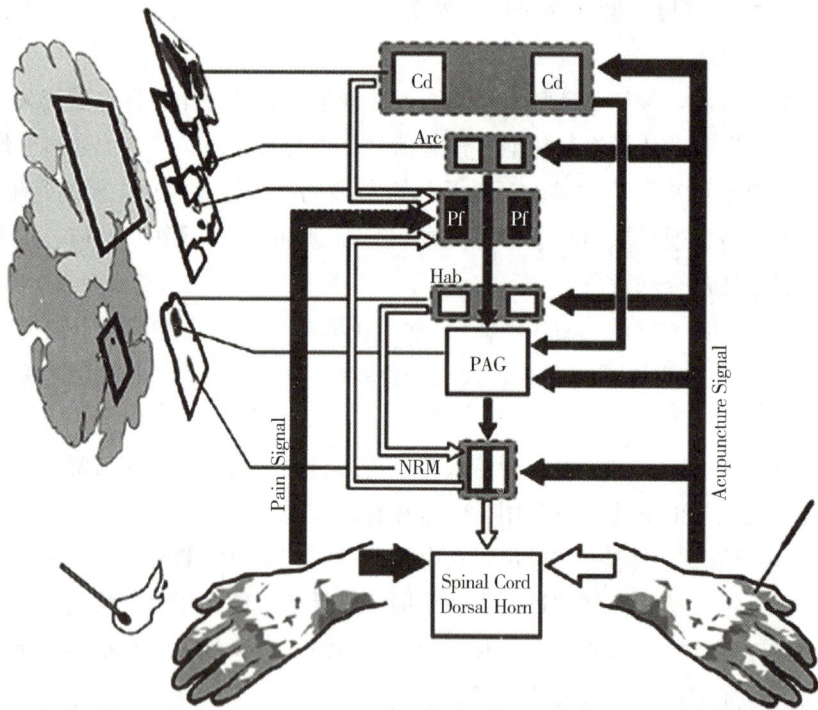

图 4-1　针刺镇痛神经通路示意图

注：Cd：尾状核；Arc：弓状核；Pf：束旁核；Hab：缰核；PAG：中脑导水管周围灰质；NRM：中缝大核
实心箭头代表兴奋性传入；空心箭头代表抑制性传入

3. 针刺镇痛神经生化和分子机制

（1）阿片肽在针刺镇痛中的作用　针刺镇痛时，脑内阿片肽释放增加，其中 β-内啡肽和脑啡肽在脑内具有很强的镇痛效应，脑啡肽与强啡肽在脊髓内有镇痛作用。已有实验证明：2Hz 电针主要激活脑和脊髓中的脑啡肽能系统和脑内的 β-内啡肽能系统介导镇痛效应；100Hz 电针主要由脊髓强啡肽能介导镇痛效应（图 4-2）。

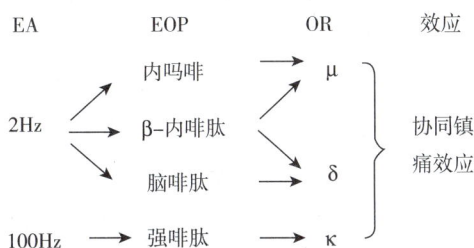

图 4-2　不同频率电针促进内源性阿片肽释放示意图

注：EA：电针；EOP：内源性阿片肽；OR：阿片受体

（2）经典神经递质 / 调质在针刺镇痛中的作用　5- 羟色胺（5-hydroxytryptamine，5-HT）、去甲肾上腺素（noradrenalin，NE）、多巴胺（dopamine，DA）、乙酰胆碱（acetylcholine，Ach）、谷氨酸（glutamate，Glu）等神经递质 / 调质均参与针刺镇痛作用。

中枢 5-HT 参与镇痛而外周 5-HT 参与致痛，针刺镇痛可使脑内 5-HT 含量增加而外周 5-HT 含量减少；损毁中缝背核和中缝大核中 5- 羟色胺能神经元或用特异性拮抗剂阻断 5- 羟色胺能通路都将减弱针刺镇痛效果；5-HT 受体分为 7 种亚型（5-HT1-7 受体）和多种亚亚型，其中 5-HT1A 和 5-HT3 受体亚型在介导电针镇痛中发挥重要作用。激活脑内去甲肾上腺素能上行投射系统对抗针刺镇痛，激活低位脑干发出的去甲肾上腺素能下行投射系统则加强针刺镇痛；研究提示 α2a 肾上腺素受体参与电针镇痛。DA 参加针刺镇痛的作用与其分布部位和受体类型密切相关，在脑区水平，拮抗多巴胺受体增强针刺镇痛，兴奋多巴胺受体尤其是 D1 受体可减弱针刺镇痛；在脊髓水平，兴奋 D2 受体增强针刺镇痛，而兴奋 D1 受体却对针刺镇痛无影响，但阻断 D1 和 D2 受体均能减弱针刺镇痛。外周和中枢乙酰胆碱能系统被激活可增加针刺镇痛效应，应用胆碱酯酶抑制剂能明显加强电针镇痛作用，而 Ach 合成抑制剂则明显抑制电针镇痛效应。Glu 是介导疼痛信号传递的主要兴奋性神经递质之一，电针可降低炎性痛和神经病理性疼痛大鼠脊髓背角和背根神经节中 Glu 含量。

递质与调质间的作用是相互影响的，如内源性阿片肽释放可以通过抑制去甲肾上腺素能神经元的活动而实现其镇痛效应，而多巴胺系统对内源性阿片肽系统的释放有一定的抑制性作用。由于各种原因改变了中枢介质的机能状态，因而对针刺镇痛效果会产生很大影响。

（3）针刺镇痛分子机制　主要集中在以下两方面：

1）针刺镇痛的分子基因表达调控机制　早年研究表明，电针诱导疼痛模型大鼠脊髓和不同脑区 c-fos 基因快速表达。2Hz 电针使下丘脑弓状核中出现大量的 c-fos 样免疫活性阳性细胞，而 100Hz 电针信息很少到达此核；相反，100Hz 电针使臂旁核中出现大量 c-fos 样免疫活性阳性细胞，而 2Hz 电针未能引起该核团任何阳性反应。该效应可被 c-fos 反义寡聚核苷酸阻断，提示分子基因转录参与针刺信号的组成。近年来，研究人员将 cDNA 微阵列分析技术应用于针灸镇痛研究中。应用 cDNA 微阵列技术分析 8400 个脊髓基因表达情况发现，神经病理痛大鼠脊髓中有 68 个差异基因表达显著高于正常大鼠。有研究者进一步研究了电针镇痛与电针时间、电针频率和不同脑区的相关性研究，发现电针可激活大鼠脑内大量基因发生改变，且呈时间性、区域性和频率特异性。研究结果显示，电针刺激足三里和三阴交后 1 小时疼痛模型大鼠脊髓背角和中脑导水管周围灰质中分别有 2088 个和 2291 个基因呈现差异表达；电针治疗结束 1 小时和 24 小时时两个核团中分别出现 2756 个和 2828 个基因表达改变；2Hz 电针和 100Hz 电针比较，在脊髓背角和中脑导水管周围灰质分布存在 1384 个和 1458 个差异表达基因。以上研究表明，针刺镇痛效应的差异与中枢相关基因的特异性表达有关。

2）针刺镇痛的分子信号通路调控机制　目前针对针刺镇痛的分子信号通路调控机制研究主要集中于丝裂原活化蛋白激酶（mitogen-activated protein kinase，MAPK）、核转录因子-κB（nuclear factor-kappa B，NF-κB）等分子信号通路。从 MAPK 信号转导调控角度探讨针灸镇痛作用机制研究，主要涉及 p38 MAPK 和 ERK 两条通路。ERK1/2 常在疼痛早期活化，参与疼痛的产生，与病理性疼痛的产生密切相关；p38 MAPK 在急慢性炎症过程中活化并参与炎症痛的形成与维持。研究表明，电针可明显抑制慢性炎性痛大鼠患侧脊髓背角 p38 MAPK 磷酸化表达，尤以造模后 14 天时最为显著；也可调节炎性痛发作早期脊髓背角中 ERK 磷酸化表达。NF-κB 作为核转录因子，参与炎性疼痛等多种病理状态。有研究表明，敲除 NF-κB1 会消弱电针镇痛效应。

近年来研究表明，穴位局部腺苷及其腺苷受体、P2X 受体、VR1 受体、TRPV 受体、钠离子通道及中枢胶质细胞活化等均在不同程度上参与疼痛的产生和维持，针灸对上述分子可产生一定的干预作用，但电针深层次的分子机制阐述还有待研究进一步深入。

4. 针刺镇痛的组学研究　机体作为一个统一的整体，针对某个分子或者单一机制的研究往往达不到"窥一斑视全豹"效应，运用组学（omics）技术，包括基因组学（genomics）、蛋白组学（proteomics）、代谢组学（metabolomics）、转录组学（transcriptomics）等技术和方法，对针刺作用的机制进行高通量的检测和分析是近年来发展的重要趋势，并取得了一定的成果。

通过这些方法的运用，可以实现对大量分子表达差异的快速高通量筛选，以便发现更多针灸作用的靶点。利用基因组学研究发现，电针能对大脑中多个核团和脊髓中的基因表达进行广谱调节，已经筛选出上千个可能和针刺镇痛有关的基因。针灸蛋白质组学研究发现，电针能对炎性痛大鼠杏仁核中 125 种蛋白质的表达进行干预，并对背根神经节（dorsal root ganglion，DRG）中189 种 mRNA 的表达进行调制。同时，也有部分研究者从临床出发，对针刺镇痛作用展开了代谢组学研究，表明针对各类关节炎，针刺能改善 20 多种代谢产物的表达，提示针刺的镇痛作用部分源于对人体代谢状况的改善。但在这些改变中，有多少蛋白和基因表达的改变与针刺镇痛具有明确的因果关系，尚缺乏相应的研究。

总体而言，高通量的组学检测手段，为研究针刺这一具有多靶点干预效应的治疗方法提供了有力的工具，为从整体上认识针刺镇痛机制，筛选针刺镇痛作用靶点提供了可能。但相关研究工作刚刚起步，目前尚未形成成熟的研究结论。

5. 针刺镇痛耐受机制　针刺镇痛耐受（acupuncture analgesia tolerance）是指在长时间或反复多次针刺过程中出现的针刺效应降低的现象。目前针刺镇痛耐受机制研究主要涉及外周和中枢两方面。

（1）外周机制　当某一恒定强度刺激作用于感受器时，虽然刺激仍在继续作用，但感受器对刺激的敏感性会逐渐降低，发放冲动的频率逐渐减少，感觉也随之减弱，这种现象称为感受器的适应。穴位相当于针灸发挥作用的感受器，也具有适应性。对同一穴位进行长期过度刺激，穴位本身逐渐适应刺激条件而对其不敏感，这可能是针刺耐受产生的原因之一。

（2）中枢机制　中枢八肽胆囊收缩素（cholecystokinin octapeptide-8，CCK-8）是参与电针耐受的主要神经递质之一。研究表明，脑室或鞘内注射 CCK-8 可呈剂量依赖性拮抗电针镇痛效应；CCK-8 抗血清或拮抗 CCK 受体可翻转电针镇痛耐受，可使电针镇痛无效群转变为有效群。同时，中枢 CCK-8 具有抗阿片作用，且这种作用有受体特异性（抗 μ 和抗 κ，而不抗 δ 阿片镇痛作用）。研究认为阿片类物质抑制细胞外 Ca^{2+} 内流，而 CCK-8 则可通过三磷酸肌醇

（inositol 1,4,5-trisphosphate，IP3）促进胞内钙库释放出游离钙，进而拮抗阿片镇痛，引起针刺镇痛耐受。

此外，有研究表明 N- 甲基 -M- 天冬氨酸受体亦参与针刺镇痛耐受的产生。

二、针刺麻醉

针刺麻醉（acupuncture anesthesia）简称"针麻"，是根据针刺具有镇痛和调节人体各系统功能的作用，在人体某些穴位进行刺激达到痛觉迟钝或消失的效果，从而能进行手术操作的一种特殊麻醉方法。

针麻是针刺应用于外科手术的一种创新技术，是针刺镇痛运用的新发展，始于 20 世纪 50 年代。1958 年上海市第一人民医院就公开发表了《针刺替代麻醉为临床麻醉开辟了新道路》临床研究成果，从而开创了针刺麻醉这一崭新研究领域。迄今为止，针麻经历了由当初的普遍应用到有选择地应用、从单纯针刺麻醉代替药物麻醉到针刺与药物复合麻醉的发展历程，其积累的资料为针灸学术发展提供了宝贵的经验和教训。

现代麻醉技术是 19 世纪初发明的，极大地推动了外科学的发展，但现代麻醉对人体生理功能的干扰仍不可能完全避免。针刺的镇痛作用使之成为保证这些手术成功进行的有效手段之一。如在新喉再造术中，针麻优良率达到 95%，发音功能、吞咽功能的成功率达 100%；在大脑功能区及深部肿瘤手术中，针麻成功率达到 98%；在肾移植手术中，针药复合麻醉优良率为 88%。由于手术中有效地减少了麻醉药对循环和呼吸功能的影响，术后排尿时间明显提前。

（一）针刺麻醉的使用范围

针麻在临床上具有广泛的应用。临床上，几乎各种手术（如颅脑、五官、额面、颈部、腹部、四肢手术等）都采用过针麻，成功率一般可达 80% ～ 90%，但是这种"广泛"的有效性，并未能使针麻成为临床麻醉的常用方法，反而使其在临床的应用日渐减少，造成这一后果的原因就是由于对针麻的作用规律未完全掌握，对针麻的应用范围没有做出科学的界定。因此，如果仅用针麻而不配合药麻，针麻是难以真正推广的。

目前针麻和针药复合麻醉主要用于头面部、颈部、腹部、妇产科及四肢的手术，麻醉效果较好的手术有：甲状腺摘除手术、颞顶枕区及后颅窝手术、前颅凹颅脑手术、颈椎前路骨科手术、肺叶切除术、剖宫产、腹式子宫全切除术、输卵管结扎术、胃大部切除术、全喉切除术、上颌窦根治术、斜视矫正术、拔牙术等。针刺麻醉对于心、肺、肝、肾等功能不良，以及年老体弱、病情危重，特别是对麻醉药物过敏而不能采用药物麻醉的患者，是一种较为理想的麻醉方法。

（二）针刺麻醉特点

针刺麻醉具有镇痛、抗内脏牵拉反应、抗创伤性休克、抗手术感染及促进术后创伤组织和重要脏器修复等作用特点。

（三）针刺麻醉的种类

1. 单纯针刺麻醉的种类

（1）根据麻醉部位分类　根据针刺选择的部位的不同，针麻可分为体针麻醉、耳针麻醉、面针麻醉、鼻针麻醉、头针麻醉、手针麻醉、足针麻醉等，临床应用以体针和耳针为主，其他方法配合使用。体针麻醉取穴处方主要遵循循经取穴、辨证取穴、同神经节段取穴、经验取穴等原则；耳针麻醉选穴主要辨证选穴、耳穴理论选穴、反应点选穴和经验取穴等原则。

（2）根据针刺麻醉的刺激方式分类　针麻的刺激方式依据所用器具的差异，主要有以下3种。

1）手针　针刺得气后，以手指运针的方法维持穴位一定强度的适宜刺激，获得持续的得气感。优点在于随时根据施术者手下针感，调整运针的方法和强度，以维持良好的得气状态。

2）电针　针刺得气后，将电针仪连接到针体上，利用其输出的脉冲电流，刺激针刺穴位，达到针刺麻醉目的。电脉冲的频率多采用2Hz和100Hz等，其优点在于能获得相对稳定的刺激，可以对刺激量进行定量控制，但其不能体现手下针感，不能及时调整针刺角度和深度，易产生针刺耐受。

3）经皮电刺激　用电极贴在穴位皮肤上，再通以电流刺激，而获得镇痛效果。经皮电刺激式与电针式均可取得良好的镇痛麻醉效果，但两者有一定的区别。经皮电刺激不用针，而电针通过使用针灸针；经皮电刺激一般使用高频率、小波宽脉冲，而电针多使用低频率、大波宽脉冲。

2. 针药复合麻醉的种类　针药复合麻醉（acupuncture-drug balanced anesthesia），或称针刺辅助麻醉（acupuncture assisted anesthesia）是以针刺麻醉与现代麻醉技术为互补，增加药物麻醉效应、减少麻醉药物不良反应的一种新型麻醉方法。自20世纪80年代开始，针药复合麻醉逐渐成为针麻临床和研究的主流。目前，临床麻醉中单用一种麻醉药或一种麻醉方法的情况已不多见，更常用的是多种药物和方法相配合的复合麻醉（balanced anesthesia）。针刺作为一种有效的镇痛方法，也成为复合麻醉中的一个成分，因此针刺麻醉成为现代麻醉的有机组成部分。2007年、2013年，国家科技部设立国家重点基础研究发展计划（"973"计划）中医理论专项之"基于临床的针麻镇痛的基础研究"及"基于临床的针麻镇痛与机体保护机制研究"，其研究成果已进一步推动针药复合麻醉在临床中的广泛应用。

（1）针刺复合局部浸润麻醉　简称针刺复合局麻，是在针麻基础上复合辅助用药（如哌替啶或芬太尼）、少量局部麻醉药（利多卡因或普鲁卡因居多），针刺可使用药量减少，从而使局部组织水肿减轻、手术解剖关系更清晰。镇痛效果可满足手术需求，减轻手术并发症，提高手术质量。选用该麻醉方法多系针麻效果好或手术涉及牵拉反应、肌肉松弛少（轻）、临床推广较易的手术或全身情况极差的休克患者。常见手术有：甲状腺瘤（囊肿）切除术、喉切除声门再造术、颅脑部分手术、颈椎间盘突出、寰枢椎脱位手术等。

（2）针刺复合硬膜外腔阻滞麻醉　简称针刺复合硬膜外麻醉，是在针麻基础上再复合硬膜外麻醉，以胃、胆囊、子宫等手术多见。针刺复合硬膜外麻醉镇痛效果显著，达到在无痛状态下施行手术，可满足腹部手术对麻醉的基本要求；针刺可使80%的患者硬膜外腔所需局麻药量减少30%～50%，同时增宽硬膜外麻醉阻滞神经节段2～3个，说明针刺与硬膜外麻醉具有协同互补特点；生理扰乱小，术中生命体征平稳，可安全顺利度过手术，如用于肾移植术患者，有助于维持术中循环功能稳定，可改善术中和术后早期移植肾的功能；对胆囊切除术的应激反应和免疫指标均有一定改善；经皮神经（穴位）电刺激复合硬膜外麻醉有近似针刺复合硬膜外麻醉的效果，为恐惧针刺的患者增添了新手段；针刺复合硬膜外麻醉后未引起细胞突变，说明远期也是安全的。

（3）针刺复合全身麻醉　简称针刺复合全麻，是在针麻基础上复合全麻（包括静脉或吸入全麻），系先针麻诱导10～30分钟，再开始全麻给药，麻醉效果满意。针刺复合全麻可增强麻醉效果，满足心、胸、颅脑手术对麻醉的基本需求；针刺复合全麻两者有互补、协同作用，使全麻用药量减少 1/3～1/2；针刺对心脏手术患者的机体有保护作用，除对心脏手术患者围术期的循环、免疫、应激反应均有一定调节作用外，还能减轻心肌缺血再灌注损伤；针刺复合全麻用于普胸手术，术中生理扰乱小，循环较稳定，免疫指标亦有所改善；针刺复合全麻用于颅脑手术对患者的脑神经功能具有调节和保护作用；经皮电刺激与全麻复合，两者具有协同作用，亦可增强麻醉效果，为不宜选用针刺的患者提供了新的选择方法。

（四）针刺麻醉的优势和缺陷

1. 单纯针刺麻醉优势和缺陷 针刺麻醉的优势是安全，能够避免药物的不良作用。从临床麻醉角度评价，单纯针刺麻醉并不能完全达到临床麻醉的要求，存在麻醉不全、肌肉紧张、不能完全抑制内脏反应、个体差异较大等缺陷。然而，针麻在一些手术中所体现的优势却是不可否认的，所以针麻依然是临床麻醉有效方法之一。

2. 针药复合麻醉优势

（1）镇痛稳定　药物加强了针刺镇痛效果，多数情况下患者在手术中处于清醒但基本无痛状态。

（2）简便经济　针药结合，每个手术平均可节省麻醉药用量 20%～50%。在减轻药物不良作用的同时，相应地节省了同比例的药物费用，具有卫生经济学价值。

（3）安全可靠　针刺麻醉可避免麻醉药过量引起的重度、药物过敏事故及麻醉药对身体重要器官生理功能的抑制作用。

（4）术后恢复快捷　由于减少了麻醉药的使用，加上针刺本身的整体调整作用，手术中的循环、呼吸功能稳定，术后苏醒时间缩短，并发症减少，住院时间缩短。

（5）脏器保护效应显著　针药复合麻醉具有良好的围手术期脏器保护效应。特定手术全麻控制性降压可使脑、心、肝、肾、胃肠等脏器产生缺血再灌注损伤，而针药复合麻醉可抑制脑神经细胞凋亡、促进肾脏血流回升、减轻心肌损伤、提高肝脏功能和抗自由基能力、增强胃电振幅、促胃泌素和胃动素分泌等作用，进而发挥脏器保护作用。

第三节　针灸抗炎效应及机制

炎症（inflammation）是指具有血管系统的活体组织对各种损伤因子的刺激所发生的以防御反应为主的基本病理过程。针灸抗炎是指采用针灸的方法刺激经络腧穴，改善和治疗机体炎症。WHO 推荐的针灸疾病谱中包括了类风湿关节炎、肩周炎等 16 种炎症性疾病，美国国立卫生研究院（USA National Institutes of Health，NIH）和美国国家补充与替代医学中心（National Center for Complementary and Alternative Medicine，NCCAM）等也将针灸列为治疗炎症性疾病的重要方法，可见抗炎、抗感染是针灸的重要应用方向。

一、针灸抗炎效应

针灸对多个组织、器官和系统均能发挥抗炎、抗感染作用。

1. 消化系统相关疾病 针灸对炎症性肠病（包括溃疡性结肠炎、克罗恩病）、慢性萎缩性胃炎、急/慢性胰腺炎等均具有抗炎效应。针灸治疗可以改善溃疡性结肠炎患者腹泻、黏液脓血便等症状；可以明显缓解慢性萎缩性胃炎患者胃痛、胃胀、嗳气等症状。针刺也是慢性胰腺炎诊疗专家共识的推荐疗法之一，其对慢性胰腺炎疼痛症状的缓解以及麻痹性肠梗阻的改善与其抗炎作用密切相关。

2. 神经系统相关疾病 针灸对阿尔茨海默病、特发性面神经麻痹、抑郁症、帕金森病等疾病的改善与针灸抗炎效应密不可分。阿尔茨海默病被认为是一种与炎症、突触和神经元丢失、淀粉样斑块和神经原纤维缠结等神经病理过程密切相关的疾病。研究显示，针灸能抑制神经炎症，改善认知功能和记忆能力。特发性面神经麻痹与病毒感染或炎性反应等有关，针灸治疗可以明显加快受损面神经髓鞘化进程，促进面神经修复。针灸也可通过降低外周血清及中枢炎性因子的表达，改善抑郁症的认知障碍。此外，针灸可以明显缓解帕金森病患者行动、日常生活、情绪、疾病症状等评价指标的恶化，这与针灸抑制炎症导致的黑质区小胶质细胞和星形胶质细胞过度激活有关。

3. 呼吸系统相关疾病 对针灸治疗支气管哮喘、慢性阻塞性肺疾病（chronic obstructive pulmonary disease，COPD）、肺间质纤维化等疾病进行总结，发现针灸可以减轻肺组织炎症、降低气道高反应性、抑制氧化应激、抑制细胞外基质积聚及上皮—间质转化。此外，多个系统评价显示，针灸可以有效改善患者的鼻部症状，提高患者整体生活质量，这些都与针灸的抗炎效应密不可分。

4. 血液循环系统相关疾病 炎症已逐渐被认为是动脉粥样硬化、高血压等循环系统疾病的重要病理基础，也是心肌梗死等疾病的重要并发症。针刺能有效改善动脉粥样硬化家兔腹腔泡沫细胞形成，降低炎症因子水平和氧化应激标志物。对原发性高血压患者的研究发现，针刺太冲、内关后不仅可以降低血压，还可以降低血清中炎性因子及其对内皮细胞的刺激，降低 C- 反应蛋白（c-creactive protein，CRP）等。电针也能减少心肌梗死大鼠心肌梗死的面积，减轻病灶处的炎性浸润和炎性因子的表达，改善炎性反应直接相关的心室功能重塑。

5. 运动及内分泌系统相关疾病 临床实践和研究均表明，针灸能明显缓解膝骨关节炎、痛风性关节炎、类风湿关节炎等疾病出现的红、肿、热、痛等炎性症状。针灸可以抑制炎性反应细胞聚集，减轻肌肉组织的炎性疼痛，抑制炎症引发的滑膜组织增生和关节软骨形态结构的破坏。针灸对神经根型颈椎病的治疗也与其调节炎症反应、抑制氧化应激状态和改善血液流变学等相关。慢性、亚临床性、非特异性的炎症状态与 2 型糖尿病的发生发展密切相关，研究发现针灸对该类患者的多种炎症因子有良好调节作用，并可减少周围血管并发症的发生。

6. 泌尿生殖系统相关疾病 针刺肾俞、照海等穴，可增强慢性肾炎患者的肾脏泌尿功能、减少蛋白尿和改善肾功能。单纯针刺或针刺联合药物治疗可明显缓解盆腔炎症引起的疼痛，提高患者生活质量。

7. 皮肤组织相关疾病 针刺、贴棉灸、拔罐等方法对神经性皮炎、带状疱疹等皮肤病有良好疗效。针刺、电针和火针等不同方式刺激"大椎"和"足三里"穴均可改善银屑病小鼠的局部皮损，抑制病损局部促炎细胞浸润，抑制角质细胞过度增殖。电针足三里能显著抑制 2,4- 二硝基氟苯诱导的变态反应性皮炎引起的耳郭肿胀和炎性细胞浸润等。

二、针灸抗炎的效应特点

1. 对急性炎症和慢性炎症均有效 例如针灸结合西药，或针灸结合中药灌肠等方法可以发挥协同作用，快速缓解急性盆腔炎患者的疼痛。对慢性盆腔炎患者进行针灸治疗，可以有效缩短炎症吸收时间，改善患者的下腹疼痛、经行腹痛、白带异常等症状。

2. 对无菌性炎症和有菌性炎症均有效 在常规治疗基础上，电针足三里等穴可以有效降低脓毒血症患者中性粒细胞计数、C反应蛋白等炎性指标，对脓毒血症引发的肺损伤也有保护作用。对肩关节周围炎症等无菌性炎症，针灸能减少局部组织液渗出，促进水肿吸收，改善疼痛。

3. 既有局部抗炎效应，又有整体抗炎作用 针灸可减少局部致炎因子的产生，增强局部组织分解代谢，加速炎性反应产物的吸收；同时又可以提高血清抗炎能力，调节血管舒缩功能，从而降低全身炎性损伤程度。如针灸治疗类风湿关节炎，既可以通过对关节局部炎症因子的调整抑制关节滑膜细胞的增殖、软骨的破坏；同时又可以发挥全身抗炎作用，体现针灸作用的整体性。

4. 在疾病发生发展的不同阶段均有效 例如，在COPD急性加重期，针灸可以改善患者咳嗽、咳痰、呼吸困难等症状；在COPD稳定期，艾灸或耳穴，或穴位埋线可以改善患者肺功能、缓解呼吸肌疲劳，这均与针灸抗炎效应有关。

三、针灸抗炎机制

针灸可在炎症的不同病理阶段发挥作用，并通过多途径响应来实现抗炎效应：针灸既能直接影响炎症因子，又可以影响免疫细胞和免疫分子的表达与状态，还能通过交感神经、胆碱能神经抗炎通路等激活抗炎相关通路，抑制炎性因子的释放。此外，针灸抗炎效应还和JAK-STAT、MAPK、NF-κB等多种与炎症密切相关的信号转导通路激活与抑制相关。

（一）针灸抗炎活性物质

炎症是以变质开始，经过渗出防御，最终增生修复。针灸可以抑制炎症性血管通透性过度增高，减少白细胞过多游出与浸润，改善微血管和淋巴管循环，抑制变质和渗出性病变的发展，促进增生修复过程，同时抑制肉芽组织的过度增生，使炎症趋于好转和痊愈，缩短炎症病程。在细胞层面，针灸抗炎主要涉及对粒细胞、淋巴细胞、巨噬细胞、内皮细胞等的调节，在炎症介质层面主要包括抑制促炎性细胞因子（如TNF、IL-1、IL-6等）的释放，增加抗炎性细胞因子（如IL-10等）的释放等。

1. 细胞因子 针灸抗炎主要涉及的细胞因子包括白细胞介素（简称白介素，interleukin，IL）、干扰素（interferon，IFN）、肿瘤坏死因子（tumor necrosis factor，TNF）、趋化因子（chemokines）、集落刺激因子（colonystimulating factor，CSF）等。在脓毒症、强直性脊柱炎、类风湿关节炎等多种疾病中都发现，针灸对白介素的影响是其抗炎效应的重要物质基础。如针刺可调节类风湿关节炎小鼠踝关节以及外周血液循环中IL-2、IL-12、IL-4、IL-5、IL-10、IL-13、IL-17等细胞因子。在急性结肠炎模型中，电针刺激足三里可降低血清和结肠中IL-1β、TNF-α、IL-6、IL-12、IL-17水平。

2. T细胞及相关免疫分子 针灸对T细胞亚群的调节作用一直是针灸抗炎机理研究的热点。对脓毒症大鼠模型的研究显示，电针刺激可以提高肠黏膜中的CD3$^+$、CD4$^+$、CD4$^+$/CD8$^+$细胞数量，亦可提高大鼠脾内CD4$^+$细胞数量。电针"三阴交"穴能明显提高慢性非细菌性前列腺炎大鼠CD4$^+$、CD4$^+$/CD8$^+$细胞数量。溃疡性结肠炎大鼠模型中，针刺或艾灸治疗后肠黏膜中Th17/Treg细胞比例明显降低，Th17细胞相关因子IL-17和转录因子RORγt水平明显降低，而Treg及其转录因子Foxp3表达增加。

3. 巨噬细胞及小胶质细胞 巨噬细胞可根据周围环境产生不同的亚型，其中最主要的是M1和M2型，M1型是经典活化型巨噬细胞，分泌IL-6、单核细胞趋化蛋白-1（monocyte chemoattractant protein-1，MCP-1）、TNF-α等促炎介质；M2型则发挥抗炎作用，分泌IL-10

等抗炎介质。在脊髓损伤模型大鼠中，电针脊中穴和至阳穴可下调 M1 巨噬细胞相关因子，上调 M2 巨噬细胞相关因子，从而改善炎症。小胶质细胞是中枢系统中的一种巨噬细胞，能够通过分泌促炎因子和抗炎因子参与神经系统功能。研究发现，电针能够通过抑制脊髓小胶质细胞的活化，降低环氧合酶 -2（cyclooxygenase-2，COX-2）在脊髓水平的表达，发挥抗炎镇痛的作用。

4. 其他生物活性物质 研究发现针灸抗炎可能还与血清降钙素原（procalcitonin，PCT）有关。此外，电针刺激危重症患者双侧足三里等相关穴位发现电针组外周血 C3 浓度较单纯针刺、常规治疗明显升高，提示补体系统同样参与了针灸抗炎过程。此外，发现黏附分子、自由基、溶酶体酶、缓激肽等也参与了针灸抗炎作用。

（二）自主神经介导的针灸抗炎机制

1. 迷走神经介导的针刺抗炎机制 Ach、α7nAChR 是胆碱能抗炎通路的关键因素，刺激迷走神经可显著减弱脂多糖（lipopolysaccharide，LPS）引起的全身炎症反应，该作用可能是由 ACh 刺激脾脏巨噬细胞的烟碱受体介导。α7nAChR 是抑制巨噬细胞和树突状细胞释放炎症因子的关键靶点。针刺通过上调 Ach、α7nAChR 的表达水平，促进两者结合，通过激活下游信号转导通路（如 NF-κB 信号通路、JAK/STAT 信号通路），从而激活胆碱能抗炎通路，发挥抗炎作用。研究发现，电针下合穴可以调节 α7nAChR，减轻急性胃黏膜损伤大鼠模型的炎症反应及黏膜损伤。对脑梗死大鼠进行针刺预处理可上调 α7nAChR 信使 RNA 的表达，降低 TNF-α 水平，升高 IL-4 水平，显著改善其神经功能。在 LPS 所致的内毒素血症的大鼠模型中发现，电针刺激激活了连接至脾脏的迷走通路并且减少了脾脏中 TNF-α 的释放，另外也引发了迷走神经孤束核中的神经元活动，脑中毒蕈碱受体调节网络参与了电针的抗炎反应。上述研究表明，通过迷走神经介导，针刺可以调控 ACh、α7nAChR 的表达，激活下游 JAK/STAT 等信号通道，从而激活胆碱能抗炎通路，降低 TNF-α、γ 干扰素等炎症因子水平，达到抗炎目的。（图 4-3）

（2）**通过耳甲—迷走神经调节炎症反应** 迷走神经耳支是迷走神经在体表的唯一分支，主要分布在耳甲区内的耳甲艇和耳甲腔。耳甲区与孤束核、迷走神经背核、迷走神经之间有密切联系，形成耳 – 迷走神经反射弧。针刺耳甲区后，可通过激活耳甲区传入性迷走神经促使传出性迷走神经传出冲动增加，从而激活胆碱能抗炎通路，最终抑制炎症反应。研究发现耳针对各时间点的致炎因子都有明显的抑制作用，其效应与直接刺激迷走神经相似，在进行迷走神经阻断后，耳针的抗炎效应消失。说明耳针抑制血液循环炎症因子及通路可能是通过激活胆碱能抗炎通路来实现的。耳针刺激还有助于肝脏致炎因子水平的降低及抗炎因子水平的升高，这可能是抑制器官炎症发展的关键环节。以上这些结果均为耳针激活胆碱能抗炎通路治疗炎症提供了证据。（图 4-4）

（3）**交感神经介导的针刺抗炎机制** 研究发现，针刺可通过影响儿茶酚胺类物质的释放，进而影响交感神经的兴奋性。对心肌缺血大鼠模型的研究发现，针刺可能通过交感神经重构减少大鼠心肌细胞梗死的面积，从而减轻炎症反应。创伤应激能够引起大鼠外周组织 TLR2、NF-κB 表达增加，同时炎症细胞因子合成与分泌也相应增加，而电针能够抑制大鼠体内创伤后所形成的炎症反应，这种抑制作用与交感神经活动有关，可能通过调节 TLR2 /NF-κB 信号通路活性起作用。此外，结合前述内容可知，针刺可以抑制 β-AR、β3-AR 信号通路，促使交感神经释放 NE，并特异性地与 β2-AR 结合，激活 β2-AR/cAMP/ 蛋白激酶 A 通路，从而达到抗炎目的。

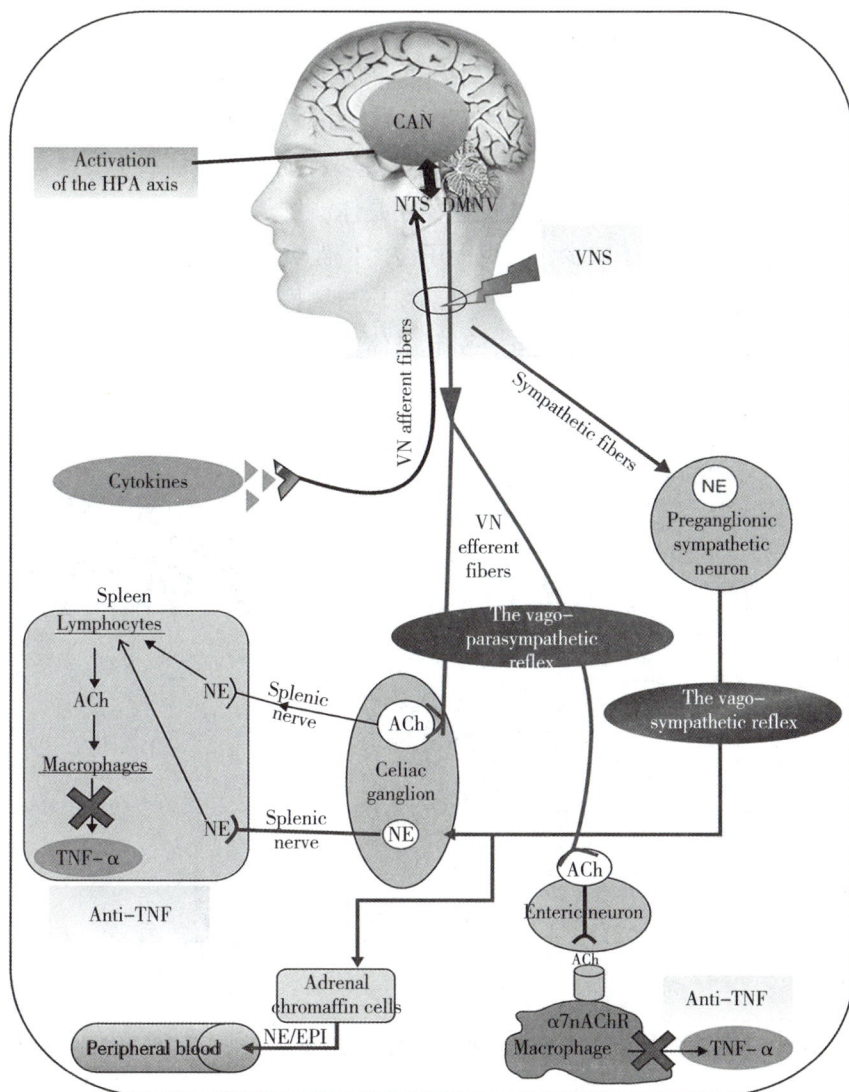

图4-3　Bruno Bonaz 等学者总结的迷走神经抗炎途径

注：VN afferent fibers：迷走神经传入纤维；NTS：孤束核；CAN：中枢自主神经网络；
DMVN：迷走神经背核；VNS：迷走神经刺激；VN efferent fibers：迷走神经传出纤维；
Ach：乙酰胆碱；α7nAChR：α7烟碱型乙酰胆碱受体；NE：去甲肾上腺素；EPI：肾上腺素

尽管越来越多的研究认为，针刺发挥抗炎效应是通过交感神经和迷走神经（副交感神经）实现的，然而关于针刺介导内脏运动神经抗炎的机制仍存在很多局限性。一方面，虽然针对副交感神经抗炎的相关研究众多，但关于针刺与副交感神经抗炎之间直接联系的研究较少，与交感神经抗炎直接联系的更少，难以形成系统的理论体系。另一方面，交感神经与副交感神经发挥抗炎作用的分配形式是通过协同还是拮抗实现双向良性调节，目前还不明确，还有很大的空间去深入研究。

（三）针刺抗炎的神经内分泌免疫调节机制

1977年 Besedovsky 提出"神经—内分泌—免疫（neuro-endocrine-immune，NEI）网络"学说。当机体处于炎性反应时，针刺可对 NEI 网络进行调整。以针刺"足三里"改善佐剂性关节炎大鼠炎性痛为例，基于多时点、多位点、高通量检测 NEI 共有信号分子的多维数据及复杂网络分析发现，针刺对机体 NEI 网络和下游免疫网络具有调节作用，通过计算针灸学分析发现，单核巨噬细胞为针刺效应的关键细胞。此外，针刺可能通过调节淋巴结 T 细胞极化，靶器官 M1 / M2 巨噬细胞极化等实现抗炎镇痛。还有研究显示，针刺的抗炎机制可通过胆碱能抗炎通道快速地抑制促炎因子的合成与释放，并通过 HPA 轴，抑制多种促炎介质的产生。结合自主神经介导的针刺抗炎机制可以看出，不论是神经抗炎途径还是体液抗炎途径，均需要分子信号转导途径来发挥作用，其结果是促炎因子减少，抗炎因子增多，促炎因子与抗炎因子趋于平衡状态。另一方面，针刺通过导致局部的小损伤，引起局部损伤与抗损伤的小网络，小网络再进一步通过神经通道、体液通道并与免疫反应相交互，引起机体整体调节的大网络，即 NEI 网络，发挥抗炎效应。

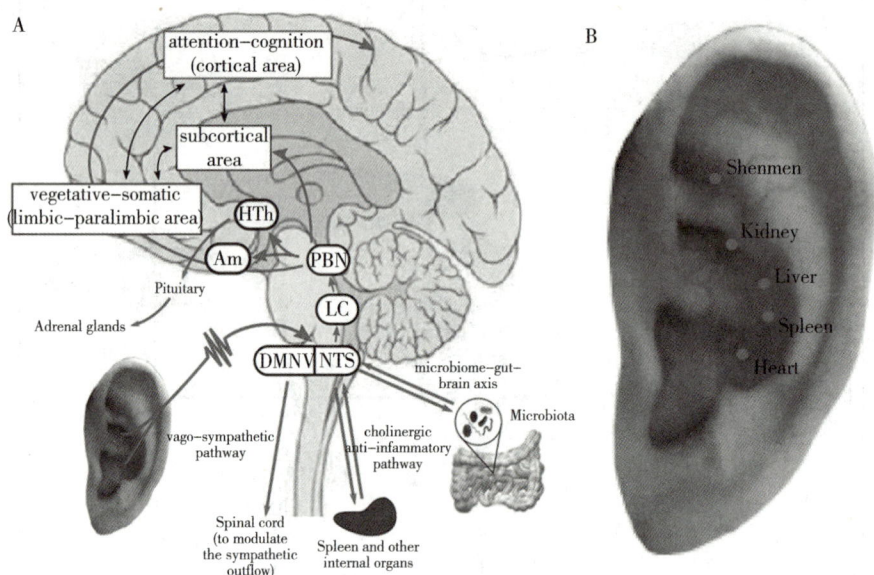

图 4-4　Jian Kong 等学者提出的耳甲迷走神经刺激抑制炎症及调节抑郁相关脑网络的机制示意图

注：刺激迷走神经的耳郭分支（VN），该迷走神经伸向孤束核（NTS），一直延伸至蓝斑（LC）和臂旁核（PBN），从臂旁神经扩散到涉及抑郁的各大脑区域。（DMNV：迷走神经背核；HTh：下丘脑；Am：疑核）

第四节　针灸调节各系统功能

针灸作为一种非特异性刺激，发挥整体、双向和良性调节作用。研究表明，针灸对机体的运动、神经、内分泌、免疫、循环、消化、呼吸、泌尿、生殖等系统和器官功能均能发挥调节作用，具有多方面、多环节、多水平、多途径等作用特点，且与穴位选取、刺灸方法、功能状态等要素密切相关，呈现各自的作用规律。

一、针灸调节运动系统功能

针灸对骨骼、关节、肌肉等运动系统功能均有良好的调节作用。针灸可减轻或消除关节疼痛，改善关节的活动度；促进失神经支配肌肉恢复，同时对急慢性软组织损伤有较好治疗效果。针灸调节运动系统功能作用呈现一定的规律性。以阿是穴和近部取穴为主，综合针灸疗法较单一针灸疗法更为有效。

二、针灸调节神经系统功能

针灸对周围神经系统和中枢神经系统功能均有良好的调节作用。针灸对周围神经的作用主要体现在针灸能改善神经传导功能、提高神经营养因子的表达，促进血管损伤的恢复，通过刺激穴位和神经干所引发的肌肉、关节运动，从而促使麻木、疼痛、感觉异常的肢体症状、体征明显减轻，肌无力和萎缩亦明显好转，发挥对周围性面神经麻痹、坐骨神经痛和糖尿病周围神经病变等外周神经功能受损性疾病的治疗作用。针灸对中枢神经的作用主要体现在针灸能双向调节和改善大脑皮质神经条件反射的强度、均衡性和灵活性，通过调节神经营养因子、神经递质，介导神经可塑性，从而促使大脑皮质病变部位功能的恢复，改善阿尔茨海默病、帕金森病等神经退行性疾病患者的认知功能，发挥对脊髓损伤、突发性耳聋等中枢神经功能受损性疾病的治疗作用。

针灸对神经系统功能的调节具有双向性和早期介入特征，常选用督脉、足太阳膀胱经、夹脊穴、病变局部腧穴等，以针刺、电针刺激神经干为主，提倡综合疗法。

三、针灸调节内分泌系统功能

针灸对垂体、甲状腺、甲状旁腺、肾上腺、胰岛、性腺等内分泌腺及广泛分布于各器官的内分泌细胞的功能、相应生物活性物质（激素）、形态结构等均有良性调整作用。针灸对甲状腺的功能和形态大小都有影响，且甲状腺形态的改变早于甲状腺激素水平的变化；能明显降低痉挛型脑瘫患儿和骨质疏松患者血甲状旁腺激素水平，改善患者的骨代谢；可影响肾上腺皮质、肾上腺髓质结构及功能，调节皮质醇、肾上腺素、去甲肾上腺素的分泌；能改善胰岛 β 细胞的功能结构，调节胰岛素的分泌，控制血糖。

针灸对内分泌系统功能的调节与机体功能状态密切相关；具有明显的时效性，如治疗介入时间、留针时间、间隔时间等均会影响针灸疗效；邻近穴位比远端穴位作用更明显。

四、针灸调节免疫系统功能

针灸对免疫系统的作用效应主要体现在对免疫细胞、免疫分子和免疫应答的调节。针灸对白细胞、T 淋巴细胞、B 淋巴细胞、抗原提呈细胞、自然杀伤细胞、红细胞等不同免疫细胞的数量、活性和功能均可产生不同程度的影响，具有双向良性调整作用；对免疫球蛋白、补体系统、细胞因子等免疫分子亦可产生不同的调节作用；可通过对免疫细胞和免疫分子的影响参与调节免疫应答，包括非特异性免疫应答、特异性细胞免疫应答和特异性体液免疫应答（图 4-5～图 4-7），从而增强机体抗病毒、抗肿瘤、抗衰老等免疫功能，减少免疫损伤。

针灸效应作用的方向和强弱与机体功能状态密切相关。针灸能使低下的免疫功能得到增强，过度的免疫应答得到抑制，对免疫功能正常的机体无明显影响或有一定增强。针灸治疗免疫系统疾病多选用保健穴，但不同免疫疾病的选穴有相对特异性。

五、针灸调节循环系统功能

针灸对循环系统的作用效应主要体现在对心脏、血管和血液成分的调节作用。针灸对心率、心律、心功能、心脏电活动及心脏生化物质的作用具有双向良性调整作用；可调节血管功能，改善微循环，促进侧支新生血管形成；对血液中红细胞数目，白细胞的计数、分类及吞噬作用，血小板计数和凝血过程，以及对多种化学成分如血浆蛋白、血氨、血脂、血糖、电解质、酶活性及其他生物活性物质等均具有双向良性调整作用。

针灸对循环系统的调节与机体状态和刺灸法密切相关，并多呈现穴位特异性。

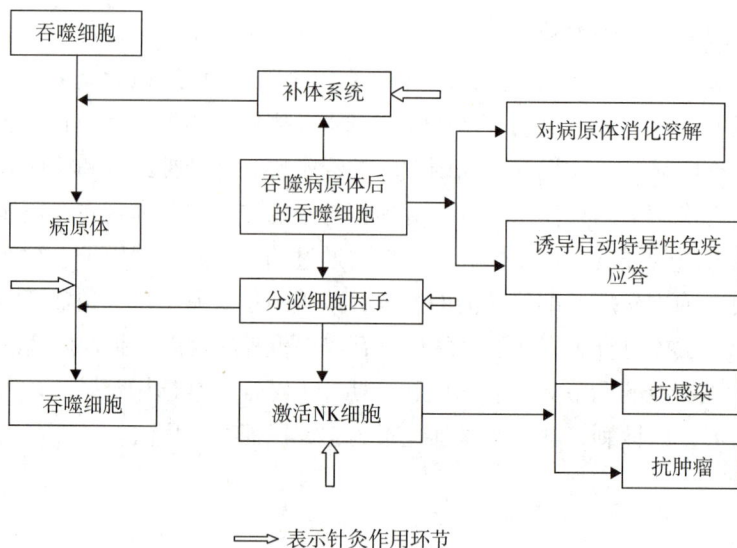

⟹ 表示针灸作用环节

图 4-5　针灸对非特异性免疫应答调节示意图

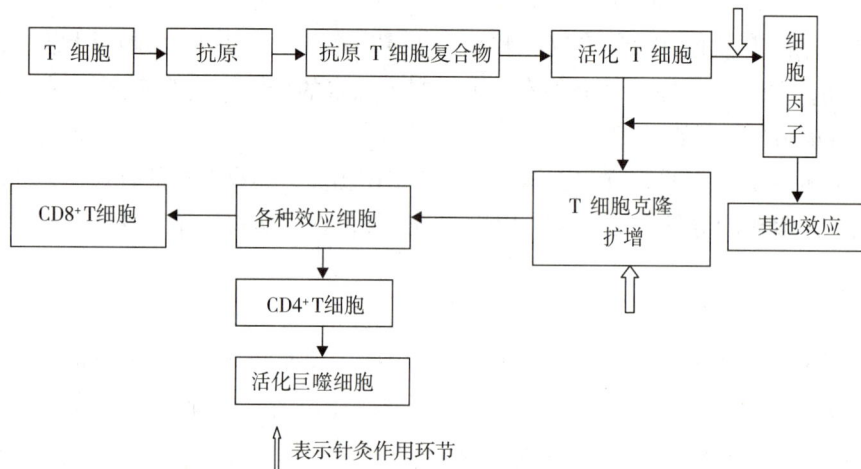

⇑ 表示针灸作用环节

图 4-6　针灸对特异性细胞免疫应答调节示意图

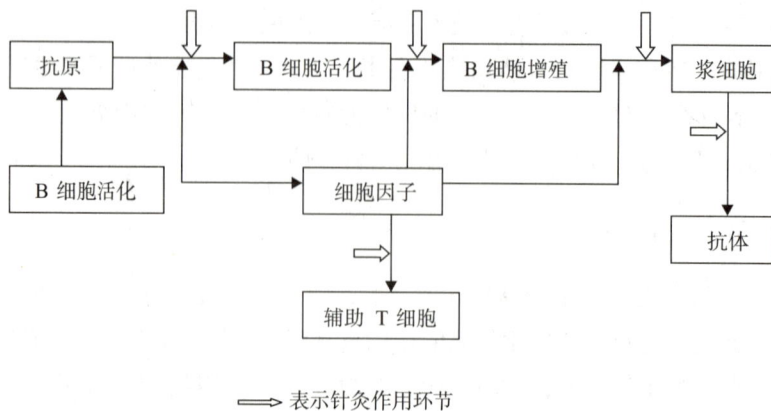

⟹ 表示针灸作用环节

图 4-7　针灸对特异性体液免疫应答调节示意图

六、针灸调节呼吸系统功能

针灸对呼吸系统的作用主要表现在对肺通气、肺换气、组织换气及呼吸运动的调节上。针灸可提高肺通气量，及时改善肺部血流状况，提高机体内外气体交换能力，降低气道阻力，改善通气功能；能显著增高动脉血 PaO_2，降低动脉血 $PaCO_2$，调整血氧饱和度；可通过改善异常呼吸频率、节律、幅度，使之恢复正常，从而调整病理性呼吸运动，并能调整由于一侧呼吸障碍所造成的两侧呼吸功能不平衡的现象。此外，针灸还可通过调节膈肌运动，影响呼吸功能。

针灸对呼吸系统的调节与患者病程、病情有一定相关。病程短、病情轻则疗效好；病程长、病情重则疗效差。在呼吸周期的不同时刻进行针刺，针灸的效应也会不同。

七、针灸调节消化系统功能

针灸对于食管、胃、肠道等消化管和唾液腺、肝脏、胰腺等消化腺具有良好的调节作用。针灸能双向调节食管、胃、空肠、结肠的运动，如针灸既能降低下食管括约肌压力，改善贲门失弛缓症患者的吞咽困难，又能升高下食管括约肌压力，增强抗胃食管反流的能力。针灸对高张力、运动亢进的胃肠道运动有抑制作用，能解除病理性胃肠道痉挛，又对低张力、运动弛缓的胃肠道有兴奋作用，可促使胃肠道运动。针灸能调节胃酸、胃泌素、胃动素、脑肠肽等胃分泌功能；促进胃肠道黏膜屏障功能恢复；调节肠道分泌、吸收功能，改变大便中水分的含量，既可使便秘患者的干燥粪便变得湿软，又可使菌痢、肠炎患者的稀便恢复正常；改善、调节肠道菌群的种类、数量及菌群之间的比例；能调节唾液分泌量及成分；能改善肝脏功能和肝脏病理形态，调节肝血流量，促进肝细胞内物质代谢；能促进胆囊的收缩，解除胆囊括约肌痉挛，促进胆汁的分泌与排泄，加大冲刷排泄胆囊和胆管内结石的力度，清除胆管阻塞，有利于胆囊内炎症的修复，增强胆囊、胆管和肝的血液循环，改善胆囊和胆管内的营养状态，产生良好的消炎和镇痛效果；能调节胰蛋白酶、胰淀粉酶、胰脂肪酶等胰液的分泌。

针灸对消化系统的调节与机体功能状态密切相关；具有穴位特异性，功能性单元穴位发挥相对特异性效应，功能性集元穴位发挥与之相悖的广谱效应；与针刺手法或刺激量也有一定的关系。

八、针灸调节泌尿系统功能

泌尿系统疾病是由泌尿系统各器官（肾脏、输尿管、膀胱、尿道）引发的一系列疾病的总称，常波及整个泌尿系统，亦可引发全身性疾病，如高血压、水肿、贫血等。大量研究表明，针灸对多种泌尿系统疾病具有确切的疗效，且呈明显的双向调节效果：①针刺能改善肾脏泌尿功能，多尿时可抑制肾脏泌尿，少尿时可促进肾脏泌尿。如针刺中极穴，既可以治疗糖尿病所致的癃闭，又可改善肾阳虚证所伴有的多尿现象。②针刺能改善输尿管运动功能，在多数情况下或输尿管处于痉挛状态时，针刺肾俞穴及膀胱俞穴，能反射性解除输尿管平滑肌痉挛，使输尿管松弛；输尿管有结石卡顿时，针刺肾俞穴、中极穴可使输尿管蠕动增强，缓解平滑肌痉挛，使结石从尿道排出。③针刺能调节膀胱运动功能，有利于平衡在尿液储存和排放过程中膀胱压与腹压的协同作用。如在不稳定膀胱的针刺治疗中，中极穴同时升高腹压和膀胱压，足三里穴、三阴交穴可使腹压轻度升高、逼尿肌压明显下降；在针刺治疗膀胱无力综合征中，中极穴、足三里穴、三阴交穴均可同时升高腹压和膀胱压，发挥在尿液储存和排放过程中膀胱逼尿肌和尿道括约肌的协同作用。

近年的临床研究显示，针刺在治疗尿失禁、膀胱过度活动症、脊髓损伤后膀胱功能障碍、中风后尿潴留、产后尿潴留等伴有排尿功能异常的泌尿系统疾病上有良好的临床疗效，能通过影响排尿中枢等引起膀胱和尿道等效应器官的功能改变。针灸对泌尿系统功能的调节与机体功能状态、穴位特异性、针刺手法密切相关，如针刺膀胱内压的大小决定了针刺调节膀胱运动的效应，膀胱俞和肾俞的膀胱收缩效应常常呈现相反作用，次髎、膀胱俞等穴的捻转及中极、关元等穴的深刺是取得疗效的关键要素。在临床治疗过程中应灵活运用，充分发挥针刺治疗泌尿系统疾病的作用。

九、针灸调节生殖系统功能

针灸对女性和男性生殖系统均有良好的调节作用。针灸能促进卵泡发育和排卵，且对女性生殖激素有双向调节作用，对不孕症、月经不调、痛经、更年期综合征、卵巢储备功能减退等有较好治疗作用；针灸可促进子宫收缩，缩短产程，起到催产、引产、镇痛、减少并发症的作用；针灸可增强男性性功能，提高精子数量，减少精子异常比例，增强精子运动能力，使抗精子抗体减少，对由性功能障碍、精液异常、免疫异常引起的不育症均有较好的临床疗效；针刺可改善前列腺组织病理状态，提高患者血清睾酮含量，降低雌二醇、催乳素含量，改善性腺功能紊乱，对前列腺炎、前列腺增生、阳痿、早泄也有一定的临床疗效。

针灸对生殖系统的调节常以腰腹部穴位加肝、脾、肾三经经穴，兼以头部穴位调神；针灸并用，针药并用。此外，三阴交穴可用于产科引产和流产，至阴穴可用于矫正胎位不正，呈现穴位特异性。

第五节　针灸治疗疾病作用机制

针灸治疗疾病谱非常广泛，机理也不尽相同。现列举缺血性脑卒中、糖尿病及其并发症、单纯性肥胖、冠心病、支气管哮喘、消化性溃疡、尿失禁、卵巢储备功能减退等 8 种疾病的针灸作用机理，逐一加以阐述。

一、针灸治疗缺血性脑卒中作用机制

缺血性脑卒中（ischemic stroke，IS）又称脑梗死，是由于各种原因导致脑动脉血流中断，相应脑组织发生缺血性坏死，从而出现相应神经功能缺失的一组脑血管病，包括脑动脉血栓形成性脑梗死、栓塞性脑梗死和腔隙性脑梗死等。临床表现可出现感觉和运动功能障碍、语言功能障碍（包括失语及构音障碍）、认知功能障碍、心理障碍和吞咽困难、二便失禁、性功能障碍等，多符合脑动脉供血分布区的特点。西医治疗常给予病因治疗、溶栓治疗、抗血小板聚集治疗、抗凝治疗、降纤治疗、扩容及对症治疗等。

针灸治疗缺血性脑卒中有以下特点：①常在西医常规治疗的基础上进行，有很好的临床疗效，尤其对神经功能康复如肢体运动、语言、吞咽等有独特作用。②以毫针针刺、电针为主，综合疗法的疗效优于单一疗法。③缺血性脑卒中有急性期、恢复期与后遗症期之分，在不同病程期间表现的主要症状不同，治疗选穴原则亦各不相同。经络选择各有侧重，或重用阳经，或从阴经治，或阴阳同调；腧穴使用频次居前的有合谷、足三里、三阴交、曲池、内关等穴；卒中有中经络、中脏腑之分，中经络一般取手足阳明经穴为主，辅以太阳、少阳经穴，中脏腑之闭证多以督脉和十二井穴为主，中脏腑之脱证以任脉经穴为主。

针灸治疗缺血性脑卒中作用机制涉及众多方面，主要体现在调节脑部血管及血流和调节神经生化方面。

（一）调节脑部血管及血流

1. 改善脑动脉弹性 缺血性脑卒中主要病理变化是脑部缺血区血液供应减少，针刺、电针可降低血管紧张素 II（angiotensin II，AngII）及其 1 型受体（angiotensin II type 1 receptor，AT1R）的表达，通过改善脑动脉弹性，使血管紧张度下降，增加单位时间内流入脑动脉的血液容积，改善脑血管充盈度，进而提高脑组织氧分压、改善病灶周围脑细胞营养供血状态。而且针刺改善患者脑部血流的低灌注状态效应和脑缺血程度密切相关，表现为脑缺血程度轻者针刺后缺血灶消失，脑缺血改善，而缺血程度重者或有器质性脑损害者针刺效果差。

2. 促进新生血管生成 血管新生是指在原有血管基础上，通过内皮细胞芽生，血管分裂、分支而形成复杂血管网络，并使其功能与局部需要相适应的过程。通过促进血管新生，建立有效的侧支循环、改善脑缺血，是治疗缺血性脑卒中一种崭新的治疗策略。

电针、眼针等均可促进血管内皮生长因子在血清中含量的升高，脑梗死局灶的血管生成素、血管内皮生长因子的表达增多，可加速内皮祖细胞分泌和归巢，以促进微血管新生，使得微血管密度增加，建立侧支循环，从而代偿性恢复病灶的血液供应，改善缺血区周围的组织灌注，促进缺血后神经功能的恢复。

3. 保护受损的血脑屏障 血脑屏障是存在于脑和脊髓内的毛细血管与神经组织之间的弥散屏障，既是毛细血管腔和神经元间营养传递的重要结构，也能有效阻止大分子物质经血液进入脑组织，以维持中枢系统功能正常。而脑缺血再灌注损伤会破坏血脑屏障的完整性，超微结构发生异常，通透性增加，导致脑水肿的发生。电针和电针预处理等可改善因缺血缺氧引起的血脑屏障超微结构改变，维持脑缺血受损后血脑屏障的完整性，恢复毛细血管的微循环和营养物质的传递，发挥脑保护作用。

基质金属蛋白酶（matrix metalloproteinase，MMP）的表达增加与血脑屏障的破坏密切相关，其中基质金属蛋白酶 -9（MMP-9）和基质金属蛋白酶 -2（MMP-2）被认为是血脑屏障损伤的标志物之一。电针可下调 MMP-9 与 MMP-2 表达和活性，同时增加了金属蛋白酶组织抑制因子 -1（tissue inhibitor of metalloproteinase 1，TIMP-1）的组织表达，从而调节了 MMP-9/TIMP-1 的平衡，抑制脑水肿，降低脑组织损伤。

水通道蛋白（aquaporin，AQP）是一种细胞跨膜蛋白，对水液代谢产生重要的调节作用，主要存在于哺乳动物细胞膜。缺血性脑卒中后水通道蛋白 -4（AQP-4）和水通道蛋白 -9（AQP-9）在星形胶质细胞和血管内皮细胞中的表达上升，通过促进水的运输而引起水肿。而针灸可降低 AQP-4 与 AQP-9 的表达改善脑水肿的症状。

此外，缺血性脑卒中患者具有高脂血症和高密度脂蛋白降低的特性，血脂升高则低密度脂蛋白和极低密度脂蛋白易沉积于动脉管壁，导致动脉粥样硬化，为红细胞聚集、附着、形成血栓提供了条件。针刺能降低缺血性脑卒中患者血内总胆固醇和甘油三酯，增加高密度脂蛋白，以防止或改善动脉粥样硬化；降低全血黏度、红细胞聚集指数、血细胞沉降系数，从而减少红细胞的聚集，改善血液的高黏、凝聚状态，促进大脑血液循环。

（二）调节神经生化

1. 调整神经递质或调质代谢紊乱 儿茶酚胺及活性神经肽和缺血性脑卒中有密切关系，临床和动物研究都发现缺血性脑卒中时，血浆中儿茶酚胺、亮-脑啡肽样物质的含量都高于正常，针刺可使患者血浆中儿茶酚胺、亮-脑啡肽样物质的浓度下降。针刺还可提高模型动物外周血中肾上腺素、去甲肾上腺素和5-羟色胺水平，降低脑组织的谷氨酸和天冬氨酸的含量，升高 γ-氨基丁酸的水平；可使脑血栓形成患者血浆 β-内啡肽维持在较低的水平。针刺刺激可以增加皮层和海马中的多巴胺水平，并通过减少缺血后脑萎缩的程度来调节神经元可塑性。针灸对上述神经递质或调质的影响，可能参与针灸治疗脑缺血的调整机制。

2. 清除过量自由基　自由基连锁反应是脑缺血及再灌流损伤的重要机制。自由基在脑组织损伤过程中，产生于缺血期而激化于再灌流期，其间自由基的水平与脑水肿的程度呈现明显的正相关关系，说明脑水肿是同时发生于自由基连锁反应这一核心病理环节中最直接的缺血性脑损害结果。

针刺可以使脑缺血再灌流所致脑水肿程度减轻，提高因缺血而降低的脑组织超氧化物歧化酶（superoxide dismutase，SOD）的活性，抑制脑组织脂质过氧化物终产物丙二醛（malonaldehyde，MDA）含量的升高，亦可增加谷胱甘肽过氧化物酶（glutathione peroxidase，GPx）活性，抑制还原型烟酰胺腺嘌呤二核苷酸磷酸（nicotinamide adenine dinucleotide phosphate，NADPH），从而使脑组织氧化应激水平降低。表明针刺疗法在某种程度上能抑制自由基的产生及连锁反应的发生，促进神经细胞结构及功能的恢复，延缓神经细胞的缺血性坏死。

3. 抑制炎性因子　炎症介质，如肿瘤坏死因子（TNF-α）、白介素-6（IL-6）等在脑血管病的病理生理中起着重要作用。TNF-α 是机体内最主要的炎性介质之一，可以通过促凝血、增加内皮细胞通透性及诱导黏附分子、其他炎性介质表达等方式，而加重脑缺血再灌注损伤。IL-6在脑缺血再灌注损伤中起双重作用，即参与脑缺血损伤，又在一定程度上保护神经元免受缺血损伤。

急性脑梗死时 TNF-α 和 IL-6 水平明显高于正常组，表明其参与缺血性脑损伤，经针刺治疗后能降低脑梗死患者血清 TNF-α 和 IL-6，以减轻脑损伤，保护脑细胞，同时促进患者肌力恢复。但也有研究认为针刺能升高大鼠脑缺血再灌注后血清中 IL-6 含量，对缺血组织起到抗损伤、促修复的作用。

4. 促进神经营养因子、血管内皮生长因子表达　多种内源性神经营养因子如神经生长因子（nerve growth factor，NGF）、脑源性神经营养因子（brain-derived neurotrophic factor，BDNF）等参与脑血管病的病理过程，发挥营养脑神经、促其再生等作用。电针、毫针针刺、项丛刺针法均可提高缺血性脑卒中 NGF、BDNF 的表达，主要在缺血灶周围的皮质和海马区，提示可能 NGF、BDNF 高表达对脑缺血后损伤有保护作用。

血管内皮生长因子（vascular endothelial growth factor，VEGF）通常与脑缺血损伤后血管生成有关。脑缺血损伤情况下，VEGF 除了调节血管内皮细胞的增殖分化、促进血管生成之外，还能促进神经胶质细胞向神经元转化，调控神经元生长发育，减轻脑损伤程度，因此发挥保护作用以减轻梗死面积。电针会引起 VEGF 升高，激活星形胶质细胞的增殖，促进血管生成和组织修复使梗死面积减少。

5. 抑制神经元凋亡　脑缺血再灌注缺血中心区的神经元由于急剧缺血缺氧，发生不可逆性损伤而死亡，但在能量相对供应不足的缺血半暗带，神经元损伤是可逆的。若损伤没有得到及时的修复，就会激活相应的信号通路，触发缺血半暗带的神经元凋亡。神经元凋亡是由基因控制的神经细胞自主有序的死亡，为脑卒中发生的常见机制之一。电针预处理、电针等可以抑制促凋亡基因如 p53、Bax 和半胱天冬酶-3 及其蛋白表达，同时上调保护性蛋白 Bcl-2，从而降低细胞凋亡水平，减轻脑缺血再灌注损伤，发挥脑保护作用。

6. 降低 Ca^{2+} 超载　脑缺血时 Ca^{2+} 通道被激活，神经细胞内 Ca^{2+} 含量迅速升高，出现 Ca^{2+} 超载，同时伴有钙调素（calmodulin，CaM）活性增强，Ca^{2+} 与 CaM 结合促进相关级联反应的发生，造成继发性脑损伤的严重恶化，甚至导致神经细胞死亡。针刺、电针能够调控脑缺血再灌注损伤后 Ca^{2+} 通道，减少 Ca^{2+} 内流，抑制神经细胞内 Ca^{2+} 超载，降低 CaM 活性，从而保护脑组织。

综上所述，针灸配合常规西药治疗缺血性脑卒中具有很好的临床疗效。针灸治疗缺血性脑卒中作用主要体现在改善脑动脉弹性、促进新生血管生成、保护受损的血脑屏障、调整神经递质或调质代谢紊乱、清除过量自由基、抑制炎性因子、促进神经营养因子和血管内皮生长因子表达、抑制神经元凋亡和降低 Ca^{2+} 超载等方面。值得注意的是，针灸对缺血性脑卒中的保护作用是综合的、复杂的，但文献报道或机制研究多为针灸对某项或几项指标的影响，缺乏针灸治疗该病的整体机制探讨，这也是今后研究的方向。

二、针灸治疗糖尿病及其并发症作用机制

糖尿病是由于胰岛素分泌功能缺陷和（或）胰岛素作用缺陷所引起，以慢性高血糖伴碳水化合物、脂肪及蛋白质代谢障碍为主要特征的一组病因异质性的代谢性疾病。临床典型症状可见多饮、多尿、多食、体重减轻等，同时可伴有感染、动脉硬化、微血管病变、神经病变、昏迷等并发症。糖尿病发病机制主要为胰岛素分泌减少和胰岛素抵抗。胰岛素、磺脲类、双胍类、α-葡萄糖苷酶抑制药、噻唑烷二酮类药物等是治疗糖尿病的临床常用药物。

针灸治疗糖尿病及其并发症主要有以下特点：①针灸对非胰岛素依赖型糖尿病患者疗效较好，能使其空腹血糖、餐后血糖以及葡萄糖耐量都大幅度下降，而对胰岛素依赖型糖尿病患者疗效较差。病程短、病情轻度和中度患者针灸疗效良好，重度患者效果稍差；肥胖与中等体型的非胰岛素依赖型糖尿病患者针灸疗效远较消瘦型好。疗程较长者治疗效果明显。②手针是主要治疗方法。③针灸治疗糖尿病使用频次最多的经脉是足太阳膀胱经，常用三阴交、足三里、肾俞、脾俞、胃脘下俞等穴，选穴集中在背部和下肢部；耳穴也是临床常用穴位。④针灸对糖尿病并发症如周围神经损害、高血脂、肾脏病变、心血管病变、视网膜病变、胃轻瘫等均有较好效果。

针灸治疗糖尿病的作用主要体现在改善胰岛素抵抗、改善胰岛 β 细胞功能结构、调控信号传导通路、抑制胰腺内质网应激等方面。

（一）针灸治疗糖尿病作用机制

1. 改善胰岛素抵抗　胰岛素抵抗是指胰岛素作用的靶器官、组织对胰岛素生物学效应的反应性降低或丧失，是 2 型糖尿病的发病基础。针灸能有效降低糖尿病患者空腹血糖，调节胰岛素的分泌。对于胰岛素分泌不足者，针灸后胰岛素水平上升；胰岛素分泌过多者，针灸后胰岛素水平下降。针灸能降低胰岛素抵抗指数，升高胰岛素敏感指数，改善瘦素抵抗，调整"脂肪-胰岛内分泌轴"紊乱，调节胰岛素靶细胞受体功能、受体数目及对葡萄糖的摄取能力，提高红细胞和脂肪细胞胰岛素受体结合位点数，提高外周组织对胰岛素的反应性。针灸能有效增加下丘脑葡萄糖转运蛋白 3mRNA 和蛋白表达，改善中枢胰岛素抵抗转导机制的受体后缺陷，增加下丘脑葡萄糖转运蛋白的含量，增强下丘脑葡萄糖转运能力。

2. 改善胰岛 β 细胞功能结构　胰岛 β 细胞数目减少、功能受损是胰岛素分泌功能障碍的首要原因。电针双侧"肺俞""胰俞""脾俞""肾俞"可使糖尿病大鼠胰岛 β 细胞数量、细胞肿胀坏死情况明显改善，促进胰岛 β 细胞的修复、增生。电针"胃脘下俞"可在一定程度上恢复 2

型糖尿病大鼠胰岛形态和面积及胰岛 β 细胞核数量，缓解胰岛 β 细胞核代偿性增大。针灸大鼠"足三里""内庭"和"胰俞"可明显降低胰岛 β 细胞凋亡率，有效抑制 2 型糖尿病胰岛 β 细胞凋亡。

3. 调控信号传导通路　针灸通过调节胰岛素信号传导通路和葡萄糖代谢过程中的信号传导通路防治糖尿病。电针通过激活骨骼肌内葡萄糖对脂肪酸代谢的 AMP 激活性蛋白激酶信号通路，增加胰岛素敏感性，从而改善高果糖饮食诱发的大鼠胰岛素抵抗。电针可增加骨骼肌中去乙酰化酶 1 蛋白的表达，诱发过氧化物酶增殖物激活受体 γ - 辅激活蛋白 1α、核呼吸因子 1 及酰基 –COA 氧化酶的基因表达，增强胰岛素信号传导，促进线粒体对葡萄糖的利用和脂肪酸的代谢，使肥胖糖尿病 db/db 小鼠的胰岛敏感性改善，有效缓解胰岛素抵抗，减少血中游离脂肪酸水平。

4. 抑制胰腺内质网应激　内质网应激（endoplasmic reticulum stress，ERS）在 2 型糖尿病的发生和发展过程中发挥了重要作用。链脲佐菌素诱导的糖尿病大鼠胰腺组织存在 ERS 和细胞凋亡，针刺可显著下调胰腺 C/EBP 同源蛋白（C/EBP homologous protein，CHOP）、蛋白激酶 R 样内质网激酶（protein kinase R–like ER kinase，PERK）、肌醇需求激酶 1（inositol–requiring enzyme 1，IRE1）和 Bax mRNA 表达，显著上调抗凋亡 Bcl–2 mRNA 表达，提示针刺可能通过 PERK/ 真核起始因子 2α（eukaryotic initiation factor 2α，eIF2α）/ 激活转录因子 4（activating transcription factor 4，ATF4）/CHOP 细胞凋亡通路抑制糖尿病大鼠胰腺组织 ERS 及细胞凋亡，明显减轻胰腺细胞受损，从而保护胰腺细胞。

（二）针灸治疗糖尿病并发症作用机制

针灸能明显改善糖尿病患者血液流变学状态，有效提高神经传导速度，延缓或减轻由糖尿病所致的周围神经损害；能降低糖尿病患者胆固醇、甘油三酯、低密度脂蛋白，升高高密度脂蛋白；能改善糖尿病肾病患者肾小球滤过率、肾血流、尿蛋白水平；改善糖尿病合并冠心病患者 ST 段下移的程度和左室舒张功能，提高心搏出量；能改善糖尿病合并视网膜病变患者的眼底状况，调节一氧化氮（nitric oxide，NO）及内皮素（endothelin，ET）分泌水平；能增强糖尿病胃轻瘫患者胃蠕动，促进胃排空，修复受损 Cajal 间质细胞超微结构，恢复其起搏功能，改变紊乱的胃电节律，提高胃动力。

针灸治疗糖尿病具有确切疗效，不但可以缓解糖尿病症状，减少并发症的发生，且疗法较多，取穴方便，操作简便，无毒副反应。因此，阐明针灸治疗糖尿病患者的效应机制，开展针灸降糖的机制研究，将有助于针灸治疗糖尿病的推广与应用。

三、针灸治疗单纯性肥胖作用机制

肥胖是由遗传、营养过剩、缺乏运动等多种因素引起机体能量代谢紊乱，体内热量摄入大于消耗，体内脂肪堆积过多，体重增加的一种慢性代谢性疾病。肥胖可导致许多慢性疾病，如糖尿病、高血压、脂肪肝、心脑血管疾病等，且增加肿瘤的发生风险，甚至降低预期寿命。

目前，现代医学常用的治疗方法包括非药物治疗（有氧运动、饮食控制、手术减脂、心理干预等）和药物治疗（中枢的抑制食欲药、抑制外周脂肪酶活性药等），针灸作为非药物疗法在临床中广泛使用，主要有以下特点：①具有简便易行、价格低廉、疗效确切等优势；②具有多样化，将体针疗法、电针疗法、穴位埋线、耳穴贴压等单一使用或综合运用；③选经、选穴具有一定规律。选经按照频次依次为：胃经、脾经、任脉、膀胱经和大肠经，选穴按照频次的高低依次为（前 5 位）：天枢、中脘、足三里、三阴交和气海。

针灸治疗单纯性肥胖的作用机制主要体现在内分泌激素调节、维持肠道菌群平衡、抑制炎症因子和下丘脑调节等方面。

（一）内分泌激素调节

肥胖的发病机制与内分泌相关，针刺治疗在一定程度上可调节神经—内分泌—免疫网络。瘦素、神经肽是与肥胖相关的内分泌激素，它们的变化会直接影响针刺治疗单纯性肥胖的效果。

1. 瘦素（leptin）　瘦素作为肥胖基因（obese gene，ob gene）编码产物，主要是由脂肪细胞分泌的一种循环激素，与脂肪组织密切相关。当肥胖的人体重减轻 10% 时，血清瘦素水平降低 53%；体重增加 10%，血清瘦素水平增加 300%。脂肪细胞分泌的瘦素通过血脑屏障与中枢神经系统的瘦素受体直接结合，通过一系列神经体液调节维持体重平衡、调节能量代谢和控制摄食行为。针刺治疗可以通过调节病理性瘦素抵抗和胰岛素抵抗，降低单纯性肥胖患者血清瘦素和胰岛素含量，升高中枢瘦素和胰岛素的含量、上调 OB-R 基因表达的作用，从而纠正瘦素和胰岛素抵抗，发挥治疗单纯性肥胖的作用。

2. 神经肽 Y（neuropeptide Y，NPY）　NPY 是由氨基酸组成的活动多肽，广泛分布于中枢和外周组织，如心脏、胃肠道和呼吸道等。NPY 与瘦素密不可分，相互影响，共同调控摄食行为和能量代谢。NPY 具有促肥胖的作用，在中枢通过抑制白色脂肪细胞分解和棕色细胞产热，在外周与其受体结合促进脂肪细胞的形成。单纯性肥胖患者血浆 NPY 明显升高，针刺对外周及中枢 NPY 具有良性调节作用，能够改善单纯性肥胖患者血浆 NPY 水平，平衡调节 NPY 与瘦素，从而达到减肥的目的。

（二）维持肠道菌群平衡

肠道是物质消化吸收的场所，肠道微生物是参与物质代谢的重要环节。肠道菌群与肥胖症的形成有一定相关性。肥胖与非肥胖人群的肠道微生物组成不同，细菌代谢产物水平也不同。肥胖者的肠道微生物多样性和基因数量与正常者比较相对较低，肠道微生物的失衡会让肥胖患者肠道中有益的厌氧菌减少，炎症状态严重，从而加重肥胖；肠道微生物尤其是微生物产生的某些短链脂肪酸是肥胖的一个重要因素。高热量饮食经过初步降解后进入肠道，在微生物的作用下会产生大量醋酸盐，醋酸盐最终进入大脑激活副交感神经系统，从而给胰岛发出分泌胰岛素的指令，同时给胃发出分泌饥饿激素的指令。长期下来，肠道微生物失衡的小鼠在激素的影响下食量越来越大，产生肥胖或者胰岛素抵抗。针灸通过改善肠道菌群种类，提高丰度值，降低慢性低度系统性炎症状态，影响肠黏膜免疫功能发挥治疗单纯性肥胖的作用。

（三）抑制炎症因子

肥胖患者脂肪组织中可分泌大量的炎症因子，炎症因子水平随肥胖患者体质量的减轻而下降，可作为单纯性肥胖患者的独立危险因素，其中促炎因子如 TNF-α 及 IL-6 的分泌与脂肪细胞的大小密切相关。针灸治疗后，肥胖患者脂肪组织 TNF-α 和 IL-6 含量均比治疗前显著下降，提示针灸可改善单纯性肥胖患者的炎症状态，改变脂肪细胞的体积，其作用机制可能是针灸通过改善血脂水平，抑制脂肪的合成，进而降低炎症因子的表达水平，达到单纯性肥胖患者减肥的目的。

（四）下丘脑调节

摄食过多、能量过剩是肥胖形成的主要原因。下丘脑作为重要摄食中枢，对外周胰岛素抵抗、肥胖有调控作用，参与机体复杂的神经内分泌活动。下丘脑主要包括下丘脑弓状核（arcuate nucleus，ARC）、腹内侧核（ventromedial nucleus of the hypothalamus，VMH）、室旁核（paraventricular nucleus，PVN）和下丘脑外侧区（lateral hypothalamic area，LHA），等等，这些核团之间相互作用、相互协同合作，构成调控食欲的中枢神经网络。

1. 下丘脑弓状核的调节 下丘脑弓状核内有多种调控食欲信号的神经细胞，是外周信号直接交流的重要部位。其中弓状核内的 AgRP 神经元与 POMC 神经元是主要调节摄食行为的两个重要的神经元，AgRP 神经元的活性增强能够提高摄食量，激活摄食行为；POMC 神经元的兴奋能够抑制进食行为。当弓状核内的 POMC 神经元缺乏，容易发展成严重肥胖和胰岛素抵抗。电针可以通过刺激下丘脑弓状核的 POMC 神经元，从而刺激 α–促黑素细胞激素（α–melanocyte–stimulating hormone，α–MSH）表达和释放，达到减少食物摄入量和减轻体质量的目的。

2. 下丘脑腹内侧核的调节 腹内侧核位于下丘脑的两侧，被称之为"饱食中枢"。当饱食中枢兴奋时，会抑制摄食神经元的兴奋，减少摄食，保持饮食平衡。当腹内侧核损伤后，可导致肥胖、高胰岛素血症、脂肪肝等，通过增加腹内侧核神经元酮体水平，从而减少食物摄入量，引起瘦素抵抗。针刺能够增加肥胖大鼠下丘脑腹内侧核神经细胞的自发放电频率，说明针刺能够增强其兴奋性，抑制食欲，有效调整机体能量平衡。

3. 下丘脑外侧区的调节 下丘脑外侧区是食欲调节的关键中枢，对机体控制交感神经活动和葡萄糖摄取具有重要作用。下丘脑外侧区中的葡萄糖感受性（glucose–sergsing，GS）神经细胞作为食欲的关键调节因素，通过感受葡萄糖含量变化来改变神经细胞自身发放频率，从而维持能量平衡。而葡萄糖抑制性（glucose–inhibited，GI）神经细胞则被视为葡萄糖探测器，参与通过食物摄取调节细胞外血糖浓度，主要调节摄食行为的启动，对肥胖症发病起着至关重要的作用。针刺通过调控下丘脑外侧区 GI 神经元的电活动，改善脂肪组织的分泌功能，能够有效地减少体质量和脂肪质量比率，降低血清中瘦素水平，提高血清脂联素水平，达到减肥的目的。

4. 下丘脑室旁核的调节 室旁核是下丘脑重要的神经核团，与延髓、脊髓的自主神经中枢有直接的纤维联系，还与视上核通过抗利尿激素调节机体水平衡，所以室旁核既有神经内分泌的功能，又有典型的神经调节作用。针刺可以通过降低肥胖大鼠下丘脑室旁核神经元的自发放电以及下丘脑 NPY 的含量，增加室旁核中瘦素、胰岛素和 α–MSH 含量，最终实现减肥效应。

因此，针灸治疗单纯性肥胖具有多通路、多环节、多靶点的特点。针灸局部穴位通过神经—内分泌—免疫系统，激发中枢下丘脑区域对摄食的调节，促进内分泌的释放，抑制相关炎性因子并改善肠道微环境，达到减肥之目的。

四、针灸治疗支气管哮喘作用机制

支气管哮喘（bronchial asthma，BA）是临床最常见的呼吸系统疾病之一。是由多种细胞和细胞组分参与的，以气道慢性炎症、气道高反应性、广泛多变的可逆性气流受限、气道重构为主要特征，并以反复发作性的喘息、气急、胸闷或咳嗽等为主要症状的气道慢性炎症性疾病。哮喘发病机制复杂、诱发因素多样，目前认为抗炎、对症、免疫治疗为最基本的治疗方法。

针灸治疗支气管哮喘主要有以下特点：①针灸疗法能够显著提高哮喘的治愈率，对不同分期均有效。②针灸组合疗法疗效更优：临床常用干预 BA 的有针刺、灸法、穴位贴敷疗法、穴位注射、穴位埋线、浮针等多种方法，总体来说综合疗法的疗效优于单一疗法。③主要选取肺经和膀胱经、任督脉的腧穴，肺俞、定喘、天突、膻中、肾俞、足三里、大椎、风门为临床常用穴。④针灸治疗介入时机：根据临床调研和文献分析显示针灸的优势多在慢性持续期和临床缓解期介入。

针灸治疗支气管哮喘作用主要体现在改善肺功能、控制炎症、调整免疫功能、抗气道重构、影响神经—内分泌网络等方面。

（一）改善肺功能

哮喘患者肺功能紊乱主要原因是气道高反应（airway hyperresponsiveness，AHR）和急性气流受限，因此抑制气道阻力、增加肺顺应性，改善肺功能是防治哮喘的重要方法。针灸治疗 BA 是多靶点的，有研究成果揭示了针灸平喘可能的某些靶点：针刺抗哮喘差异蛋白 S100A8 通过抑制气道平滑肌细胞（airway smooth muscle cells，ASMCs）的增殖、迁移及收缩来降低 AHR，从而降低气道阻力；此外，金属硫蛋白 -2（metallothionein-2，MT-2）与肌动蛋白结合蛋白 -2（transgelin-2）的结合也是靶点之一。TSG12 作为一种非毒性、特异的 transgelin-2 激动剂可以舒张气道平滑肌细胞，有效降低哮喘患者肺阻力。

临床研究显示，针刺、电针、穴位贴敷均可明显改善哮喘患者的第 1 秒用力呼气量（forced expiratory volume in the first second，FEV1）、FEV1/ FVC（第 1 秒用力呼气量 / 用力肺活量）和最大呼气流量（peak expiratory flow，PEF），但电针对急性发作期的患者更为有效。刺络拔罐联合穴位贴敷对支气管哮喘缓解期患者的肺功能亦有明显改善，可提高 FEV1、最大呼气流速（peak expiratory flow rate，PEFR）等肺功能指标。

（二）控制炎性反应

以往抗炎的相关研究，多注重体液抗炎途径，近年对神经抗炎通路的研究逐渐得到重视。支气管哮喘的本质为慢性气道炎症，是多种炎性细胞、炎症介质、细胞因子相互作用的结果。体液抗炎途径研究中，针灸通过调节 T 淋巴细胞及其亚群，淋巴细胞分泌的各类炎症介质、细胞因子和它们之间的相互作用，减少炎性细胞浸润、阻断炎症介质释放，进而减轻气道损伤、缓解气道痉挛、抑制气道重构，达到改善哮喘症状的目的。

与体液抗炎机制相比，神经系统抗炎具有感应灵敏、反应迅速、更局限化等特点，且能在炎性反应的初始阶段发挥重要的调控作用。研究发现天灸与针刺可使支气管哮喘患者血浆血管活性肠肽（vasoactive intestinal peptide，VIP）含量升高，P 物质（substance P，SP）含量降低，抑制哮喘气道神经源性炎症。

（三）调节免疫功能

目前，免疫机制被认为是哮喘发病最重要的机制，调节免疫功能被认为是针灸防治哮喘的重要机制之一。针灸对免疫细胞、免疫分子、免疫应答均有调节作用，能提高机体免疫能力，达到防治哮喘的目的。①调节免疫细胞：针刺可减少炎性细胞的数量并降低其活化程度。②调节免疫分子：针灸可显著降低哮喘患者血清 IgE 水平，有效控制哮喘发作时的症状和炎症反应，并减少哮喘复发，改善患者机体免疫功能。针灸治疗哮喘可显著提高 IgG 水平，降低 IgM 和补体 C 水平，而 IgA 则无明显变化。穴位贴敷可显著提高哮喘大鼠外周血 IL-4 含量，并显著降低 IFN-γ 含量，间接调节 Th1/Th2 平衡，抑制气道炎症，改善哮喘症状。有研究表明，针刺能够抑制

Th17 细胞的数量和上调 Treg 细胞的数量，使 Th17/Treg 比例趋于平衡，抑制哮喘炎症。

（四）抗气道重构

气道重构是支气管哮喘的主要病理改变之一，其主要病理变化包括上皮细胞变化和黏液腺增生、上皮下纤维化、气道平滑肌细胞增殖与迁移、气道壁血管再生等。糖皮质激素对气道炎症疗效较好，但对气道重构疗效不确定。研究显示针刺能有效缓解哮喘大鼠气道重构的程度，其作用机制可能是通过减低 I 型胶原蛋白、纤维连接蛋白的表达，进而抑制网状基底膜胶原沉积及平滑肌层增厚，达到改善气道重构的作用。此外，有实验结果表明，针刺还可能通过抑制气道平滑肌细胞 T 型钙通道蛋白和转化生长因子 β1（transforming growth factor β1，TGF-β1）的蛋白表达来抑制哮喘气道重构，降低气道阻力，抑制气道平滑肌增生。

（五）调节神经-内分泌网络

下丘脑-垂体-肾上腺皮质（hypothalamic-pituitary-adrenocortical，HPA）轴是人体神经-内分泌系统的重要组成部分，长期使用肾上腺皮质激素的哮喘患者易出现 HPA 轴功能紊乱。临床研究发现穴位贴敷可降低哮喘患者血浆 P 物质含量，升高血管活性肠肽含量和皮质醇水平，调节神经-内分泌网络，有效拮抗外源性皮质激素对 HPA 轴的负反馈影响，改善哮喘症状。

综上所述，针灸能有效改善支气管哮喘的临床症状。这种调节作用与穴位特异性、腧穴配伍及治疗方法的选择等因素有较大的相关性。针灸对支气管哮喘的作用主要表现为改善肺功能、控制炎症反应、调节免疫功能、影响神经-内分泌网络、抗气道重构等方面。针灸对肺功能的改善表现为缓解支气管平滑肌的痉挛，降低气道阻力和控制气道炎症；而其控制炎性反应的作用是通过体液抗炎和神经抗炎两个途径完成的。目前的研究多集中于体液抗炎，主要通过调节炎性细胞、炎症介质、细胞因子和它们之间的相互作用实现。针灸对免疫细胞、免疫分子等均有调节作用，能提高支气管哮喘患者的机体免疫能力，从而起到防治目的。免疫功能的调节与神经-内分泌网络也密切相关，主要通过调节 HPA 轴发挥重要作用。此外，针灸能有效缓解 BA 大鼠气道重构的程度。然而基于支气管哮喘是一种多因素导致的疾病，充分利用最新的研究方法和新技术深层次揭示针灸对其作用的机制，筛选出最优穴位处方、治疗方法及靶标分子，仍有待进一步深入研究。

五、针灸治疗冠心病作用机制

冠心病是由冠状动脉粥样硬化导致心肌缺血、缺氧而引起的以心绞痛、心律失常为主要表现的心血管疾病，严重的可发生心肌梗死、心力衰竭、心跳骤停等危候而危及患者生命。

针灸治疗冠心病主要有以下特点：①疗效肯定，作用持久，不良反应小。②治疗方法众多，有体针、艾灸、耳针、头针、电针、穴位注射、穴位贴敷、穴位埋线、腕踝针等，但仍以体针为主。③针灸治疗心绞痛选穴遵循"循经取穴"规律，并注重邻近穴位及具有经气会聚特点的特定穴的选取，主要集中在四肢与胸腹部、背部穴腧，上肢与背部穴位配伍居首位，所应用的穴位广泛分布于十四经，内关、膻中、心俞、厥阴俞、神门、郄门等穴是针灸治疗冠心病的常用穴位。

针灸治疗冠心病的作用主要体现在增加冠状动脉血流量、改善心脏泵血功能，调节心肌代谢、改善缺血心肌早期的电稳定性，降低血脂和血液黏度、改善微循环、促进心肌缺血性损害的恢复等方面。

（一）增加冠状动脉血流量，改善心脏泵血功能

针刺对于促进心肌缺血区侧支循环，增加心肌冠脉血流量，改善其缺血缺氧状态有显著作用，这对于增强心肌收缩力和心脏泵血功能，改善急性心肌缺血引起的低排高阻等心脏血流动力学紊乱状态有显著的治疗作用。

（二）调节心肌代谢，改善缺血心肌早期电稳定性

针刺可使冠脉血流量增加，冠脉阻力下降，心肌血氧供应增加，最大冠状动、静脉血氧含量差减小，心肌耗氧量降低，有效地缓解心肌对血氧供求失衡的病理状态；可降低缓激肽冠脉灌注所致缺血区心肌的耗氧量，延缓氧分压下降时间及其降低程度，防止酸性代谢产物蓄积，从而有效地减轻了心肌损伤程度和心肌细胞中毒状态，有利心肌收缩力的恢复；可促进急性缺血性心肌细胞的糖原分解加快，使与糖原代谢有关的磷酸化酶、乳酸脱氢酶和琥珀酸脱氢酶等被激活，进入无氧糖酵解，以保证心肌能量的供应和心肌存活；能使因缺氧而受损的心肌细胞线粒体嵴结构恢复，从而有利氧化磷酸化的进行和高能磷酸键与 ATP 的合成，保证了心肌能量代谢的正常进行和心肌的能量供应；能抑制急性心肌缺血早期心肌单相动作电位波幅显著减小，平台期动作电位总时程缩短，从而保持其复极过程的相对稳定性。这对改善缺血心肌兴奋性、传导性，中断兴奋折返途径和减少心律失常的发生，以及预防冠心病猝死均有积极治疗作用。

（三）降低血脂和血液黏度，改善微循环

针刺可使血中胆固醇、甘油三酯、纤维蛋白原、血细胞比容、全血黏度比和血浆黏度比及血小板聚集率明显下降，从而有效降低血液的高黏聚状态，减小血流阻力和凝聚性，促使血流加快，微循环有效灌注明显改善。针刺对减轻缺血区心肌的损害程度和损伤面积以及促进恢复等方面也有显著治疗意义。

（四）增强氧自由基清除能力

氧自由基（oxygen free radical，OFR）主要包括超氧阴离子自由基、羟自由基（OH）和过氧化氢（H_2O_2），能与蛋白、核酸、脂质及其他分子如透明质酸等反应并破坏其分子结构。心肌缺血时，低氧血症使细胞内有氧代谢迅速转化为无氧代谢，产生大量乳酸，生成大量的 OFR，导致心肌细胞膜的脂质过氧化反应，产生过氧化脂质（LPO）及其降解产物丙二醛（MDA），同时超氧化物歧化酶（SOD）活性降低，造成 OFR 堆积，使细胞肿胀、破裂，心肌细胞死亡。针刺可使血清和心肌组织 SOD 活性增强，LPO、MDA 含量明显降低，说明针刺能提高血清及心肌组织的抗氧化能力，减轻脂质过氧化损伤，从而达到保护心肌的作用。

（五）促进侧支新生血管形成

针刺可使心肌缺血区出现较多开放的、功能活跃的毛细血管，毛细血管内皮细胞损伤的现象明显减少，疏通了微循环，从而保证心肌与新鲜血液能及时地进行物质和能量交换，且针刺后心肌的横纹和肌原纤维的明暗带清晰可见，多数线粒体未见肿胀和积聚成堆现象发生，血小板也没有出现脱颗粒，提示针刺可保护心肌细胞不在急性心肌缺血期间受损。

慢性心脏病患者冠状动脉管腔逐步狭窄或闭塞，最终导致心肌缺血，针刺可通过代偿血管增生，包括血管平滑肌细胞、内皮细胞、细胞外质的增殖、分化、迁移、生存或凋亡，即功能性侧

支血管生成，自然地部分适应局部心肌缺血。针刺可促进缺血区心肌侧支循环建立，增加缺血区供血，缩小梗死范围，改善心肌功能。

针灸治疗冠心病心绞痛的疗效已从临床和实验研究方面得以证实，其改善心肌缺血的作用机理研究也从中枢神经系统、心血管活性物质、局部心肌组织调节及抗氧自由基作用等方面予以探讨，并取得了阶段性研究成果。根据治病求本的原则，在临床和实验研究中应对本病的病因、发病机制及针灸作用机制进行更为深入的探讨，同时关注并结合现代医学相关进展、研究热点，以实现针灸治疗冠心病作用机制方面的创新和发展。

六、针灸治疗消化性溃疡作用机制

消化性溃疡（peptic ulcer）是指胃肠道黏膜被胃酸和胃蛋白酶等自身消化而发生的溃疡，主要包括胃溃疡（gastric ulcer，GU）和十二指肠溃疡（duodenal ulcer，DU）。临床表现为周期性发作的节律性上腹部疼痛，可伴有反酸、嗳气、上腹饱胀等消化不良症状。消化性溃疡发病机制并不十分明确，胃酸分泌过多、胃黏膜保护功能减弱、幽门螺杆菌（helicobacter pylori，HP）感染、应激、精神刺激等是引起消化性溃疡的重要因素。目前常规治疗主要抑制胃酸和保护胃黏膜及根除幽门螺杆菌（三联或四联疗法），但该疗法会使患者出现恶心、呕吐、上腹不适、皮疹、便秘等诸多不良反应，影响消化性溃疡的长期疗效，而且随着 HP 耐药率增高，疗效亦受到一定影响。

针灸治疗消化性溃疡具有以下特点：①针灸配合中药、西药治疗消化性溃疡相比单纯西药治疗具有更好的疗效，同时也具有更低的不良反应发生率与复发率。②临床治疗以单独应用针刺、艾灸、电针、穴位埋线、耳穴贴压为主，或配合中西药治疗。③主要选取足阳明胃经、足太阳膀胱经和任脉腧穴，常用穴为足三里、中脘、胃俞、内关、脾俞、天枢、公孙、气海、太冲、梁丘、梁门、上脘等。

针灸治疗消化性溃疡的作用主要体现在调节胃肠道运动和分泌功能、保护胃肠道黏膜、抗HP 感染、调控应激反应等方面。

（一）调节胃肠道运动功能

胃及十二指肠运动功能异常是消化性溃疡发病的重要因素。针灸对于胃肠运动具有良好的双向调节作用。动物腹部腧穴的针灸刺激通过 Aδ 和（或）C 类纤维传入，在脊髓水平激活交感神经反射性抑制胃肠运动，动物后肢（包括上肢和胸部）腧穴的针灸刺激通过无髓传入纤维脊髓上中枢的神经整合，反射性经由副交感迷走神经传出纤维发挥促进胃肠运动和胃肠分泌的作用。

（二）调节胃肠道分泌功能

胃酸和胃蛋白酶在消化性溃疡发病中起主导作用。针灸能有效减少胃液总酸排出量，使胃酸的分泌趋于正常，同时可降低胃蛋白酶活性。

脑肠肽是一种兼备神经递质和内分泌激素功能特质的小分子多肽，能够通过抑制炎症因子活性、抑制细胞凋亡、增殖上皮细胞维持胃肠屏障完整和胃肠道免疫防御。胃泌素、胃动素、P 物质、生长抑素等物质就属于经典脑肠肽。针刺能降低胃泌素含量，从而抑制胃酸分泌，促进溃疡的愈合；针刺对胃动素有双向调节作用，可使过高的胃动素含量降低，过低的胃动素恢复正常水平；电针可使胃黏膜受损大鼠胃窦内 P 物质含量升高，延髓 P 物质含量下降，使被抑制的胃运动得以恢复；针刺可减少生长抑素的生成，抑制胃黏膜生长抑素受体基因表达强度，促进黏膜上皮细胞的增殖，加速损伤黏膜的修复。

（三）保护胃肠道黏膜

胃及十二指肠黏膜屏障的损害是消化性溃疡发病的基本原因。艾灸能够使大鼠胃黏膜损伤指数明显降低，调节炎性因子、紧密连接及相关蛋白，提高胃组织表皮生长因子、转化生长因子的表达，激活表皮生长因子受体／细胞外信号调节信号转导通路，促进脾虚胃溃疡大鼠胃黏膜损伤的修复。艾灸可使胃黏膜上皮细胞脱落情况好转，排列较为整齐规则，胃黏膜上皮出现肉芽组织增生，胃腺细胞增殖趋向正常，炎性细胞渐趋减少，毛细血管增生，显著增加胃黏膜血流量，刺激胃黏膜细胞增殖，抑制细胞凋亡，修复胃黏膜损伤。电针可通过下调模型大鼠血清肿瘤坏死因子及十二指肠高迁移率族蛋白 B1 的表达来发挥抗炎作用，降低十二指肠黏膜损伤程度。

（四）抗幽门螺杆菌（HP）感染

HP 是一种寄生于胃黏膜的革兰阴性细菌，是消化性溃疡的主要病因。HP 能引发胃黏膜局部炎性反应，使胃酸分泌过多，破坏正常的胃黏膜屏障，从而诱发消化性溃疡。艾灸对胃黏膜保护的机制可能是增强机体免疫能力，抵抗病原微生物 HP 入侵并对已入侵的 HP 清除，抑制 HP IgG 的形成。艾灸还可通过调节抑炎细胞因子和促炎症细胞因子 TNF-α、IL-1β、IL-12、NO、iNOS 等的释放，促进抑炎因子 IL-10 释放，来干预 HP 胃黏膜炎性损伤过程。艾灸预处理可诱导血清热休克蛋白 72 的高表达，通过与外周血单核细胞 Toll 样受体 2、4 受体结合启动受体后信号转导途径，调控下游信号物质的释放，从而调节机体相关免疫物质的释放，减轻 HP 引起的胃黏膜损伤。

（五）调控应激反应

应激与消化性溃疡的发生发展有密切联系。针灸可以通过调控 HPA 轴和减少相关激素（如 CRH、ACTH、GC）的分泌、调控脑肠轴，还可调控交感—肾上腺髓质系统及相关单胺类神经递质等来调节神经内分泌系统功能。此外，针灸还能减弱胃黏膜损伤因子和增强胃黏膜防御因子，即抑制应激性胃溃疡大鼠胃黏膜细胞的凋亡，减少胃黏膜细胞的坏死，减轻胃黏膜炎性反应；增强应激性胃溃疡大鼠胃黏膜细胞的增殖能力，促进胃黏膜细胞的增生，从而加速受损胃黏膜的修复。由多种神经递质、激素、蛋白参与，且相互作用、相互影响，综合发挥胃黏膜的保护作用，实现胃功能的调节作用。

综上所述，针刺防治消化性溃疡疗效肯定，其作用机制主要表现在调节胃肠道运动和分泌功能、保护胃肠道黏膜、抗 HP 感染、调控应激反应等方面。由于针灸治疗消化性溃疡的作用机制复杂，涉及干预因素众多，其机制尚未完全明了，还需要进一步探索。

七、针灸治疗尿失禁作用机制

尿失禁是泌尿系统常见疾病之一，主要表现为客观证实的不自主的尿液流失，多由膀胱颈尿道高活动性、逼尿肌不稳定或反射亢进、尿道内括约肌功能障碍引起，与年龄、性别、妊娠与分娩等因素有关。主要类型包括急迫性尿失禁（urgency incontinence，UUI）、压力性尿失禁（stress incontinence，SUI）和混合性尿失禁（mixedurinary incontinence，MUI）。UUI 指有强烈的尿意感，且不随患者主观意志控制的非随意漏尿，其临床表现为尿急（不受主观意志控制流出），也可在做腹压增加动作（如咳嗽、打喷嚏等）时诱发，伴有强烈的尿液急迫感，尿动力学检查逼尿肌肉可有或无抑制收缩。SUI 指突然做引起腹压增高动作时（喷嚏、咳嗽或运动等）出现不自主的尿液自尿道口漏出现象，临床上常表现为当患者突然有腹压增加运动时出现的非随意漏尿，尿动力学表现为逼尿肌的无抑制收缩。MUI 则指两种情况的临床表现皆有。第一类型的患者可同时伴有不同程度的盆底脏器脱垂，通过手术治疗（主要是无张力尿道中断悬吊术）大部分患者可以获得满意的疗效；而后两类中，括约肌功能障碍可由肌源性和神经源性因素共同导致，患者对手术、尿道填塞剂注射并不十分敏感。为弥补这一不足，现已开展了多种研究并采用一系列手段来恢复肌肉及其神经支配的完整性。大量临床研究表明针灸治疗尿失禁疗效确切，且治疗手段丰富多样，包括单纯针刺、单纯电针、单纯穴位埋线及注射、针刺加灸法、针灸加中药、针灸联合盆底肌训练或生物反馈疗法；临床选穴部位多在胸腹部、下肢部、骶部、腰背部；常选用足太阳膀胱经、任脉、足少阴肾经穴位进行治疗；八髎、关元、三阴交、中极、足三里、气海是治疗尿失禁的高频选择穴位。

（一）中枢神经调节

大量研究表明，针刺可以通过影响排尿中枢来调节膀胱功能。如针刺家兔"肾俞""膀胱俞"两穴可明显影响下丘脑后部和延髓网状结构中单位放电频率，且针刺引起的膀胱收缩均发生在以上中枢放电变化之后，推断针刺信号在传入中枢后通过延髓网状结构发挥其对排尿中枢的调节作用，以改善膀胱功能。不仅如此，针刺还可通过引导中枢神经元电信号对排尿进行调节：电针深刺骶后孔可使脑桥排尿中枢电信号频率显著增加，改善巴林顿核及其周围神经元的活动情况，推断针刺可通过改变氨基丁酸能系统来实现对神经元的放电性质的调节，由此改善膀胱功能。

（二）周围神经调节

针刺调节尿失禁的周围神经机制多与阴部神经和盆神经有关。

1. 阴部神经　阴道分娩过程引起的阴道神经损伤是女性尿失禁的主要诱发因素之一。脑源性神经营养因子（brain-derived neurotrophic factor，BDNF）被认为具有促进神经恢复和调控下尿路功能的双重特性，在发生阴道神经的损伤后，BDNF 的表达量在靶器官和神经元细胞的轴突远端明显增加，促进形成完整的神经肌肉接头形态。研究表明，双侧阴部神经电刺激 2 周以上可使阴部神经核团内的 BDNF mRNA 表达显著提升，同时上调神经修复过程的标记物 β Ⅱ 微管蛋白，提示电刺激治疗有助于阴部神经的损伤后修复，并最终使控尿功能和膀胱功能得以早期恢复。

2. 盆神经　针刺治疗尿失禁的盆神经机制目前尚不明确，但实验表明，耳针"皮质下"结合电针双侧"肾俞"穴治疗切除部分盆神经节后纤维的大鼠模型可升高其膀胱内压和盆神经放电频率，增高膀胱顺应性，且大鼠膀胱内压与盆神经放电频率呈正相关。

（三）其他相关机制

1. 调节 PCACP-cAMP-PKA 信号通路　垂体腺苷酸环化酶激活肽（pituitary adenylate cyclase activating peptide，PACAP）是一种十分常见的神经肽，广泛存在于神经系统及全身内脏组织中。PACAP 通过作用于细胞膜表面的受体，激活腺苷酸环化酶，引起胞内"第二信使"环腺苷酸（cyclic adenosine monophosphate，cAMP）的水平增高，通过 cAMP 激活蛋白激酶 A（protein kinase A，PKA）调节收缩元件的磷酸化，其在平滑肌舒张的调控过程中扮演十分重要的角色。研究表明，使用 50/20Hz 疏密波电针刺激大鼠"次髎""中极""三阴交"及"大椎穴"等穴，可上调膀胱逼尿肌中 PACAP 的表达，使细胞内 cAMP 的含量升高，后者通过作用于下游底物蛋白 PKA 来调节平滑肌的收缩过程，促进逼尿肌舒张，最终改善膀胱功能。提示电针可通过调节 PCACP-cAMP-PKA 信号通路的表达对尿失禁进行有效改善。

2. 调节钙蛋白酶的过度激活　钙蛋白酶（Calpain）是一类钙离子依赖性的水解半胱氨酸蛋白酶，广泛存在于盆底各脏器及支撑性结缔组织中，在生理状态下 Calpain 主要参与细胞骨架和细胞膜附着的构型重建和信号通路的转导。病理状态下，Calpain 过度激活作用于肌原纤维及胶原蛋白，导致肌原纤维的溶解及胶原蛋白的破坏，致使筋膜韧带失去应有的生物力学性质，从而导致盆底松弛和控尿基质减弱发生尿失禁。研究表明，选用电针结合中频干预大鼠"气海""关元""会阴"与"中极"穴 2 周后，大鼠盆底组织中 Calpain 表达明显下降，同时伴有筋膜与韧带中胶原蛋白有效成分胶原蛋白Ⅰ型及胶原蛋白Ⅲ型的表达明显上升，大鼠的最大膀胱容量明显改善。提示电针结合中频疗法从改善盆内组织的物理机械性质稳定性，增强了盆内支持和控尿结构的抗张力途径，达到治疗尿失禁的目的。

针灸对多种泌尿系统疾病具有确切的疗效，且根据机体功能状态、穴位特异性与针刺手法的不同呈明显的双向调节作用。尿失禁是泌尿系统的常见疾病之一，大量临床案例表明针灸对其治疗效果明显，但由于对针灸调节尿失禁的机制研究起步较晚，针灸的具体起效机制尚不明确。就目前研究来看，主要集中在中枢神经调节、周围神经调节、神经递质调节和其他相关机制调节几个方面，仍缺乏完整的针灸对排尿反射神经通路的系统研究，需要进行后续的机制探索并将其灵活运用在尿失禁的临床治疗上，最大限度发挥针灸对该病的治疗作用。

八、针灸治疗卵巢储备功能减退作用机制

卵巢储备功能减退（diminished ovarian reserve，DOR）是临床常见的生殖系统疾病之一，指卵巢内卵母细胞的数量减少和（或）质量下降，伴抗缪勒管激素水平降低、窦卵泡数减少、卵泡刺激素升高，表现为生育能力下降。DOR 的发病机制尚不明确，可能与心理因素、遗传因素、自身免疫因素、酶缺乏、医源性因素及环境毒物等相关。治疗分为育龄期及非育龄期，育龄期主要为促排卵、体外受精—胚胎移植（invitro fertilization and embryotransfer，IVF-ET）治疗，非育龄期主要为补充性激素、减少不适症状治疗。

针灸治疗 DOR 主要有以下特点：①针灸治疗 DOR 具有改善妊娠结局、毒副作用小、疗效显著、远期疗效佳等优势。②治疗方法有针刺、灸法、穴位埋线、电针等一种或两种疗法相结合的综合治疗。③选穴以补肾益精、疏肝健脾、调和冲任为原则，腰腹部的穴位主要选用关元、中极、气海、子宫、大赫、归来、天枢、肾俞、命门、次髎、肝俞，肝、脾、肾三经远端经穴主要选用三阴交、血海、太溪、太冲。④针对女性的生理周期特点，采用"分期论治"的治疗思路，以恢复卵巢功能。

针灸治疗卵巢储备功能减退作用主要通过调节内分泌激素水平、调节免疫、调控细胞凋亡、增加卵巢血流灌注等方面恢复卵巢功能。

（一）调节内分泌激素水平

针灸对卵巢储备功能的改善与调节内分泌激素水平有关，雌激素（E2）、促卵泡素（FSH）、黄体生成素（LH）及抗缪勒管激素（AMH）是生殖轴（下丘脑—垂体—性腺轴）中重要的生殖激素，用于评价卵巢储备功能。针刺、灸法、电针、穴位埋线均可调节 DOR 患者的生殖激素，改善月经症状，提高窦卵泡数，提高妊娠率。同时针刺能有效调节下丘脑促性腺激素释放激素（GnRH）神经元的活性，电针后下丘脑 GnRH 免疫反应表达明显增加的部位有：内侧视前区、

弓状核、室旁核及隔区、杏仁核等部位，这些核团是调节生殖内分泌功能的关键部位。因此针刺对生殖内分泌功能的调节主要是促进下丘脑 GnRH 的分泌，通过 HPGA 调节 LH、E2 外周血的水平。

（二）调节免疫和减轻炎症损伤

自身免疫异常可以直接或间接地参与卵泡的发育与闭锁过程，影响卵泡发育，损伤卵巢组织，影响卵巢的生殖及内分泌功能。针灸可显著调节患者血清 FSH、LH 及 E2 水平，从而缓解患者症状，改善月经血量及经血色质，并通过上调 Th2 型细胞因子 IL-4、IL-10 的表达，抑制卵巢自身免疫反应，促进卵泡的发育，为恢复卵巢功能创造可能性。

针刺通过上调的 Nrf2/HO-1 信号通路抑制 NLRP3 的表达，进而促进血清中的抗炎细胞因子 IL-10 和抑制促炎细胞因子 IL-21 的释放，有效降低 DOR 大鼠卵巢的炎症水平，减轻炎症损伤，改善卵巢的炎症环境以保护卵泡发育。

（三）抑制细胞凋亡

细胞凋亡在卵巢中的具体表现为卵泡闭锁，卵泡发育是在颗粒细胞的包绕过程中完成卵母细胞发育，因此颗粒细胞的凋亡与否可直接影响卵泡质量的高低。许多因子对细胞凋亡的进程产生影响，其中最主要的有 B 淋巴细胞瘤 -2 基因（Bcl-2）和 Bax。当机体发生氧化应激时，刺激机体启动凋亡程序（Bcl-2 家族），细胞质中的 Bax 转移到线粒体上与 Bcl-2 相结合，从而诱导细胞凋亡。艾灸可以降低 DOR 大鼠的动情周期紊乱率，改善血清性激素水平，通过介导 Nrf2/HO-1 信号通路，提高 DOR 大鼠卵巢抗氧化应激能力。针刺可降低卵巢功能减退大鼠体内导致氧化应激的 SOD 和 MDA 含量，减少 Bax 蛋白及 mRNA 的表达，使 Bcl-2 蛋白及 mRNA 表达增多，说明针刺可改善卵巢的氧化应激状态，降低卵泡周围颗粒细胞的凋亡，从而减轻卵巢功能减退的程度。

（四）增加卵巢血流灌注

生殖器官功能状态与其血管形态及血流动力学密切相关，组织中血液供应、血流阻力、血流灌注量、血液循环状态是决定卵泡生长发育、子宫内膜的先决条件。卵巢动脉血流动力学失常已受到广泛关注。针刺可调节收缩期峰值流速（peak systolic velocity，PSV）、阻力指数（resistive index，RI）、搏动指数（pulsatility index，PI）、收缩期峰值流速 / 舒张末期峰值流速（S/D），通过改善卵泡周围血流，提高卵巢血管传递营养物质及激素的能力，促进卵泡发育，维持正常的卵巢功能。

总之，针灸治疗卵巢储备功能减退的机制研究主要集中在调节内分泌激素水平、调节免疫、减轻炎症损伤、抑制细胞凋亡、增加卵巢血流灌注等方面。随着分子免疫学与遗传学理论和研究方法的进步，对卵巢储备功能减退机制的研究有了进一步的深入和发展，基因、表观遗传学和环境因素的相互作用影响患者的卵巢功能，然而神经调节机制方面的研究仍相对较少，借助于现代医学临床及基础研究技术和检测手段，可进一步深层次揭示针灸治疗卵巢储备功能减退的机理。

第六节　针灸作用途径

针灸对机体各系统、器官功能均能发挥双向良性调整作用，这种调节效应是通过机体的神经调节或神经—内分泌调节或神经—内分泌—免疫调节来实现的。

一、针灸作用的神经调节

神经系统是机体最重要的调节系统，在维持机体内环境稳定，保持机体统一性的协调平衡中起着主导作用，其功能活动的基本方式是反射，基本过程是来自感受器的传入冲动通过传入神经传至反射中枢，对传入信息进行整合分析和处理后发出指令（兴奋或抑制），通过传出神经到达靶器官，对靶器官的功能发挥调节作用。针灸作为一种非特异性物理刺激，可直接或间接作用于神经系统，调节神经系统的各项功能活动，使失衡紊乱的机体功能恢复正常。针灸对神经系统功能的调节是实现针灸治病的主要作用途径之一。

（一）传入途径

正如第二章第一节所言，人体穴位存在多种感受器。人体的感受器是指分布在体表或各种组织内部，专门感受体内外环境变化的特殊结构或装置，其结构形式多种多样，包括神经末梢、毛细胞、视杆细胞、味觉细胞、嗅神经元等。根据感受器所能感受的刺激种类，可分为化学、温度、机械、压力感受器等，可接受不同的刺激。感受器将不同形式的刺激信息转换为神经纤维动作电位（神经冲动），通过多级传入神经传至中枢系统。针灸穴位兴奋了局部组织中的感受器，感受器将针灸信息通过外周传入神经向中枢进行传递，产生针灸感应。外周传入神经是针灸刺激信息的传入途径，在穴位刺激引起的功能反应中起重要作用。

目前研究得较为成熟的有足三里、内关、水沟、合谷等穴位的传入神经。足三里穴的传入神经主要是支配该区的腓神经和股动脉壁的自主神经，内关穴的传入途径与正中神经、臂丛和血管壁的交感神经纤维有关，而水沟穴的传入神经是三叉神经的分支眶下神经，合谷穴的传入神经主要与尺神经和正中神经有关。

（二）中枢途径

1. 针灸信号在中枢神经系统中的传递　中枢神经系统在生理功能的整合与调节中发挥着重要作用。中枢神经系统的各级水平（包括脊髓、脑干、下丘脑、边缘系统、大脑皮层）及其神经递质对针灸效应有着极大的影响，针灸也可以通过中枢神经系统各级水平调节机体功能，从而防治疾病。

（1）脊髓　是感觉传导通路上的低位中枢，来自躯体的各种感觉信息经传入途径通过脊神经背根进入脊髓。针刺四肢和躯干部腧穴，如足三里、合谷、内关等，可以发挥相应的针灸调节效应，若横断相应节段的脊髓，针刺即时效应消失。说明针刺作用的发挥与脊髓结构和功能上的完整性密切相关。

（2）脑干　是位于脊髓和间脑之间，由延髓、脑桥和中脑三个部分组成。延髓是最基本的生命中枢。由躯体传入神经传入的针刺信号在延髓水平就可同支配躯干、四肢、内脏的神经核团发生联系和整合，影响消化、呼吸、循环、泌尿等系统的功能。脑桥臂旁内侧核、蓝斑核团可能分别与水沟穴的呼吸效应、内关穴的抗心肌缺血作用有关。

（3）下丘脑　是内脏活动的高级中枢。下丘脑前区是针刺内关穴调整心脏功能的重要中枢；而下丘脑后部在针刺膀胱俞引起膀胱收缩的效应中起重要作用。电针或刺激腓总神经与刺激延脑中缝核大核对猫胃电的影响均以抑制效应为主，在毁坏中缝大核后，电针对胃电的抑制作用明显减弱。这说明中枢的下行性抑制可能参与了电针对胃电的抑制作用。

（4）边缘系统　是调控内脏活动的高级中枢，参与学习与记忆活动，调节情绪活动，主要包括海马、海马旁回、杏仁核、室旁核、扣带回及岛叶等。来自躯体传入神经的针刺信号，可调节海马区、杏仁区相关蛋白的表达，通过下行纤维或神经—体液途径改善记忆、学习行为和情绪等精神心理活动。针刺足三里等穴可激活边缘系统的多个核团，如室旁核、杏仁核、扣带回及岛叶，调节胃酸分泌、胃蠕动、胃电，改善胃肠活动。

（5）大脑皮层　是脑的最重要部分，是高级神经活动的物质基础，也是针感产生的物质基础。针刺家兔、狗、猫和大鼠"足三里""手三里""水沟""素髎"穴，可使其白细胞总数增高、胃液分泌增加、大肠蠕动增强，在急救失血性休克时可使动物的呼吸加深、心跳加强、血压迅速升高。当动物麻醉后，上述针刺效应大为减弱，以至消失。且麻醉深浅程度不同，针刺效应亦不同。切除两侧大脑皮层、去大脑以及切除额叶皮层，均能影响针刺效应的出现，表明大脑皮层是针刺效应出现的关键环节之一。

2. 中枢神经递质在针灸效应中的作用　针灸对机体功能的调节作用与多种中枢递质的变化有关。

（1）经典神经递质　包括 5- 羟色胺、去甲肾上腺素、乙酰胆碱、多巴胺等，均参与针灸效应的发挥。5- 羟色胺在调节胃运动、胃电方面有很重要的作用。针刺可使中枢内 5- 羟色胺含量增高，直接兴奋交感神经节前神经元，进而影响胃运动和胃电活动，这可能是针刺引起胃运动和胃电抑制的下行传出途径之一。当向中缝大核内注入微量的 5- 羟色胺受体阻断剂赛庚啶后，针刺对胃运动和胃电的抑制作用减弱，表明在中缝大核内，5- 羟色胺受体参与了此抑制作用。中枢去甲肾上腺素与心血管活动有着极为密切的联系，是中枢神经系统内的主要神经递质之一。下丘脑室旁核区参与电针神门穴、内关穴抗心肌缺血的中枢调控，下丘脑室旁核区的单胺类神经递质去甲肾上腺素是电针抗心肌缺血损伤的中枢调控物质。而且针刺不同经穴对心肌缺血大鼠下丘脑室旁核区去甲肾上腺素含量变化的影响不同，其中"神门"穴和"内关"穴升高心肌缺血大鼠下丘脑室旁核区去甲肾上腺素含量的程度较"太渊"穴更为显著。乙酰胆碱是体内重要外周及中枢突触传递的兴奋性递质。针灸治疗癫痫也是通过明显增加大鼠脑内胆碱酯酶的活性、加速乙酰胆碱的水解破坏，使大脑的兴奋性下降而实现的。针刺刺激可以增加皮层和海马中的多巴胺水平，并通过减少缺血后脑萎缩的程度来调节神经元可塑性。

（2）氨基酸类神经递质　研究发现，针刺对大脑中动脉闭塞大鼠出现的氨基酸递质异常代谢具有明显的良性调节作用。主要表现为：明显降低异常升高的海马谷氨酸（glutamic acid，Glu）含量，从而降低兴奋性氨基酸神经毒性，减轻其损害；明显升高海马 γ- 氨基丁酸（gamma aminobutyric acid，GABA）水平。

Glu 属于兴奋性氨基酸，对中枢神经系统有普遍而强烈的兴奋作用，GABA 系脑内抑制性递质，GABA 与 Glu 的比值可作为反映大脑神经元的兴奋或抑制功能状态的参数。有人观察了针刺"百会"穴可使马桑内酯造成的急性癫痫大发作大鼠脑内 Glu 下降而 GABA 水平上升，调节 GABA/Glu 比值，并使之接近正常，从而抑制异常兴奋性传导，起到防治癫痫的作用。高频电针"百会""大椎"穴刺激由阿扑吗啡诱导的帕金森病模型大鼠，发现可降低皮层损伤侧与非损伤侧 GABA 含量比值，增加损伤侧皮层的活性；增加纹状体和小脑中两侧 GABA 含量比值，有助于减少 Glu 过多引起的兴奋性损伤。

（3）肽类神经递质　给大鼠海马或侧脑室注入吗啡，能显著抑制胃肠推进运动，纳洛酮可阻断此作用，说明吗啡通过阿片受体对胃肠运动起抑制作用。将 10μg 吗啡注入猫延脑第四脑室底部后，可引起胃窦部蠕动幅度升高及胃电慢波频率下降，电针双侧"足三里"穴可导致与注射吗啡相似的效应；若向延髓第四脑室底部注入 2μg 纳洛酮后再立即电针，则不会引起胃窦部蠕动幅度的升高。据此可以推测电针足三里穴后，脑内产生的阿片类物质可能作用于延脑第四脑室底部的一些神经，经迷走神经传出到胃窦，引起胃窦蠕动和胃电的改变。

结扎动物冠脉左室支造成急性心肌缺血模型，电针"内关"穴能加速急性心肌缺血心电图 ST 段的恢复，但侧脑室微量注射阿片受体拮抗剂纳洛酮后再电针"内关"穴，心肌缺血的恢复作用被阻断。提示内阿片肽在电针内关穴减轻急性心肌缺血损伤过程中发挥重要作用，是内关穴与心脏相关联系中的一个重要介质。

神经肽 Y（NPY）和降钙素基因相关肽（calcitonin gene-related peptide，CGRP）作为一对血管舒缩功能调控作用完全相反的神经多肽。前者是脑内含量最高、发挥血管调节活性作用的多肽，是重要的缩血管物质，后者是一种较强舒张血管的物质。生理状态下两者呈动态平衡。针刺五脏俞能降低中枢偏瘫患者血浆 NPY 含量，增强中风偏瘫患者肢体功能、综合功能和日常生活能力恢复；电针水沟穴能够抑制缺血大鼠脑内 NPY 过度表达，上调 CGRP 的表达，通过调节脑血管神经肽类递质的释放，增加脑血流量，促进缺血后神经元的修复。

另外，嘌呤类神经递质在针灸效应中也发挥着重要作用。

（三）传出途径

周围神经系统中的运动神经将神经冲动由中枢神经系统传出至外周效应器，又称为传出神经，而内脏神经的传出神经部分对效应器活动的支配不受大脑意识控制，又称为自主神经系统，分为交感神经和副交感神经两大部分。副交感神经的节前纤维行于动眼、面、舌咽、迷走、骶神经内，其中迷走神经是混合性神经，为副交感神经系统中最重要的组成部分，其中的一般内脏运动纤维属于副交感神经节前纤维，随迷走神经走行，分布于颈部、胸部和腹部的广泛区域。关于针灸效应的传出途径，支配内脏的传出途径多数与自主神经系统有密切关系，支配躯干、四肢的传出途径与躯体运动神经有关。

（1）迷走神经　针刺相关穴位引起的心率减慢、血压降低、胃肠运动和分泌功能增强、胆汁流出量变化及子宫收缩功能提高等相关效应，传出途径可能与迷走神经胆碱能纤维有关。若注射阿托品或切断迷走神经，都能使相应的针刺效应减弱或完全消失。

（2）交感神经　针刺相关穴位有引起心率加快、血压升高、胃肠运动和分泌功能减弱、炎症局灶血管通透性降低、镇痛及心肌缺血的改善等作用，可能与交感神经有关。因为切断两侧颈交感神经或给予受体阻断剂、交感神经耗竭剂后，相应的针刺效应随即减弱或消失。

总之，针灸可作用于神经系统，通过调节神经系统的各项功能活动，使失衡紊乱的机体功能恢复正常，针灸对神经系统功能的调节是实现针灸治病的主要作用途径之一。针灸对机体的刺激信息通过穴位局部的周围神经传入到中枢神经系统，经过中枢神经系统整合再将信息经传出神经传递到各系统的不同器官或组织，实现对各系统功能的调节作用。中枢神经系统的各级水平（包括脊髓、脑干、下丘脑、大脑皮层）及其神经递质在针灸效应的发挥中有重要作用（图 4-8）。

针灸刺激

感受器（经络或腧穴） —— 躯体感觉神经 / 自主神经 —— 中枢神经 —— 自主神经 / 躯体运动神经 —— 效应器官或组织

针灸调节效应

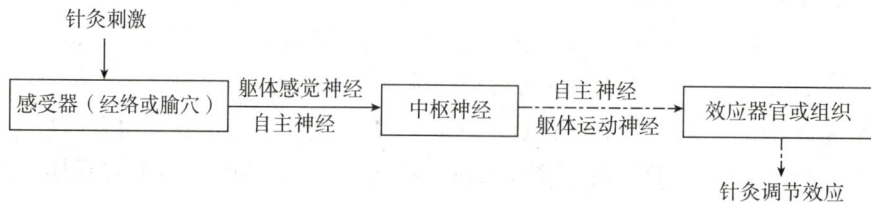

图 4-8 针灸作用的神经调节示意图

二、针灸作用的神经–内分泌调节

针灸效应的整体性、综合性，往往与其调节内分泌系统的功能有关。由于内分泌系统与神经系统有着密切的联系，所以神经系统在针灸调节内分泌系统的过程中发挥着重要的作用。针灸可通过对神经—内分泌的调节，发挥对各系统功能的调节作用。

（一）针灸调节下丘脑–垂体系统功能

针灸对下丘脑—垂体系统的调节主要体现在针灸对下丘脑、垂体激素分泌及对其形态学的影响。针灸可以调节下丘脑促甲状腺激素释放激素、促肾上腺皮质素释放激素、促性腺激素释放激素和垂体促甲状腺激素、促肾上腺皮质激素、泌乳素、促黄体素、促卵泡素的分泌。针灸可以改善下丘脑指数、垂体指数，影响下丘脑、垂体组织形态。

（二）针灸调节下丘脑–垂体–甲状腺轴功能

针灸对下丘脑—垂体—甲状腺（hypothalamus–pituitary–thyroid，HPT）轴调节作用主要是通过对促甲状腺激素释放激素、促甲状腺素、三碘甲腺原氨酸、甲状腺素、甲状腺 ^{131}I 摄取率和环腺苷酸、环鸟苷酸的双向调节实现的。针灸作为一种物理性刺激，通过多种方式将其转化为生物电活动，激活脑干网状系统的功能，调节下丘脑和大脑皮层正常生理活动，调节促甲状腺激素释放激素分泌细胞的分泌活动，从而影响三碘甲腺原氨酸、甲状腺素的合成与释放。内源性阿片肽类物质对甲状腺有调控作用，阿片肽类变化又常引起血浆环核苷酸含量的改变，电针可能通过调节下丘脑 β–内啡肽、血浆环核苷酸改善甲状腺功能。

（三）针灸调节下丘脑–垂体–肾上腺皮质轴功能

下丘脑—垂体—肾上腺皮质（HPA）轴是机体内分泌系统的重要调节通路，下丘脑促肾上腺皮质素释放激素、垂体促肾上腺皮质激素、肾上腺皮质激素的释放从三个层次反映了 HPA 轴的功能。针灸可通过穴位的传入神经，作用于下丘脑，调节下丘脑促肾上腺皮质素释放激素、脑垂体促肾上腺皮质激素及肾上腺皮质激素的分泌与释放，从而多层次调节 HPA 轴，使其功能维持在一定的平衡状态，以便更好发挥作用。针刺可以调节外周肾上腺髓质心房利钠肽和 C– 型利钠肽的表达水平，进而影响皮质酮的释放，使 HPA 轴的活性恢复常态。

（四）针灸调节交感–肾上腺髓质系统功能

肾上腺髓质直接接受交感神经节前纤维的支配，分泌两种激素即去甲肾上腺素和肾上腺素。通常肾上腺髓质与交感神经系统的生理效应存在紧密联系，难以分开，所以称之为交感—肾上腺髓质系统。针灸可增强这一系统功能，促使交感神经兴奋和肾上腺髓质激素分泌。

（五）针灸调节神经－胰岛系统功能

胰岛有丰富的自主神经支配，对促进胰岛素的释放具有非常重要的作用，迷走神经的输入端可以刺激胰岛素的释放，而交感神经兴奋抑制胰岛素的释放。针灸可通过兴奋迷走神经，抑制交感神经，纠正内分泌的紊乱，促进胰岛素的分泌。

下丘脑对胰岛素的分泌具有调节作用。刺激下丘脑外侧核可兴奋迷走神经，使胰岛素分泌增强，血糖下降，食欲增强；刺激下丘脑腹内侧核可兴奋交感神经，使胰岛素分泌减少，血糖上升，食欲减弱。针灸能够良性调节糖尿病大鼠下丘脑腹内侧核、弓状核、视上核、室旁核、渴中枢、摄食中枢等下丘脑神经核团，纠正其神经细胞异常的自发放电频率，调节中枢去甲肾上腺素、多巴胺、5-羟色胺等神经递质的含量，降低下丘脑增多的神经肽 Y 的合成及其含量，因此针灸对中枢神经多部位、多层次、多核团、多种神经递质、多因子的综合整合的结果，可能是针灸治疗糖尿病的主要原因。此外，下丘脑中胰岛素和瘦素的受体主要集中于下丘脑弓状核的神经元。针灸提高了下丘脑弓状核神经细胞自发放电频率，即弓状核神经细胞的瘦素受体和胰岛素受体活性大大增强，有利于纠正瘦素抵抗和胰岛素抵抗及促进胰岛 β 细胞功能的恢复。

（六）针灸调节下丘脑－垂体－性腺轴功能

针灸对性腺功能所产生的作用是以下丘脑—垂体—性腺（hypothalamic-pituitary-gonadal，HPG）轴功能变化作为基础的。针灸能调节下丘脑促性腺激素释放激素神经元数目、棘型细胞比例、纤维膨体密度，改善下丘脑促性腺激素释放激素 mRNA 表达及垂体促性腺激素释放激素受体 mRNA 表达，调节促性腺激素释放激素水平，对生殖起调控作用。针灸通过调节下丘脑—垂体 β 内啡肽水平、促进 c-fos 等第三信使的表达以调节 HPG 轴功能。

总之，针灸可调节下丘脑—垂体系统、下丘脑—垂体—甲状腺轴、下丘脑—垂体—肾上腺皮质轴、交感—肾上腺髓质系统、神经—胰岛系统、下丘脑—垂体—性腺轴功能，从而发挥针刺效应（图 4-9）。

三、针灸作用的神经－内分泌－免疫调节

人体的神经、内分泌、免疫三大调节系统之间存在密切而复杂的相互关系。1977 年 Basedovsky 首次提出神经—内分泌—免疫（neuro-endocrine-immunoregulatory，NEI）网络学说，NEI 网络是维持生物体内稳态的生物学基础。当机体处于病理状态时，NEI 网络通过重构发挥自我调节功能，使内部环境倾向于稳定，从而实现疾病的自愈，而超出自我调节能力则可能导致疾病的发生。NEI 网络具有以下特点：第一，系统之间存在双向调节环路，一方面神经—内分泌系统通过产生神经递质、激素等多种物质作用于免疫系统，另一方面免疫系统则通过免疫细胞产生的细胞因子和激素样物质等对神经—内分泌系统产生调节作用；第二，系统之间的发散性，即同一个环境变化常引起多个系统的共同反应，涉及多种信号分子和多个调节环节；第三，系统之间的聚合性，即同一种细胞能同时接受来自不同系统的多种调节信号，分析整合之后再做出反应。由此构成了神经—内分泌—免疫网络，并完成对机体生命的整体调控。针灸可通过调节机体神经递质、细胞因子和激素等的合成和分泌，从而对神经—内分泌—免疫网络实施调控。

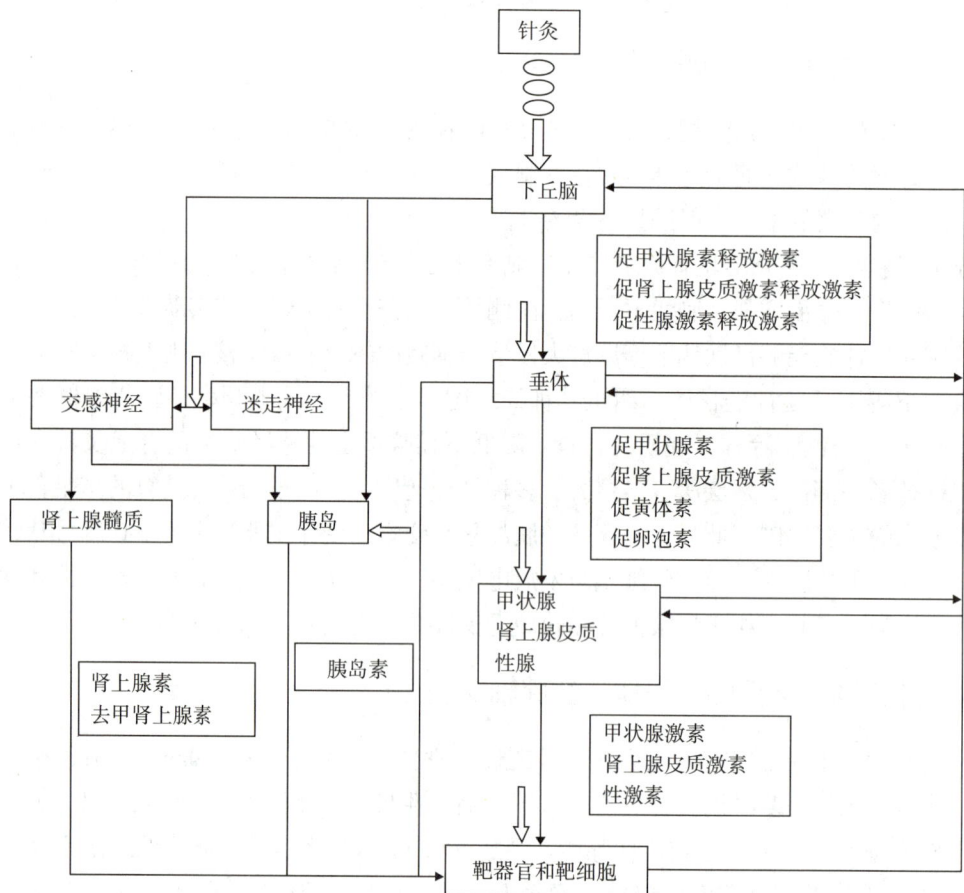

图 4-9　针灸作用的神经－内分泌调节示意图

注：→表示针灸可能的作用环节

针灸刺激穴位首先激活穴位小网络（acupoint network），接着针灸的信息逐级扩散，激活 NEI 网络，通过 NEI 网络的调节输出多层次、多系统的效应信息，最终作用于疾病网络（disease network），"三网联动"，从而产生针刺效应。

神经内分泌网络的共同信号分子，如 5-HT 和 NE 等，共同参与针刺调节神经—内分泌—免疫网络。

（一）神经递质参与针灸对神经－内分泌－免疫调节

针刺信息主要通过刺激感受器外周传入神经将神经冲动上传至中枢神经系统，通过其进行信息整合来调控神经—内分泌—免疫网络，继而影响靶器官。中枢神经系统完成这一信息整合工作依赖于下丘脑的作用，中枢神经递质可调控下丘脑中多种释放因子或抑制因子的分泌或释放，进而作用于脑垂体影响多种激素的分泌与释放，从而影响内分泌系统的作用，同时也是免疫调节的关键因素之一。5-HT、NE 是中枢系统的重要神经递质，5-HT 和 NE 通过对促 CRH 释放的协调作用，参与对 HPA 轴的调控。针刺通过调节中枢或外周的神经递质，影响相关细胞因子，调控免疫系统的功能。艾灸可以上调关节炎大鼠 5-HT、NE 的表达，激活或调整 HPA 轴抗炎免疫的功能活动。

（二）内分泌激素参与针灸对神经－内分泌－免疫调节

内分泌系统与神经系统一起共同调节机体的生长发育和各种代谢，维持内环境的稳定。脑垂体腺细胞受下丘脑神经内分泌细胞分泌的释放激素和释放抑制激素调节，分泌的多种激素可调节相应靶器官的功能活动。同时靶器官的变化可反馈调节垂体和下丘脑的活动，形成双向的调节环路。内分泌系统与免疫系统之间存在密切联系，大多数激素如糖皮质激素、促肾上腺皮质激素、前列腺素等起免疫抑制作用，具体表现为降低淋巴细胞的增殖能力、抑制吞噬功能和减少抗体生成等；少数激素如人生长激素、甲状腺素等，可增强免疫反应，具体表现为促进淋巴细胞的增殖、促进抗体产生、活化巨噬细胞并增强吞噬功能等。目前普遍认为，HPA轴对免疫系统的调节是通过其分泌糖皮质激素来实现的。针灸可以调节甲状腺激素、肾上腺皮质激素等激素的合成与释放，从而改善更年期神经内分泌功能紊乱等症状。

（三）细胞因子参与针灸对神经－内分泌－免疫调节

针灸在调控神经—内分泌—免疫网络过程中，细胞因子扮演了重要角色。细胞因子对神经系统具有广泛而重要的调节作用，参与和影响所有的神经活动过程。如参与致热反应，影响神经元活动，影响睡眠、食欲及胃肠功能等。细胞因子对内分泌系统具有调节作用，一方面是由于细胞因子存在于内分泌细胞中，如在垂体细胞中已发现多种白细胞介素及其受体的存在；另一方面是由于细胞因子可直接或间接地作用于神经内分泌细胞，影响下丘脑垂体激素释放或抑制激素的分泌。针灸通过调节免疫系统释放的细胞因子，不仅能调节免疫系统的功能，还可以对神经—内分泌系统进行调控，从而达到针灸防治疾病的整体调节效应。如针刺及艾灸可调节中枢或外周IL-1、IL-2、IL-6、INF和TNF等细胞因子的水平，调节机体的免疫功能，维持内环境的稳定。

针灸通过激发多种神经递质、激素、细胞因子等共同介导物质，实现对机体自稳机制的调衡。神经递质、激素及细胞因子是三大系统间相互调节的共同介导物质，或称"共用语言"。当机体处于失调的疾病状态时，针灸可通过调控神经、内分泌、免疫三者之间的共同介导物质，见图4-10（见书末彩图），从而对神经—内分泌—免疫网络进行调整，使机体重新恢复到稳定状态。

小　结

1. 随着人类疾病谱的演变，结合针灸作用具有广谱性和相对特异性的特点，针灸疾病谱也逐渐扩大，今后随着临床证据的不断丰富以及基础研究的深入，针灸的优势病种将逐渐明确。

2. 目前临床上疼痛性疾病依然是针灸主要适应证之一，针刺镇痛具有适用证广、性质多重、起效快捷、时效关联、不良反应小等特点，并且呈现多靶点性和多效性，但要注意针刺镇痛的个体差异较大。目前研究显示，针刺镇痛与穴位局部的细胞和组织结构，以及穴位局部的信号分子及其受体等均有关。穴位局部肥大细胞、巨噬细胞、结缔组织、腺苷及其受体、TRPV1等受体均在针刺镇痛中发挥了重要作用。在中枢，针刺镇痛的多重神经通路、复杂的神经生化和分子生物学机制被进一步揭示，针刺所兴奋的神经纤维种类包括 Aα、Aβ、Aδ、C 四类，针刺信号与疼痛信号在脊髓、脑干、丘脑、大脑皮层等各级中枢整合，并通过阿片肽、5-羟色胺、去甲肾上腺素、多巴胺等神经递质或调质发挥作用。反复多次针刺将产生针刺耐受，其与穴位本身敏感性下降，以及中枢分泌八肽胆囊收缩素等有关。针刺麻醉是针刺镇痛运用的新发展，针刺麻醉具有镇痛、抗内脏牵拉反应、抗创伤性休克、抗手术感染以及促进术后创伤组织和重要脏器修复等特点，但单纯针刺麻醉并不能完全达到临床麻醉的要求，存在麻醉不全、肌肉紧张、不能完全抑制内脏反应、个体差异较大等缺陷。因此，针药复合麻醉将是未来应用的主要方向。

3. 针灸对多个组织、器官和系统均能发挥抗炎、抗感染作用；多种针灸方法均可以发挥抗炎效应。针灸对急性炎症和慢性炎症均有效；对无菌性炎症和有菌性炎症均有效；既有局部抗炎效应，又有整体抗炎效应；在疾病发生发展的不同阶段也均有效。针灸可通过多途径响应来实现抗炎效应，如直接调节炎症因子，影响免疫细胞和免疫分子的表达等，还能通过交感神经、胆碱能神经抗炎通路等激活抗炎相关通路，抑制炎性因子的释放。此外，针灸抗炎效应还和多种与炎症密切相关的信号转导通路激活与抑制相关。

4. 针灸作为一种非特异性刺激，可发挥整体调节作用。针灸对机体的运动、神经、内分泌、免疫、循环、消化、呼吸、泌尿、生殖等系统、器官功能均能发挥双向良性调整作用，分别对骨骼、关节、肌肉、神经细胞和神经递质、垂体、甲状腺、甲状旁腺、肾上腺、胰岛、性腺等内分泌腺及广泛分布于各器官的内分泌细胞、相应生物活性物质（激素），免疫细胞免疫分子和免疫应答，心脏、血管和血液成分，肺脏，食管、胃、肠道等消化管和唾液腺，肝脏、胰腺等消化腺，肾脏、输尿管和膀胱，女性和男性生殖腺等器官或组织起到全面的调节作用，且具有多方位、多环节、多水平、多途径的作用特点，而这种调节作用常与穴位选取、刺灸方法、功能状态等要素密切相关，呈现各自的规律。

5. 针灸治疗缺血性脑卒中的作用主要体现在改善脑动脉弹性、促进新生血管生成、保护受损的血脑屏障、调节神经递质或调质代谢紊乱、清除过量自由基、抑制炎性因子、促进神经营养因子表达，抑制神经元凋亡和降低 Ca^{2+} 超载等方面。针灸治疗糖尿病的作用主要体现在改善胰岛素抵抗，改善胰岛 β 细胞功能结构，抑制胰岛 β 细胞凋亡，调控信号传导通路、抑制胰腺内质网应激等方面。针灸治疗单纯性肥胖的作用主要体现在对内分泌激素调节、维持肠道菌群平衡、抑制炎症因子和下丘脑调节等方面。针灸治疗支气管哮喘的作用主要体现在改善肺功能、控制炎症反应、调整免疫功能、调节神经—内分泌网络、抗气道重构等方面。针灸治疗冠心病的作用主要体现在增加冠状动脉血流量，改善心脏泵血功能，调节心肌代谢，改善缺血心肌早期电稳定性，降低血脂和血液黏度，改善微循环，增强氧自由基清除能力、促进侧支新生血管形成，促进心肌缺血性损害恢复等方面。针灸治疗消化性溃疡的作用主要体现在调节胃肠道运动和分泌功能，保护胃肠道黏膜，抗 HP 感染，调控应激反应，调节组织代谢等方面。针灸治疗尿失禁的作用主要集中在中枢神经调节、周围神经调节、神经递质调节和其他相关机制调节。针灸治疗卵巢储备功能减退主要集中在调节内分泌激素水平、调节免疫、减轻炎症损伤、抑制细胞凋亡、增加卵巢血流灌注等方面。

6. 针灸作用效应是通过机体的神经调节或神经—内分泌调节或神经—内分泌—免疫调节途径来实现的，从而发挥对各系统功能的调节作用。针灸对神经系统功能的调节是实现针灸治病的主要作用途径之一。针灸对机体的刺激信息通过腧穴局部的周围神经传入到中枢神经系统，经过中枢神经系统整合再将信息经传出神经传递到各系统的不同器官或组织，实现对各系统功能的调节作用。中枢神经系统的各级水平（包括脊髓、脑干、下丘脑、边缘系统、大脑皮层）及其神经递质在针灸效应发挥中有重要作用。针灸可调节下丘脑—垂体系统、下丘脑—垂体—甲状腺轴、下丘脑—垂体—肾上腺皮质轴、交感—肾上腺髓质系统、神经—胰岛系统、下丘脑—垂体—性腺轴功能，从而发挥对各系统功能的调节作用。针灸通过激发多种神经递质、激素、细胞因子等共同介导物质的作用，实现对机体自稳机制的调衡。当机体处于失调的疾病状态时，针灸激发穴位的小网络，调动机体的神经—内分泌—免疫大网络，从而调节疾病的病网络，三网联动，使机体重新恢复到稳定状态。

复习思考题

1. 说说你知道的针灸优势病种有哪些？
2. 什么是针刺镇痛？针刺镇痛的效应特点有哪些？
3. 针刺镇痛的神经生理机制是什么？针刺镇痛的神经化学机制是什么？
4. 什么是针刺抗炎？目前已知的针刺抗炎机制主要包括哪些方面？
5. 自主神经系统具有哪些可能的抗炎通路？其在针灸抗炎调节中发挥怎样的作用？
6. 针灸对神经系统功能的调节体现在哪些方面，有何特点？
7. 试述针灸治疗缺血性脑卒中作用机制。
8. 简述针灸对内分泌系统的调节作用。
9. 简述针灸治疗糖尿病的作用机制。
10. 简述针灸治疗糖尿病并发症的作用机制。
11. 针灸治疗单纯性肥胖主要通过哪几个途径发挥作用？
12. 针灸是如何通过调控中枢系统治疗单纯性肥胖？
13. 针灸能够影响哪些内分泌激素的释放？不同的激素如何在针灸治疗单纯性肥胖中发挥作用？
14. 针灸治疗冠心病作用特点有哪些？
15. 简述针灸治疗冠心病作用机制。
16. 针灸治疗支气管哮喘作用特点和作用机制是什么？
17. 针灸治疗尿失禁的作用机制可能与什么有关？
18. 针灸治疗卵巢储备功能减退作用特点和作用机制是什么？
19. 简述针灸治病的神经调节机制。
20. 简述针灸的神经—内分泌调节机制。
21. 简述针灸调节神经—内分泌—免疫网络的机制。

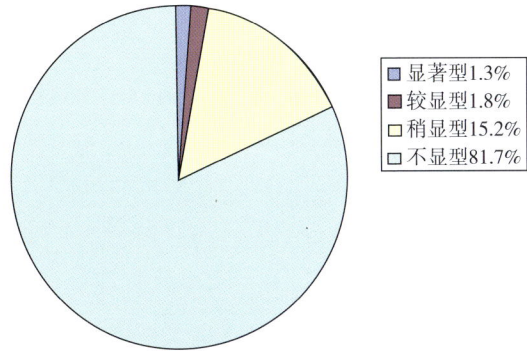

图 1-3　循经感传显著程度分布图

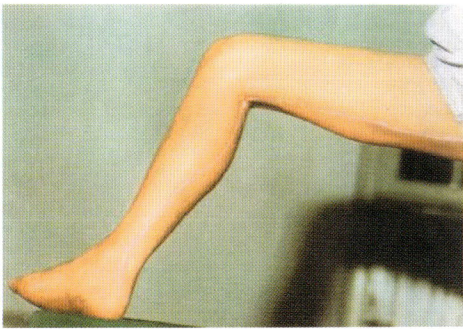

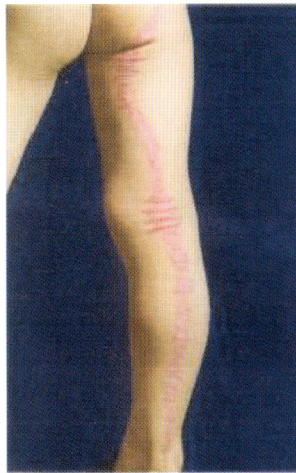

A. 肾经贫血痣（先天）　　　B. 右膀胱经神经性皮炎（后天）　　　C. 右胆经皮下脂肪萎缩（后天）

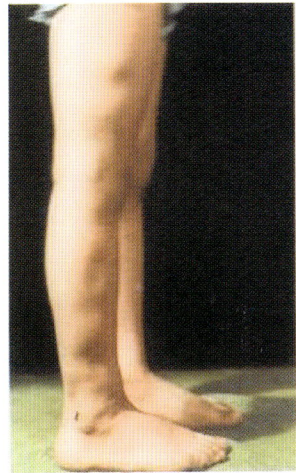

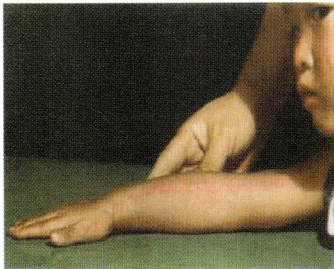

D. 右肺经神经性皮炎（后天）　　　E. 右心包经疣状痣（先天）

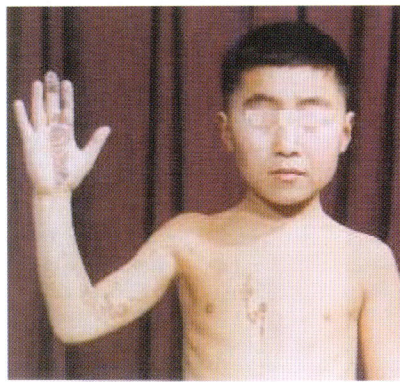

图 1-18　循经皮肤病

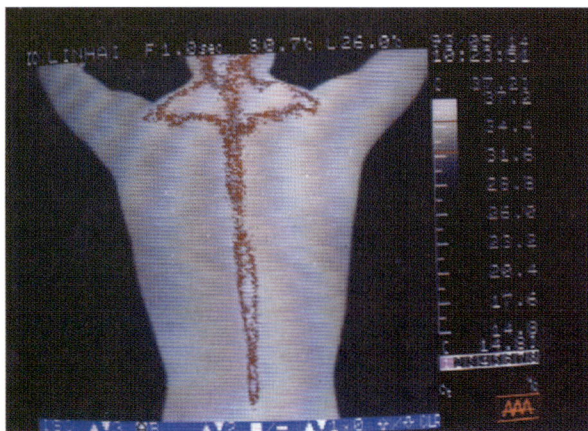

图 1-24　人体背部督脉红外辐射轨迹

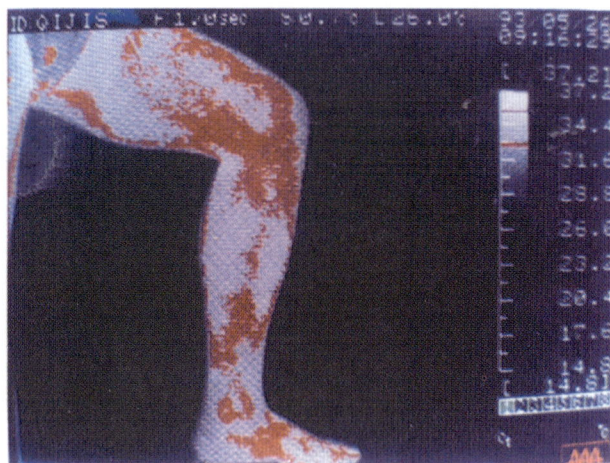

A. 足三阴经

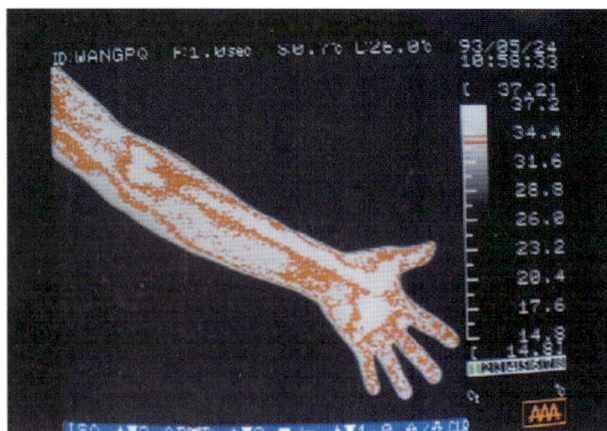

B. 手三阳经

图 1-25　人体经脉红外辐射等温轨迹

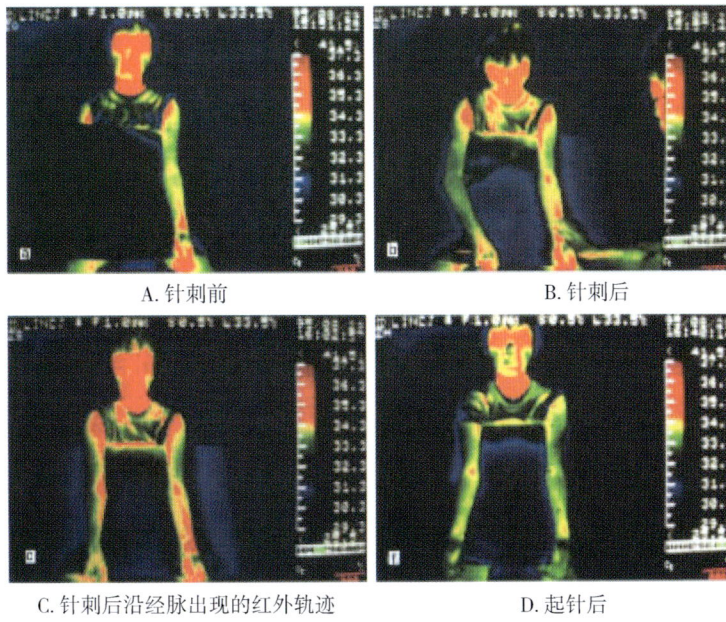

A. 针刺前　　　　　　　　　　　　B. 针刺后

C. 针刺后沿经脉出现的红外轨迹　　　　　D. 起针后

图 1-26　针刺内关穴时沿手厥阴心包经的皮温变化

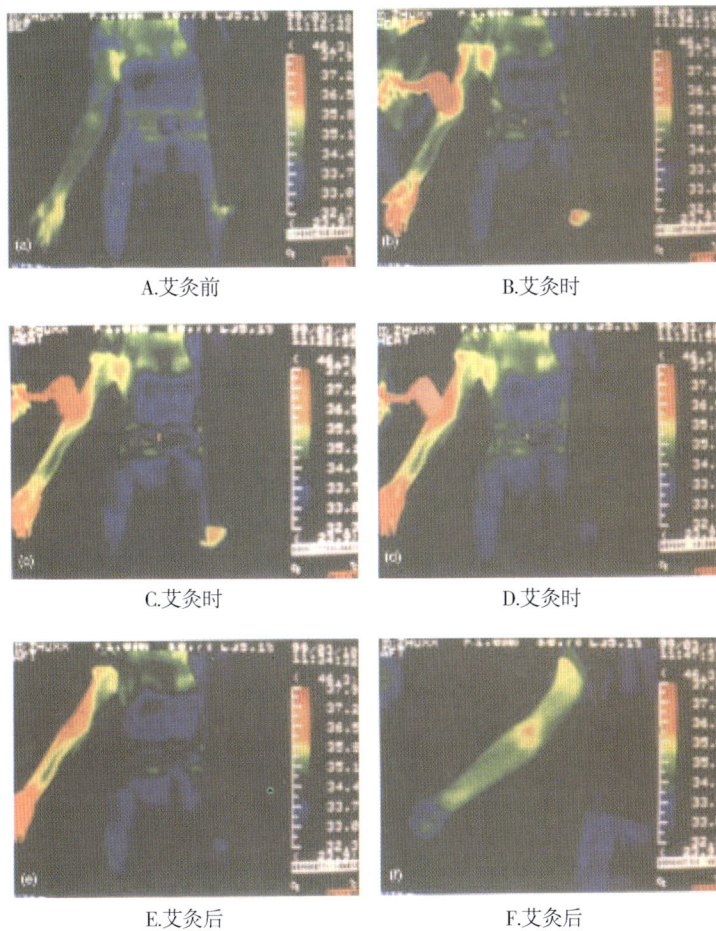

A.艾灸前　　　　　　　　　　　　B.艾灸时

C.艾灸时　　　　　　　　　　　　D.艾灸时

E.艾灸后　　　　　　　　　　　　F.艾灸后

图 1-27　艾灸尺泽穴前后手太阴肺经的皮温变化

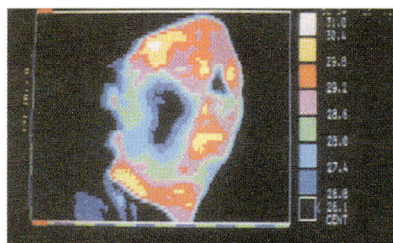

图 1-28　面瘫患者针刺前大肠经
红外热像图（面部）

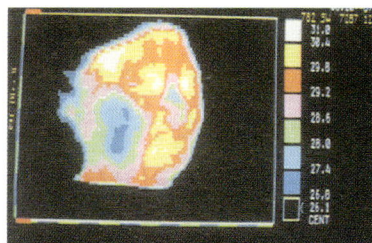

图 1-29　面瘫患者针刺时大肠经
红外热像图（面部）

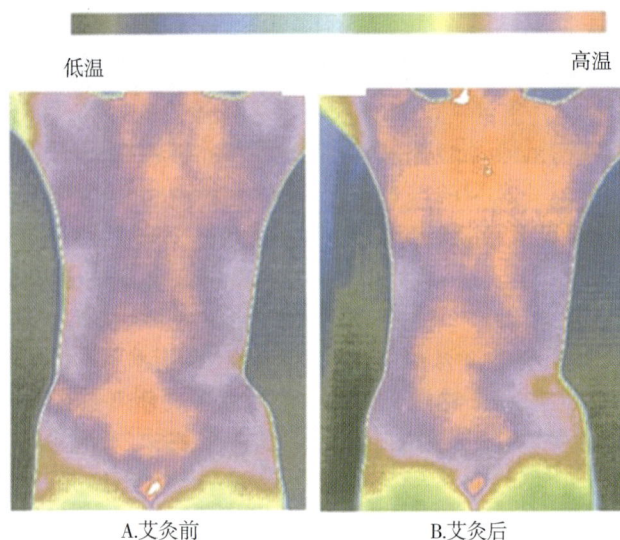

低温　　　　　　　　　　　　　　　高温

A.艾灸前　　　　　　　　　　B.艾灸后

图 1-30　MPS 患者艾灸阳陵泉前后其背部红外热像图对比

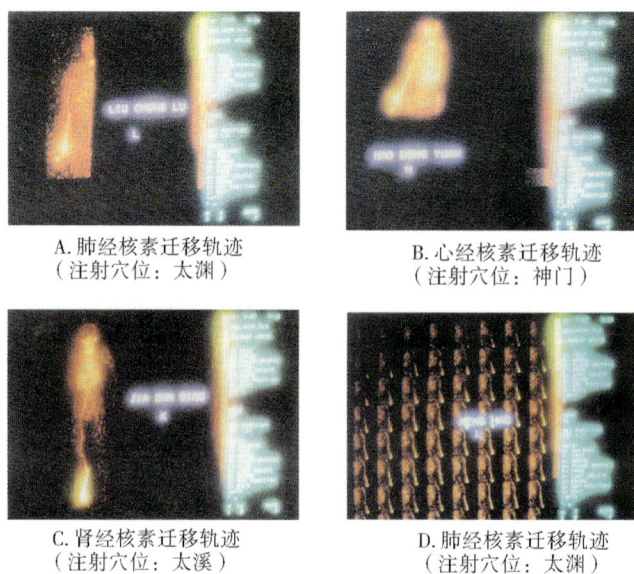

A.肺经核素迁移轨迹
（注射穴位：太渊）

B.心经核素迁移轨迹
（注射穴位：神门）

C.肾经核素迁移轨迹
（注射穴位：太溪）

D.肺经核素迁移轨迹
（注射穴位：太渊）

图 1-34　同位素循经迁移图像

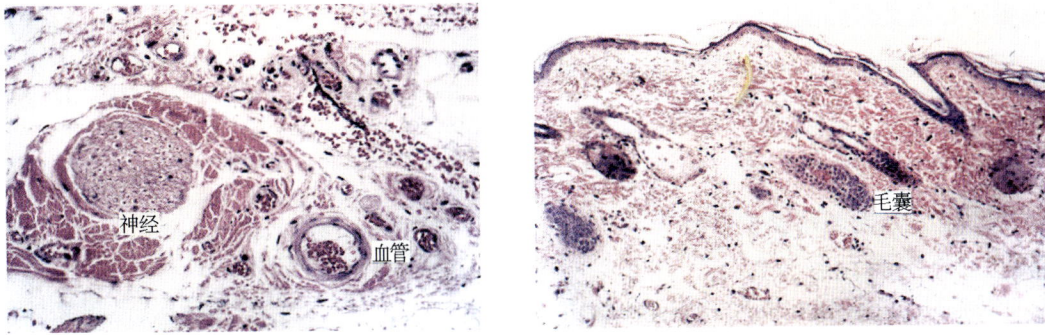

A. 经穴部的皮肤组织　　　　　　　　　　　　　　B. 非经穴部的皮肤组织

图1-38　经穴（合谷）部与非经穴部的皮肤组织

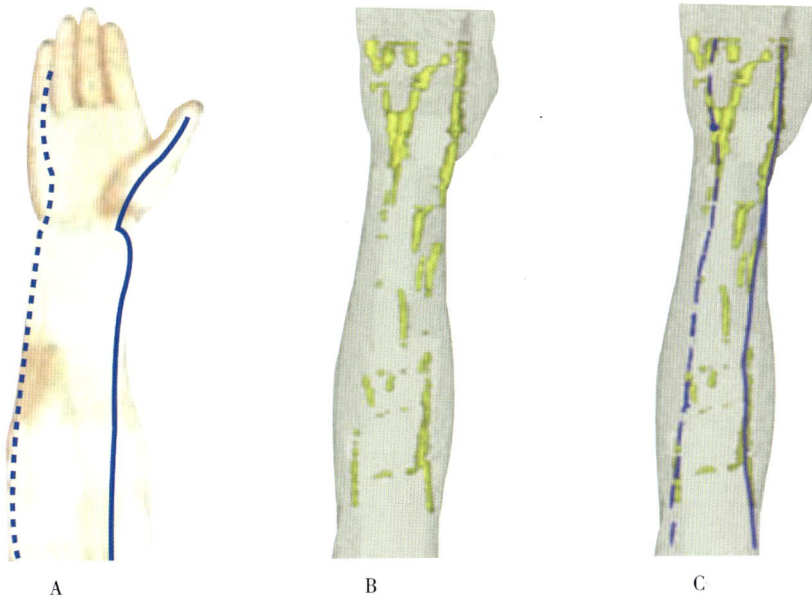

A　　　　　　　　　　　B　　　　　　　　　　　C

图1-43　三维重建的结缔组织连线与传统经典经络线两者对比图

注：A. 显示肺经（实线）和心经（虚线）；B. 显示相应部位的结缔组织分布；C. 显示二者对应关系

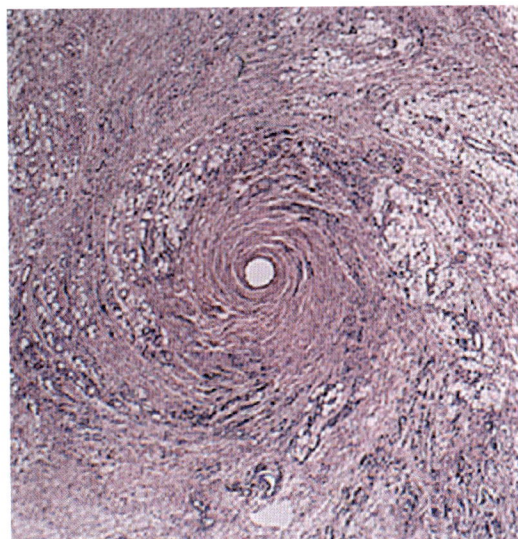

图1-44　运针时穴区组织损伤与肌纤维缠绕

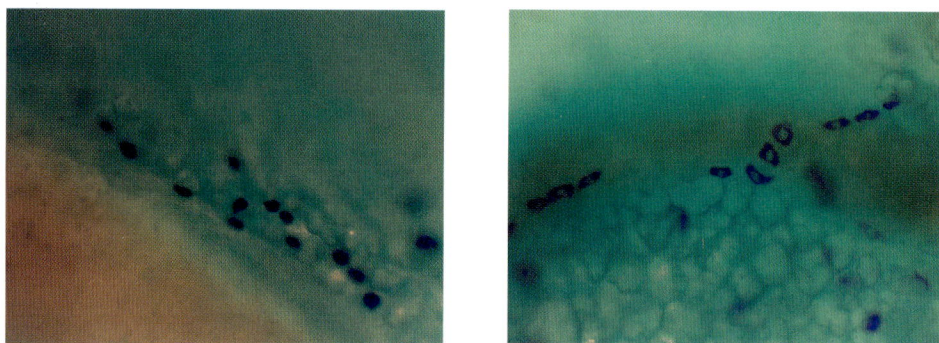

A.针刺前

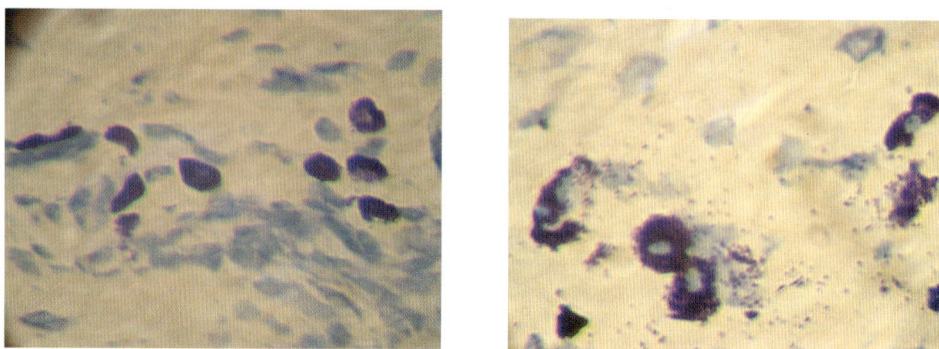

B.针刺后

图1-46　肥大细胞受针刺刺激后出现脱颗粒现象

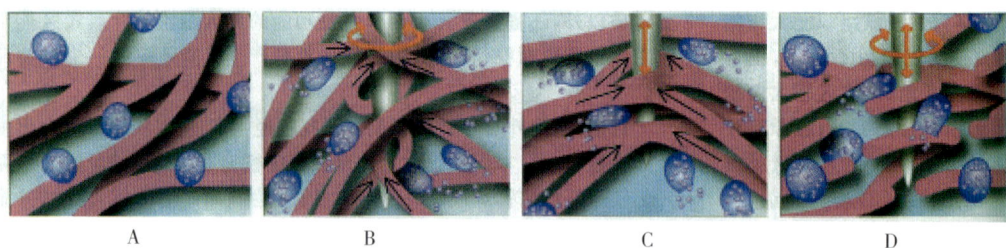

图1-47　胶原纤维对肥大细胞脱颗粒的影响

注：A.显示正常情况下穴区胶原纤维和肥大细胞；

B.显示捻转手法下穴区胶原纤维和肥大细胞；

C.显示提插手法下穴区胶原纤维和肥大细胞；

D.显示胶原纤维破坏预处理后再捻转或提插穴区胶原纤维和肥大细胞

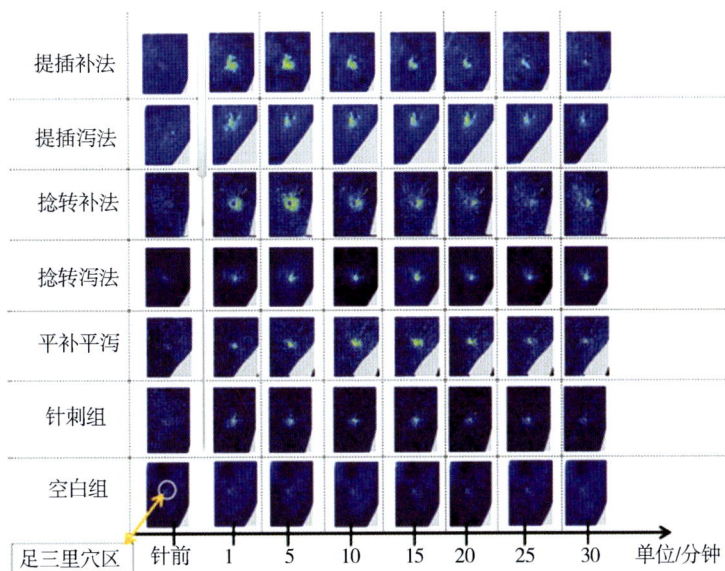

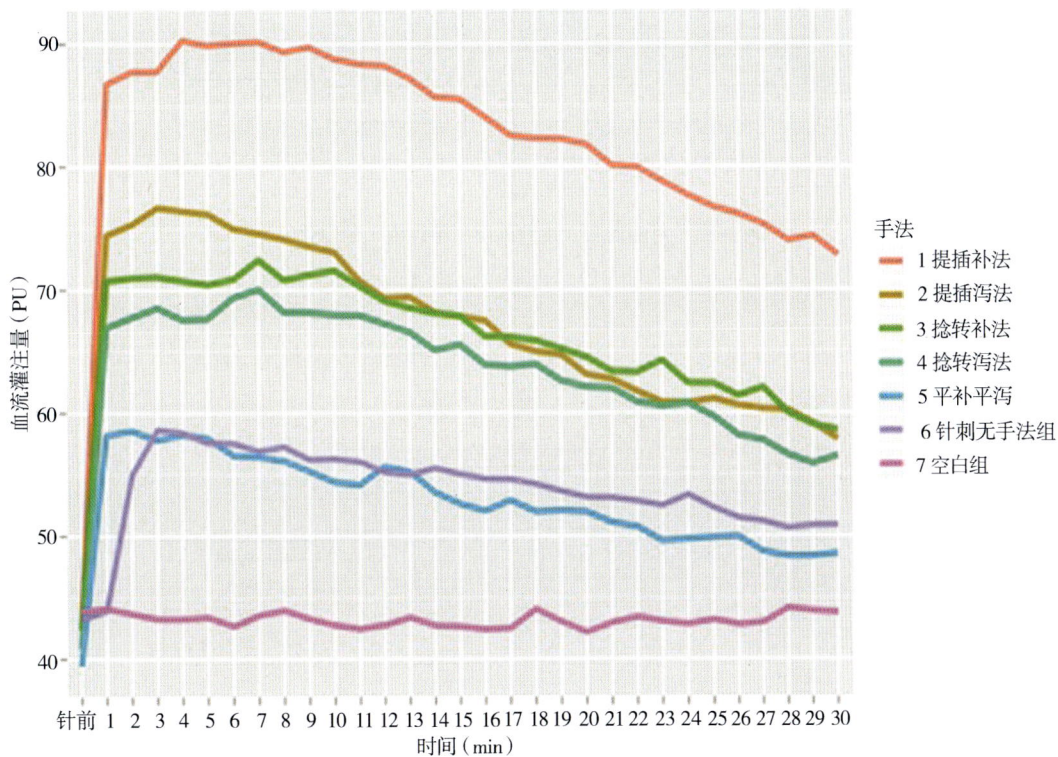

图 2-11　不同针刺手法对足三里穴位局部血流的影响

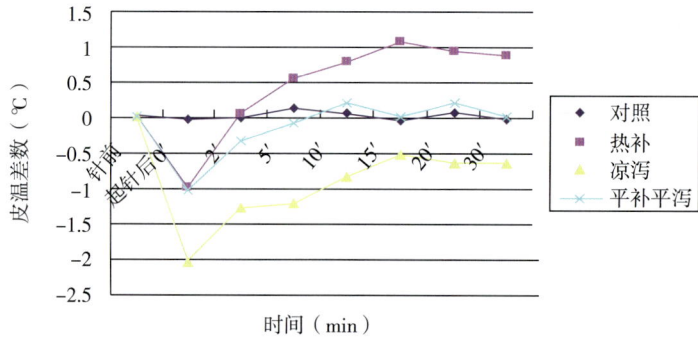

图 2-12　同侧商阳穴皮肤温度（平均值）的变化

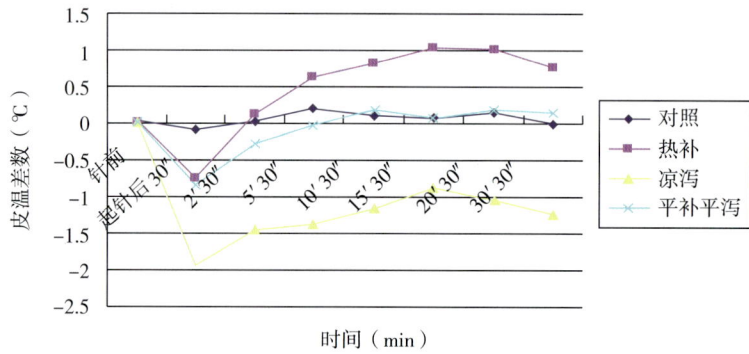

图 2-13　对侧商阳穴皮肤温度（平均值）的变化

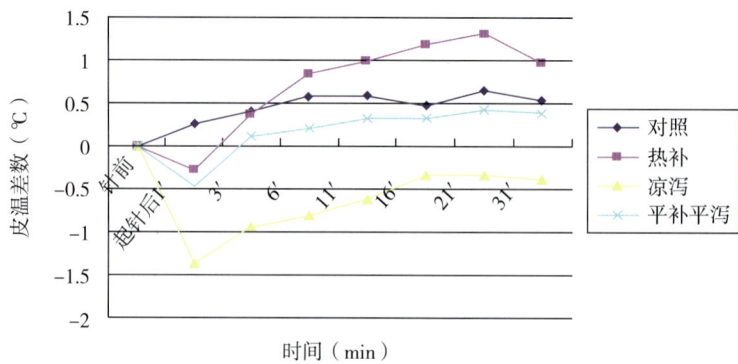

图 2-14　同侧少泽穴皮肤温度（平均值）的变化

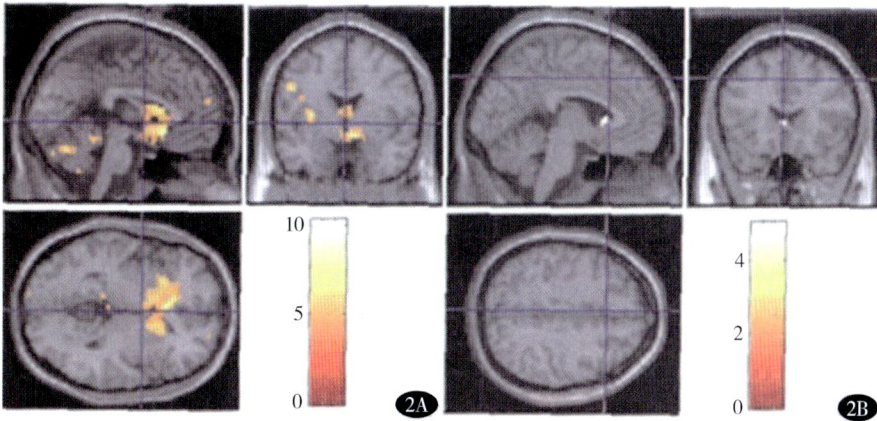

图 2-15　5 分钟脑区激活图

注：2A. 补法组；2B. 泻法组

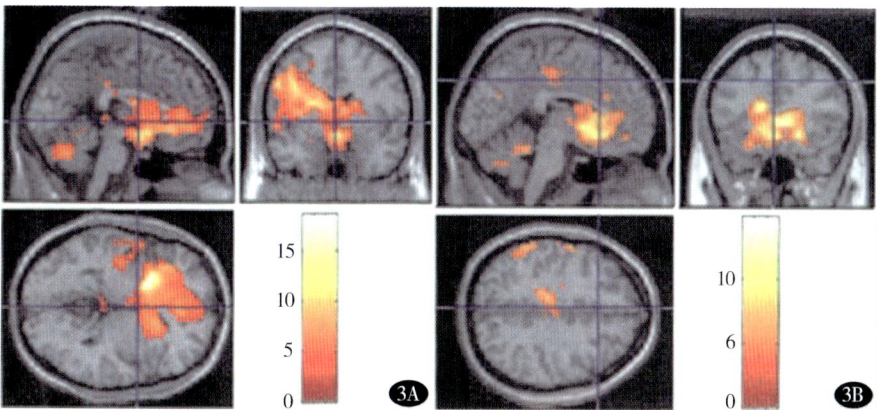

图 2-16　电针结束 25 分钟脑区激活图

注：3A. 补法组；3B. 泻法组

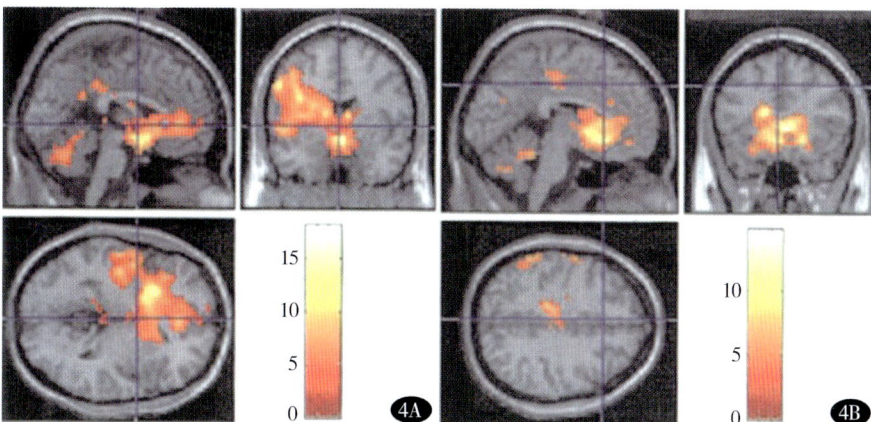

图 2-17　电针结束 30 分钟脑区激活图

注：4A. 补法组；4B. 泻法组

针刺前　　　　50次/分　　　　150次/分　　　　200次/分　　　　针刺后

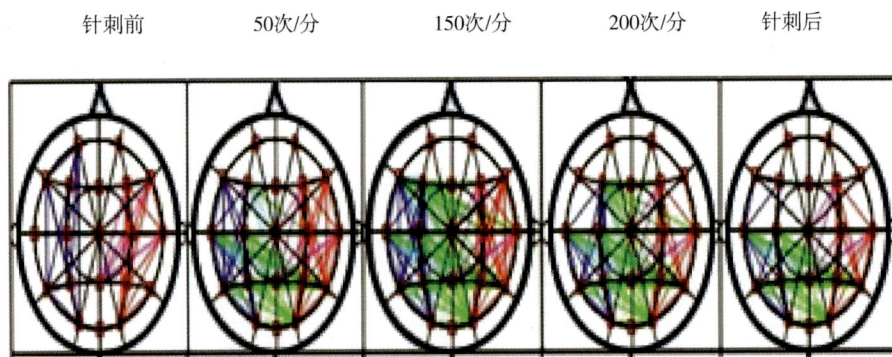

图 2-18　用不同手法针刺健康人体"足三里"穴引起脑功能网络连接图

注：蓝线代表左侧大脑半球各导联之间的联系，红色表示右侧大脑半球各导联之间的联系，绿色代表左右大脑半球各导联之间的联系，紫色代表右侧大脑半球与中线之间的联系，黑色代表右侧大脑半球与中线各导联之间的联系

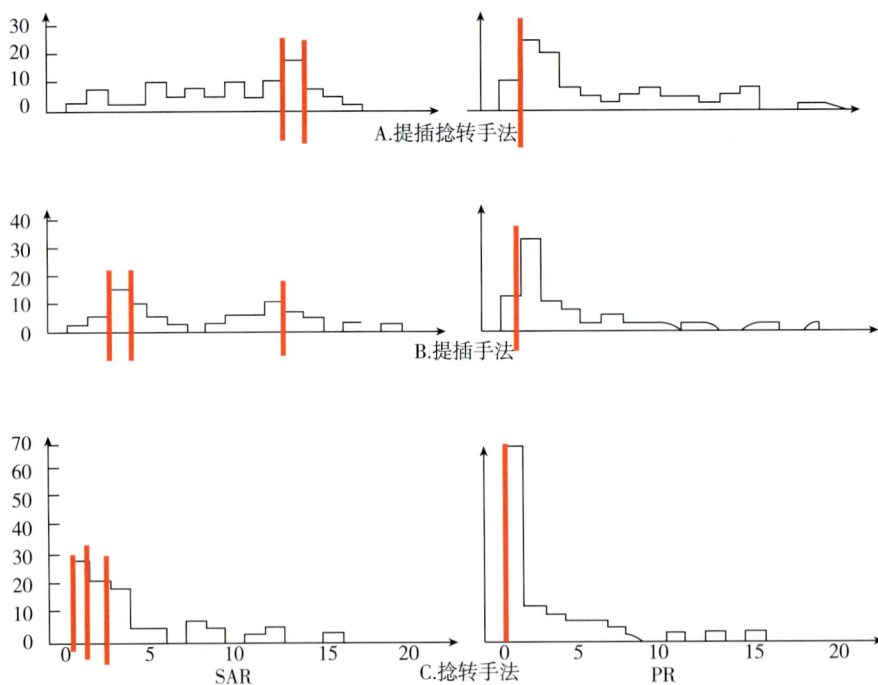

图 2-19　SAR 和 PR 在 3 种手法运针时的发放频率谱示意图

注：横坐标示每次针刺的发放数，纵坐标示该发放数出现的频度（%）

红色粗线表示频谱高峰

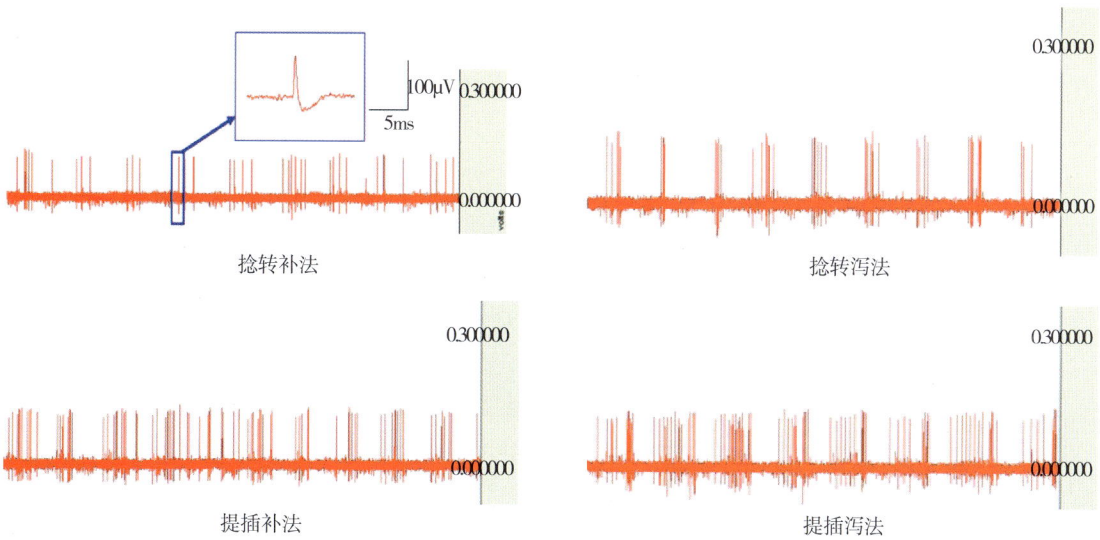

图 2-20　不同针刺手法针刺"足三里"引起的正常大鼠背根神经细束放电

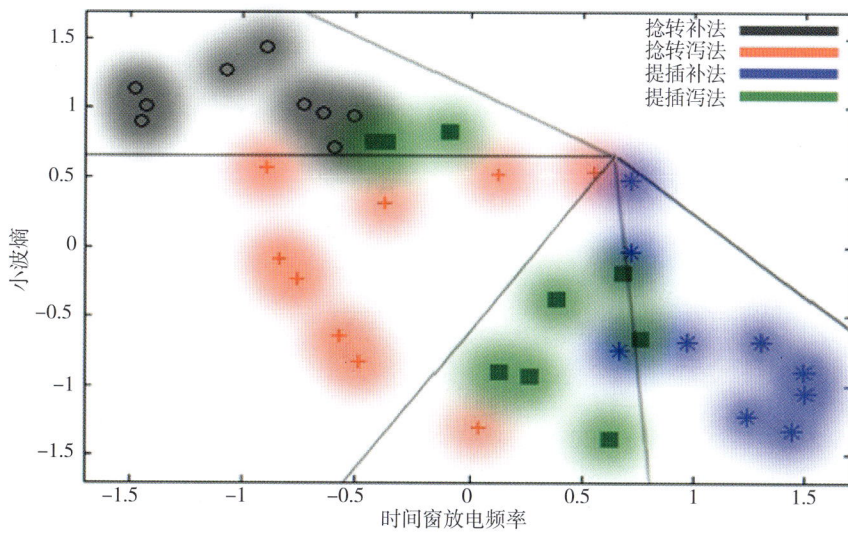

图 2-21　不同针刺手法针刺"足三里"引起的背根神经放电小波能量熵和单位时间窗放电
频率归一化后的联合分布图

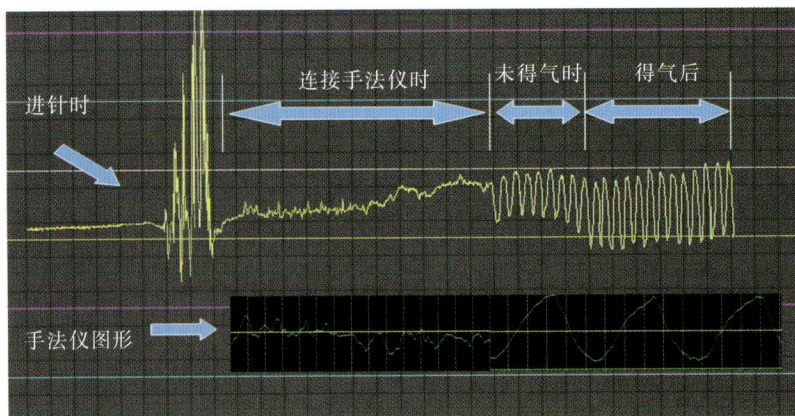

图 2-22　针刺穴位发现得气时针体受力明显升高

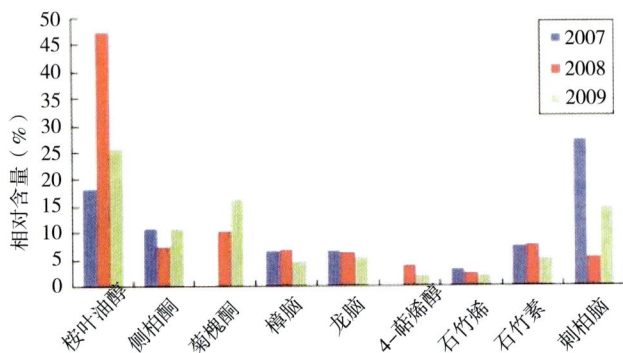

图 2-38　不同年份蕲艾叶各成分相对含量

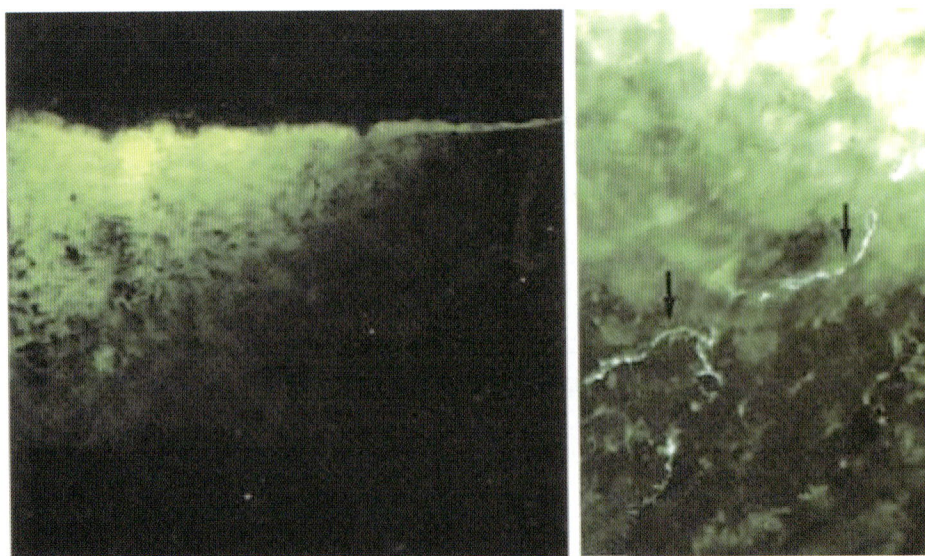

图 2-40　施灸点的荧光显微镜像

注：以施灸点为中心艾灸之热向周围及深部扩散，图中箭头所示为神经末梢

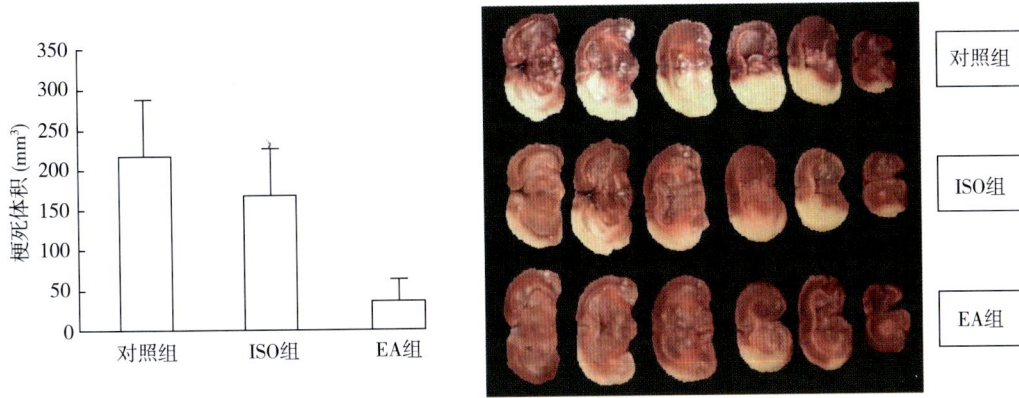

图 3-2　针刺预处理对大鼠脑缺血后缺血体积的影响

注：EA（电针组）：15Hz 电针，1mA，30min/d × 5d；ISO（异氟烷组）：1.5%ISO，30min/d×5d

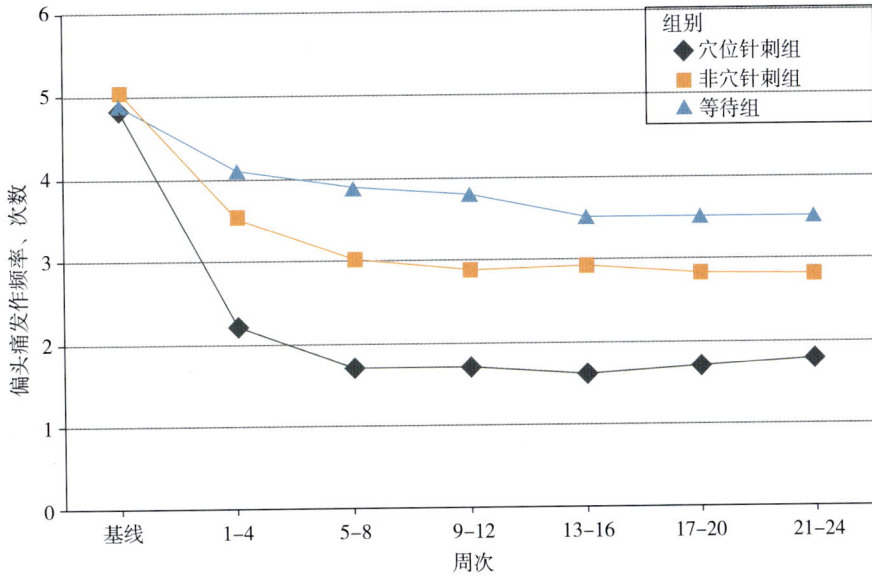

图 3-5　针刺治疗偏头痛疗效差异

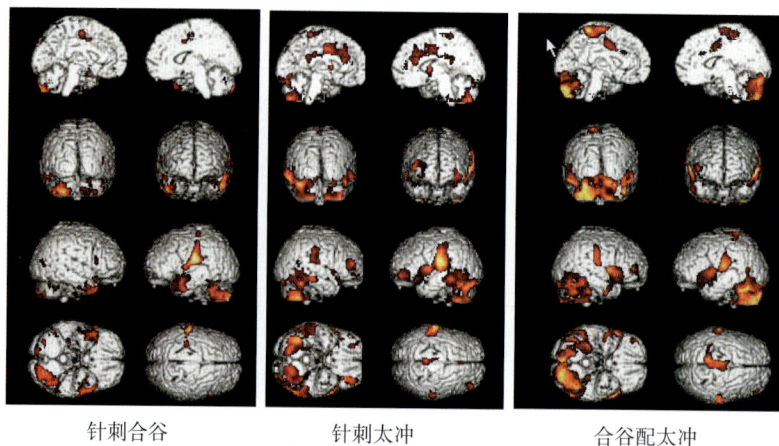

针刺合谷　　　　　　针刺太冲　　　　　　合谷配太冲

图 3-7　针刺单穴和针刺双穴配伍引起的 fMRI 脑功能激活部位的差异

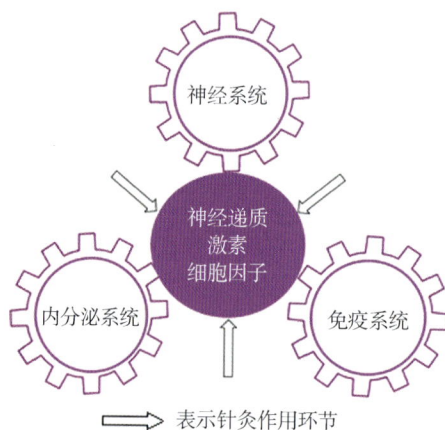

⇒ 表示针灸作用环节

图 4-10　针灸作用的神经－内分泌－免疫调节示意图

全国中医药行业高等教育"十四五"规划教材

全国高等中医药院校规划教材（第十一版）

教材目录（第一批）

注：凡标☆号者为"核心示范教材"。

（一）中医学类专业

序号	书　名	主　编		主编所在单位	
1	中国医学史	郭宏伟	徐江雁	黑龙江中医药大学	河南中医药大学
2	医古文	王育林	李亚军	北京中医药大学	陕西中医药大学
3	大学语文	黄作阵		北京中医药大学	
4	中医基础理论☆	郑洪新	杨　柱	辽宁中医药大学	贵州中医药大学
5	中医诊断学☆	李灿东	方朝义	福建中医药大学	河北中医学院
6	中药学☆	钟赣生	杨柏灿	北京中医药大学	上海中医药大学
7	方剂学☆	李　冀	左铮云	黑龙江中医药大学	江西中医药大学
8	内经选读☆	翟双庆	黎敬波	北京中医药大学	广州中医药大学
9	伤寒论选读☆	王庆国	周春祥	北京中医药大学	南京中医药大学
10	金匮要略☆	范永升	姜德友	浙江中医药大学	黑龙江中医药大学
11	温病学☆	谷晓红	马　健	北京中医药大学	南京中医药大学
12	中医内科学☆	吴勉华	石　岩	南京中医药大学	辽宁中医药大学
13	中医外科学☆	陈红风		上海中医药大学	
14	中医妇科学☆	冯晓玲	张婷婷	黑龙江中医药大学	上海中医药大学
15	中医儿科学☆	赵　霞	李新民	南京中医药大学	天津中医药大学
16	中医骨伤科学☆	黄桂成	王拥军	南京中医药大学	上海中医药大学
17	中医眼科学	彭清华		湖南中医药大学	
18	中医耳鼻咽喉科学	刘　蓬		广州中医药大学	
19	中医急诊学☆	刘清泉	方邦江	首都医科大学	上海中医药大学
20	中医各家学说☆	尚　力	戴　铭	上海中医药大学	广西中医药大学
21	针灸学☆	梁繁荣	王　华	成都中医药大学	湖北中医药大学
22	推拿学☆	房　敏	王金贵	上海中医药大学	天津中医药大学
23	中医养生学	马烈光	章德林	成都中医药大学	江西中医药大学
24	中医药膳学	谢梦洲	朱天民	湖南中医药大学	成都中医药大学
25	中医食疗学	施洪飞	方　泓	南京中医药大学	上海中医药大学
26	中医气功学	章文春	魏玉龙	江西中医药大学	北京中医药大学
27	细胞生物学	赵宗江	高碧珍	北京中医药大学	福建中医药大学

序号	书 名	主 编		主编所在单位	
28	人体解剖学	邵水金		上海中医药大学	
29	组织学与胚胎学	周忠光	汪 涛	黑龙江中医药大学	天津中医药大学
30	生物化学	唐炳华		北京中医药大学	
31	生理学	赵铁建	朱大诚	广西中医药大学	江西中医药大学
32	病理学	刘春英	高维娟	辽宁中医药大学	河北中医学院
33	免疫学基础与病原生物学	袁嘉丽	刘永琦	云南中医药大学	甘肃中医药大学
34	预防医学	史周华		山东中医药大学	
35	药理学	张硕峰	方晓艳	北京中医药大学	河南中医药大学
36	诊断学	詹华奎		成都中医药大学	
37	医学影像学	侯 键	许茂盛	成都中医药大学	浙江中医药大学
38	内科学	潘 涛	戴爱国	南京中医药大学	湖南中医药大学
39	外科学	谢建兴		广州中医药大学	
40	中西医文献检索	林丹红	孙 玲	福建中医药大学	湖北中医药大学
41	中医疫病学	张伯礼	吕文亮	天津中医药大学	湖北中医药大学
42	中医文化学	张其成	臧守虎	北京中医药大学	山东中医药大学

（二）针灸推拿学专业

序号	书 名	主 编		主编所在单位	
43	局部解剖学	姜国华	李义凯	黑龙江中医药大学	南方医科大学
44	经络腧穴学☆	沈雪勇	刘存志	上海中医药大学	北京中医药大学
45	刺法灸法学☆	王富春	岳增辉	长春中医药大学	湖南中医药大学
46	针灸治疗学☆	高树中	冀来喜	山东中医药大学	山西中医药大学
47	各家针灸学说	高希言	王 威	河南中医药大学	辽宁中医药大学
48	针灸医籍选读	常小荣	张建斌	湖南中医药大学	南京中医药大学
49	实验针灸学	郭 义		天津中医药大学	
50	推拿手法学☆	周运峰		河南中医药大学	
51	推拿功法学☆	吕立江		浙江中医药大学	
52	推拿治疗学☆	井夫杰	杨永刚	山东中医药大学	长春中医药大学
53	小儿推拿学	刘明军	邰先桃	长春中医药大学	云南中医药大学

（三）中西医临床医学专业

序号	书 名	主 编		主编所在单位	
54	中外医学史	王振国	徐建云	山东中医药大学	南京中医药大学
55	中西医结合内科学	陈志强	杨文明	河北中医学院	安徽中医药大学
56	中西医结合外科学	何清湖		湖南中医药大学	
57	中西医结合妇产科学	杜惠兰		河北中医学院	
58	中西医结合儿科学	王雪峰	郑 健	辽宁中医药大学	福建中医药大学
59	中西医结合骨伤科学	詹红生	刘 军	上海中医药大学	广州中医药大学
60	中西医结合眼科学	段俊国	毕宏生	成都中医药大学	山东中医药大学
61	中西医结合耳鼻咽喉科学	张勤修	陈文勇	成都中医药大学	广州中医药大学
62	中西医结合口腔科学	谭 劲		湖南中医药大学	

（四）中药学类专业

序号	书 名	主 编		主编所在单位	
63	中医学基础	陈 晶	程海波	黑龙江中医药大学	南京中医药大学
64	高等数学	李秀昌	邵建华	长春中医药大学	上海中医药大学
65	中医药统计学	何 雁		江西中医药大学	
66	物理学	章新友	侯俊玲	江西中医药大学	北京中医药大学
67	无机化学	杨怀霞	吴培云	河南中医药大学	安徽中医药大学
68	有机化学	林 辉		广州中医药大学	
69	分析化学（上）（化学分析）	张 凌		江西中医药大学	
70	分析化学（下）（仪器分析）	王淑美		广东药科大学	
71	物理化学	刘 雄	王颖莉	甘肃中医药大学	山西中医药大学
72	临床中药学☆	周祯祥	唐德才	湖北中医药大学	南京中医药大学
73	方剂学	贾 波	许二平	成都中医药大学	河南中医药大学
74	中药药剂学☆	杨 明		江西中医药大学	
75	中药鉴定学☆	康廷国	闫永红	辽宁中医药大学	北京中医药大学
76	中药药理学☆	彭 成		成都中医药大学	
77	中药拉丁语	李 峰	马 琳	山东中医药大学	天津中医药大学
78	药用植物学☆	刘春生	谷 巍	北京中医药大学	南京中医药大学
79	中药炮制学☆	钟凌云		江西中医药大学	
80	中药分析学☆	梁生旺	张 彤	广东药科大学	上海中医药大学
81	中药化学☆	匡海学	冯卫生	黑龙江中医药大学	河南中医药大学
82	中药制药工程原理与设备	周长征		山东中医药大学	
83	药事管理学☆	刘红宁		江西中医药大学	
84	本草典籍选读	彭代银	陈仁寿	安徽中医药大学	南京中医药大学
85	中药制药分离工程	朱卫丰		江西中医药大学	
86	中药制药设备与车间设计	李 正		天津中医药大学	
87	药用植物栽培学	张永清		山东中医药大学	
88	中药资源学	马云桐		成都中医药大学	
89	中药产品与开发	孟宪生		辽宁中医药大学	
90	中药加工与炮制学	王秋红		广东药科大学	
91	人体形态学	武煜明	游言文	云南中医药大学	河南中医药大学
92	生理学基础	于远望		陕西中医药大学	
93	病理学基础	王 谦		北京中医药大学	

（五）护理学专业

序号	书 名	主 编		主编所在单位	
94	中医护理学基础	徐桂华	胡 慧	南京中医药大学	湖北中医药大学
95	护理学导论	穆 欣	马小琴	黑龙江中医药大学	浙江中医药大学
96	护理学基础	杨巧菊		河南中医药大学	
97	护理专业英语	刘红霞	刘 娅	北京中医药大学	湖北中医药大学
98	护理美学	余雨枫		成都中医药大学	
99	健康评估	阚丽君	张玉芳	黑龙江中医药大学	山东中医药大学

序号	书 名	主 编		主编所在单位	
100	护理心理学	郝玉芳		北京中医药大学	
101	护理伦理学	崔瑞兰		山东中医药大学	
102	内科护理学	陈 燕	孙志岭	湖南中医药大学	南京中医药大学
103	外科护理学	陆静波	蔡恩丽	上海中医药大学	云南中医药大学
104	妇产科护理学	冯 进	王丽芹	湖南中医药大学	黑龙江中医药大学
105	儿科护理学	肖洪玲	陈偶英	安徽中医药大学	湖南中医药大学
106	五官科护理学	喻京生		湖南中医药大学	
107	老年护理学	王 燕	高 静	天津中医药大学	成都中医药大学
108	急救护理学	吕 静	卢根娣	长春中医药大学	上海中医药大学
109	康复护理学	陈锦秀	汤继芹	福建中医药大学	山东中医药大学
110	社区护理学	沈翠珍	王诗源	浙江中医药大学	山东中医药大学
111	中医临床护理学	裘秀月	刘建军	浙江中医药大学	江西中医药大学
112	护理管理学	全小明	柏亚妹	广州中医药大学	南京中医药大学
113	医学营养学	聂 宏	李艳玲	黑龙江中医药大学	天津中医药大学

（六）公共课

序号	书 名	主 编		主编所在单位	
114	中医学概论	储全根	胡志希	安徽中医药大学	湖南中医药大学
115	传统体育	吴志坤	邵玉萍	上海中医药大学	湖北中医药大学
116	科研思路与方法	刘 涛	商洪才	南京中医药大学	北京中医药大学

（七）中医骨伤科学专业

序号	书 名	主 编		主编所在单位	
117	中医骨伤科学基础	李 楠	李 刚	福建中医药大学	山东中医药大学
118	骨伤解剖学	侯德才	姜国华	辽宁中医药大学	黑龙江中医药大学
119	骨伤影像学	栾金红	郭会利	黑龙江中医药大学	河南中医药大学洛阳平乐正骨学院
120	中医正骨学	冷向阳	马 勇	长春中医药大学	南京中医药大学
121	中医筋伤学	周红海	于 栋	广西中医药大学	北京中医药大学
122	中医骨病学	徐展望	郑福增	山东中医药大学	河南中医药大学
123	创伤急救学	毕荣修	李无阴	山东中医药大学	河南中医药大学洛阳平乐正骨学院
124	骨伤手术学	童培建	曾意荣	浙江中医药大学	广州中医药大学

（八）中医养生学专业

序号	书 名	主 编		主编所在单位	
125	中医养生文献学	蒋力生	王 平	江西中医药大学	湖北中医药大学
126	中医治未病学概论	陈涤平		南京中医药大学	